U0278116

易 学 文 化 丛 书

易学与中医

张其成

著

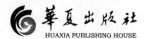
华夏出版社
HUAXIA PUBLISHING HOUSE

图书在版编目（CIP）数据

易学与中医 / 张其成著 . -- 北京：华夏出版社有限公司，2023.5（2023.12 重印）

ISBN 978-7-5222-0456-7

Ⅰ . ①易… Ⅱ . ①张… Ⅲ . ①《周易》－关系－中医学 Ⅳ . ① R2-05 ② B221.5

中国国家版本馆 CIP 数据核字（2023）第 013070 号

易学与中医

作　者	张其成	
责任编辑	黄　欣	

出版发行　华夏出版社有限公司

经　　销　新华书店

印　　装　三河市少明印务有限公司

版　　次　2023 年 5 月北京第 1 版

　　　　　2023 年 12 月北京第 2 次印刷

开　　本　710mm×1000mm　1/16 开

印　　张　19.25

字　　数　315 千字

定　　价　88.00 元

华夏出版社有限公司　　地址：北京市东直门外香河园北里 4 号　　邮编：100028

　　　　　　　　　　　网址：www.hxph.com.cn　　　电话：（010）64618981

若发现本版图书有印装质量问题，请与我社联系调换。

探索生命本质

关于民族经典，西方学者博尔赫斯认为，古典作品是"一部世世代代的人出于不同的理由，以先期的热情和神秘的忠诚阅读的书"。

《周易》正是这样一本书。

几千年来，我们这个民族总有一些优秀的人在坚持不懈地解读它，仿佛它的全部内容像宇宙一般深邃，像命运一样不可逆转。对它无穷无尽的解读，充分体现了我们这个东方民族的耐心与智慧、遐想、忠诚……同时，在中国，另外几部书也让精英们以同样的热情解读着，世世代代，从未断绝，如《黄帝内经》。《黄帝内经》是中国的国粹——中医几千年来尊奉的圭臬。

易学与中医（包括气功、养生），对西方人来说，是最能体现东方神秘的超绝的事物，也是西方人最渴望掌握并加以运用的事物。这是打开中国这个神秘古国的钥匙，但这又是一把不同寻常的，甚至会令人丧失理性的钥匙。因为在他们面前呈现的将是极其复杂、神秘莫测的巨大迷宫，光有热情和勇气不成，还必须要有智慧、运气，甚至要下决心以生命来交换那个最大的秘密，就连生于斯长于斯的中国人都不可能轻易地进入这个迷宫。唯一可以确定的是，几千年来，中国人始终不曾放弃它，如同一个世世代代讲下去的故事。每个中国人都知道，这其中藏着一个巨大的秘密，这个秘密关涉着人类的过去、现在与未来，关涉着人的生与死、忧与乐、灵与肉……

也许你会说，易学与中医多么不相干，一个谈的是象数与义理，一个谈的是疾病与健康，那么，我要通过这本书告诉你，它们实质上是同一个事物，就如同一个人和他的影子，他们走在同一条路上，路的尽头写着：生命——宇宙的生命，人的生命。

令西方人匪夷所思的是，易学、中医不是将生命还原为物质，而是将生命还原为符号，还原为模型。生命在东方好比一座由神秘符号构筑起来的花园。

《周易》记载的阴阳、卦爻，《尚书》记载的五行，甲骨卜辞上刻着的天干、地支，以及先秦文献所提到的河图洛书、十数九数排列方位，等等，都是中国人创造的特有的符号模型——象数符号模型。它不仅内化为中华民族的传统心理结构，而且外化为宇宙、自然、生命的理论框架。

符号的最大特点是它可以代表自身以外的东西。象数符号模型除了具备这个特点以外，还成为它所代表的对象的一部分，不可随意更换和创造。它有自己的生命，能够生长、消亡，但却不是科学批判或实证批判的结果，而是它赖以产生的文化环境化生的结果。这种象数符号已被中华民族集体无意识地接受了。

人的生命是一个异常复杂、难以穷尽的系统。如何去认知生命，或者说采用什么样的认知方法，是构成不同生命科学样态的根本原因。西方采用物质模型的方法，采用实证、实测的方法，以某种程度、形式相似的模型实体去再现生命原型。物质模型是物质实验赖以存在的手段，强调外求，以寻找生命的物质基础为目的，于是找到了血管、脏器、细胞、蛋白质、DNA、RNA……而中国采用思维模型的方法，采用直觉、体悟、思辨的方法，以人脑中创造出来的形象、符号去反映、描述生命原型，强调内求，以寻找生命的功能关系为目的，于是找到了精、气、神、藏象、经络……

生命的本质到底是细胞、蛋白质、DNA，还是气、精、神？揭开生命奥秘的到底是西方，还是东方？在这个问题上，一个世纪以来，东西方的争论一直没有停止，也一直没有结果。人类已经进入新的纪元，可以想见，这种争论伴随着东西方各自对生命本质的探求，还会继续下去。

我想说的是，或许西方生命科学更能揭示生命的物质层面的奥秘，而东方生命哲学则更能揭示生命的精神层面的奥秘，两者互补互动，才是未来世界的大同。

《周易》《黄帝内经》《周易参同契》分别代表的中国哲学、中国医学与中国气功，以其中和、圆融的品质，建构起东方生命科学的花园。在这里，人与天统一，精神与物质统一，心灵与肉体统一。"统一"不等于"同一"，也不是简单的合一、相应，而是同构、同序。

这个"构"和"序"就是象数符号模型，也就是说，天与人、精神与物质、灵与肉，都在象数符号模型的规范下确立结构和次序。

《易传》上有句话叫"同声相应，同气相求"，"同气"就是同构、同序。象数符号模型就是一种"气"的模型。"气"在中国文化史上有着举足轻重的地位，从某种意义上说，中国文化就是气文化。气有元气、宗气、营气、卫气、精气、阴阳之气、五行之气、水谷精微之气、脏腑之气、经络之气……气是生命的本质乃至宇宙的本体。

经络、藏象是中国传统生命科学的基础，当代学人试图以现代科学手段对它进行解释和评判，国家则将它列为重大科研课题。

经络、藏象究竟能不能用现代科学方法来实验、量化？到底能不能找到它们的物质基础？21 世纪还应不应该有中医、气功？

在强大的西方科学、西方文化潮水般涌入中国的时候，我们有理由对本民族的传统文化、传统科技的命运和前途感到担忧。我想通过这本书，告诉那些关注中华传统文化命运的人，在多元文化并存的现代，易学、中医作为一种特殊的文化样态，必将有它的一席之地。这自然不成问题，问题在于，中国的这种特殊的学问能不能被称为"科学"？我们认为，科学也应该是多元的，科学的定义应该是探讨宇宙、生命、事物规律的学问。既然是探讨规律，就应该允许采用多种方法、多种途径。而在探讨精神生命规律方面，易学、中医恰恰具有西方科学所达不到的优势。

易学、中医是"小径分岔的花园"的写照，这座花园"包含着过去和未来，甚至以某种方式囊括了星空"（博尔赫斯《小径分岔的花园》）。它们都在试图征服生命、征服心灵、征服时间，靠一种迂回的、隐晦的、直悟的方式。它们有着同样的符号、同样的模式、同样的缘起、同样的结束与开始，也同样有着无限而循环的性质。它们具体而玄妙，实在而空灵……

它们都绝非幻想与虚假，它们都在演示一种秩序、一种规律、一种结构，以及无穷无尽的可能性。在它们背后，也许正隐藏着生命的永恒模式，但我们必须去寻找，必须努力，而且要沿着正确的方向。

假如说易学试图从理念上告诉我们关于生命本质的各种可能性，让我们从符号和寓言的角度感悟生命的大道，理解并战胜时间，那么中医也许在试图给予我们更多操作层面的东西，它让我们将自己的身体视作那无限的迷宫，以内炼的药物（元精元神）与外求的药物（草木虫石），去探寻自我生命能量的任何可能性，去挖掘它无限的创造性……

第一章　人是什么　_001

　　第一节　西方对人的界说　_003
　　第二节　中国的"人学"特征　_006

第二章　回到远古——探索生命的秘密　_013

　　第一节　巫——易与医的源头　_016
　　第二节　生命的创生——从伏羲、女娲谈起　_022

第三章　气——生命的原型　_031

　　第一节　气的字源　_033
　　第二节　《周易》和《黄帝内经》中的气　_034

第四章　阴阳五行——生命的符号模型　_041

第一节　阴阳五行的来源　_043

第二节　阴阳五行的内涵　_045

第三节　阴阳五行的关系　_047

第四节　阴阳五行在建构中医学体系中的作用　_050

第五章　藏象——生命内外同构　_055

第一节　藏象是一种符号模型　_057

第二节　藏象的二级建构　_061

第三节　人体是一个小宇宙　_065

第四节　藏象何处是"太极"　_073

第六章　经络——生命的圆形通道　_079

第一节　从十一脉到十二脉　_082

第二节　气的圆形通道　_090

第三节　经络的神奇功用　_094

第四节　经络到底是什么　_096

第五节　走出经络研究的误区　_098

第七章　病症——生命的异常之象　_101

第一节　看病在于看象　_103

第二节　治病大法　_125

第八章　运气——生命的预测　_147

第一节　《黄帝内经》的天文医学思想　_150

第二节　《黄帝内经》的历法医学思想　_158

第三节　《黄帝内经》五运六气历　_163

第四节　五运与六气　_167

第五节　运气同化——从五运与六气的同性配合上预测　_181

第六节　运气的预测与诊疗应用　_183

第七节　对运气的评价　_190

第八节　SARS 与运气学说　_191

第九章　医易会通的历史　_197

第一节　先秦时代借卦象说病象　_199

第二节　《周易》与《黄帝内经》　_200

第三节　《周易》与隋唐医学　_218

第四节　《周易》与金元医学　_225

第五节　《周易》与明清以及近代医学　_230

第六节　现代医易研究　_247

第十章　对医易研究的反思　_251

第一节　医易研究元问题："医易同源"与"医易会通"　_254

第二节　医易会通的交点：象数符号模型　_259

第三节　医易研究应注意的几个问题　_261

第十一章　中医遇到"哈姆雷特"问题　_269

第一节　中医到底是不是科学　_271

第二节　中医学建构的核心方法　_273

第三节　中医理论（概念）研究的误区　_274

第四节　如何走出悖论的怪圈　_276

第五节　走出生命认知误区　理清中医发展思路　_278

附录　_285

推进以中医文化为代表的中华优秀传统文化教育（两会提案报道）　_285

建议将中医经典篇目纳入中小学语文教材（两会提案报道）　_288

找回中医的魂　_291

梁漱溟中西医"根本观念"的启示　_295

后记　_297

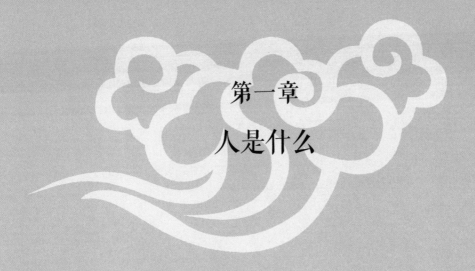

第一章

人是什么

人是什么?

人从哪里来?

人往哪里去?

无论是在混沌洪荒的远古,还是在科学昌明的当代,人类最关注的莫过于自身的生命,而最难揭示的也莫过于自身生命的奥秘。人的问题在这种意义上就转换为"生命"的问题。

生命是人类永恒的话题,是哲学的自我审思,是宗教的终极关怀。生命每一个人只有一次,因而珍惜生命、提高生命质量、延长生命度量,就成为每一个人追逐的目标。

东西方哲人对人、对生命有各自不同的解读。

第一节 西方对人的界说

古希腊帕那苏斯山坡上有一座叫德尔斐的城市,市内有一座阿波罗神庙,神庙大门入口处刻着一句著名的格言:

认识你自己。

从公元前6世纪开始,西方哲人就迈上了"认识人类自己"的漫漫长途。

古希腊哲人普罗泰戈拉说:"人是万物的尺度。"

德谟克利特说:"人是由原子构成的生命。"

苏格拉底说:"人是一个对理性问题能给予理性回答的存在物。"

柏拉图说:"人是长着两条腿的没有羽毛的动物。"

亚里士多德说:"人天生是一种政治的动物。"

欧洲中世纪神学家说:"人是上帝的创造物。人一半是天使,一半是野兽。"

> 近代西方哲学家拉·美特利说："人是机器。"
>
> 爱尔维修说："人只是一个感性实体。"
>
> 康德说："人是服从自己理性发出的'绝对命令'的存在物。"
>
> 黑格尔说："人是理性的自我意识。"
>
> 费尔巴哈说："人是一个感性的类存在物，是一个自然本质。"

现代西方哲学家以多元主义、相对主义取代了一元主义、决定论，哲学研究的对象从本体论、认识论转变为人论。"人"成为现代哲学研究的中心，关于人的本质，各家各派观点纷呈，莫衷一是。

西方科学家则从人的自然属性出发，认为人是核酸——酶的相互作用物，是蛋白质的存在方式，是分子生物结构，是负熵的产物……

人到底是什么？答案多得难以统计。如果将它们一一罗列出来，恐怕除了让你看得眼花缭乱外，不会有任何确切的结论。对此，笔者做了一些整理归纳工作，结果发现，西方认识"人"无外乎两种角度。

第一，从人的自然属性、生物属性角度，比较人和动物的结构和机能差异，认为人是一种特殊的动物。依照进化论观点，人与动物同源同祖，人能制造并使用工具进行劳动，是一种高级动物。不少西方学者热衷于对人进行动物性的阐释。如美国人类学家德斯蒙德·莫利斯专门从人类起源、性、抚育、探索、搏斗、进食、安适等方面探讨人类的动物性行为，认为人类知识固然已经十分渊博，但仍然是赤裸的无尾猿，并未失去自己那些古老而卑陋的本能。奥地利动物学家康罗·洛伦兹则通过对动物本能行为的研究指出，人类暴力行为、攻击性行为与动物同源，人与动物一样存在着原始本能。

该派学者将动物和人进行比较，认为人区别于动物的地方仅在于组织机制和能力的不同。如从脑量上看，黑猩猩的脑重不到 400 克，猿人的脑重为 850 克左右，人脑则高达 1500 克；黑猩猩的脑重约为体重的 1/150，大猩猩为 1/500，人则为 1/50；大象和鲸鱼的脑重虽然分别为 6000 克和 9000克，但其脑体质量之比则分别为 1/1000 和 1/10000。从活动和自由度上看，动物的活动是按照遗传基因所进行的本能的活动，而人则是有目的、自觉的活动；动物按照它所属的那个物种的尺度和需要进行生产，而人则懂得按照任何物种的尺度来进行生产，按照美的规律来塑造物体；动物是用自己的某个机体器官来"整理"物体，人则可以制造工具并利用工具从事劳动。从有无意识上看，人不仅具有对外部世界的意识，而且还有自我意识，而动物则不能分辨自己和自己的生命活动；人有自己的意识和意识的对象，有理性、智慧，不仅能认识和评价外部世界，而且能反思自身，自我控制、自我调节，而动物则不能。

与此视角相近，西方一些学者从神灵、精神、意识方面探讨人的本质，认为人之所以区别于动物的关键在于人有灵魂、有精神、有意识。灵魂的有无之争，古今中外都存在，甚至成了宗教与科学、迷信与理性的分界线。长期论争却毫无结果，肯定者、否定者、批判者、怀疑者，过去、现在、将来都始终存在。灵魂的有无问题，说到底是灵魂能否独立于肉体之外、灵魂是否具有超自然力量的问题。如果撇开这个问题，仅就人的精神实质而言，西方一大批学者也做了论述，如笛卡尔提出"我思故我在"，黑格尔提出"人是心灵"。现代西方哲学家则普遍将意志、本能、潜意识、生命冲动、人格等非理性因素视为人的本质。叔本华、尼采提出生存意志、权力意志的本体论思想；弗洛伊德创立意识、潜意识、无意识三层次的深度心理学，将人的一切行为动力归结为以性本能为核心的无意识心理本能；阿德勒把人的行为动力归结为"向上意志"和追求优越的内驱力；荣格则将其归结为集体潜意识（原始隐象）。该派强调人的本质在于主观意识和精神，或者说人具有"灵性"或"神性"。

第二，从人的社会属性、文化属性角度，强调人是社会的存在物，是文化的产物。马克思、恩格斯将人的本质视为"社会关系的总和"，从人的社会本质出发探讨人类劳动、人类社会矛盾和人类发展进步的历史规律。

有的西方学者则从主客体关系入手，认为人是主体和客体的统一，人既是社会历史活动的主体，又是为社会历史条件所制约的客体；既是认识者、改造者，又是被认识者、被改造者。人在外在事物中实现自己，对象成了人自身，一切对象成为他自身的对象化、外化。这就是"人的自然化"和"自然的人化"，前者指人的本质的对象化，后者指自然被人改造成了人的无机机体。黑格尔和马克思都对这种统一关系做过深刻论述。

另一些当代西方学者则热衷于对人进行系统的、深层次的文化解读，从整体上探求人的文化生成结构，对人进行文化分析（解构），旨在建立整体意义的人学体系（建构）。他们认为，人是文化的产物，人借着文化才超越动物。那么，什么是"文化"？对于"文化"的定义竟多达二三百种。然而不管是英国泰勒的所谓精神性的观念产品、习俗、能力，还是美国 A.克罗伯的所谓模式、文化学习、人工制品、价值核心、人和文化的关系，或是美国克鲁克洪的所谓生存式样的系统、生活方式，他们实际上都承认一个基本事实，即文化是人为的，也是为人的。文化是相对于"自然"而言的。文化也就是人化，是人创造了文化，反过来文化又制约、规范人。从文化发生学看，文化一开始仅仅是作为人的客观创造物而存在的，而文化一旦产生，便成了一种完全独立的、外在于人的客观存在物。它的"为人性"，表现为正负两方面的制约、传承，以至于内化为人类的某种内在动力、某种生存机制和生活样式。

第二节　中国的"人学"特征

在东方，在中国，人则被看成活生生的生命，被赋予了灵性。

早在远古时代，《尚书·泰誓》就提出"惟人万物之灵"，这一思想奠定了中国"人学"的理论基础。虽然中国古代典籍中很少直接对"人"下定义，但人学思想却是很丰富的。

一、儒家：人为仁

儒学被当代一些学者称为"人学"，原因就是儒学的奠基人孔子，不是把探索自然本原，而是把修己、安人作为他的核心思想。孔子提出一个著名论题：

仁者，人也。

这个命题揭示了人的本质是"仁"，是等差之爱，是礼乐精神的高度概括。孔子的修己之道就是求仁之道，就是"克己复礼"之道。孟子提出"存心""养性""反身而诚"的自我扩充修养法，强调修己求仁之道的自律方面。荀子提出"化性起伪""礼义法度""道贯"的外在制约改造法，强调修己求仁之道的他律方面。在对待人性的问题上，孟子主张"性善"，荀子主张"性恶"。"性善"意在强调人向善的本性，"性恶"意在强调人的本能；"性善"自律，"性恶"则他律。

二、道家：人由道生

道家建立了以"道"（天道、人道）为核心的思想体系，就"人道"而言，包括人性、人伦、人生以及人天关系。老子将人视为与天、地、道并列的"四大"之一，人是由"道"产生的，人应当顺应自然之道，其方法是"涤除玄览""致虚极，守静笃""抱一""守中"等。庄子将"道"视为宇宙运动的过程，将"无"视为宇宙万物的本体，人是"无"和"道"相互"为偶"的产物；人与天是合一的，人与物是等同的；宇宙天地是"大炉"，自然造化是"大冶"，人只不过是在大炉中被冶炼的金属。老庄主张人性的返璞归真、纯净自然，反对智欲、仁德。

三、《周易》：人由乾坤阴阳化生

集先秦儒道"天人"学之大成的是《周易》，《周易》认为，天道与人道，人的产生、人的本性、人的道德等问题，始终与天地之道联系在一起。《周易·说卦传》有一句话：

> 是以立天之道，曰阴与阳；立地之道，曰柔与刚；立人之道，曰仁与义。

《周易·系辞传》则说：

> 《易》之为书也，广大悉备，有天道焉，有人道焉，有地道焉，兼

三才而两之，故六。六者非它也，三材（才）之道也。

《周易》哲学实际上就是生命哲学，就是揭示天道与人道化生、变易规律的哲学。"易"就是生生不息——"生生之谓易"。

"易"如何生生万物？《周易》认为，化生人和万物的根本是乾坤、阴阳。"一阴一阳之谓道"，乾阳坤阴就是生物的门户，就是两个巨大的生殖器，这两个生殖器的交合就产生了万物。乾的功能是"其静也专，其动也直，是以大生焉"，坤的功能是"其静也翕，其动也辟，是以广生焉"。乾坤好比世界万物的二元，乾元可以起始万物（"万物资始，乃统天"），坤元可以生成万物（"万物资生，乃顺承天"）。

乾和坤只有相互交合才能化生万物，乾的机能是起始、开始，坤的机能是生成、生出，两者缺一不可。乾（天男）与坤（地女）的交合，《周易·系辞传》称为"氤氲""构精"："天地氤氲，万物化醇；男女构精，万物化生。""氤氲"就是乾坤交合、男女构精的状态，是阴阳二气互相纠结的状态，因而化生万物的乾坤，实际上就是阴阳二气。

人的化生同样也是乾坤二元交合的结果，《周易·序卦传》说：

有天地然后有万物，有万物然后有男女，有男女然后有夫妇，有夫妇然后有父子……

天地即是乾坤，是生成男女的本原。

《周易》将人与万物的本原归结为乾坤、天地、阴阳……这一切都可以用"—""--"两种符号表示，"—""--"又是"气"的符号、"象"的符号、"理"的符号，由此派生出后世气本论、象本论、理本论等不同学派。

《周易》还论述了人性、人德问题。人性、人德与天性、天德是一致的，而天性、天德又是天道的同义词，因而人性、人德问题就是人道、天道问题。《周易·系辞传》说："一阴一阳之谓道，继之者善也，成之者性也。"人继承阴阳之道而变得善良、美好，成就阴阳之道而具有人之本性。阴阳之道是天道、天德，也是人道、人德。天德、天道的本质是一阴一阳，功能是"大生""广生"。"天地之大德曰生""日新之谓盛德"，大德、盛德就在于生生、日新。《周易》是以泛道德主义的眼光看待天地万物和人类的，而这一切又最终归结为一套卦爻符号系统。

一阴一阳是符号,生生不息。日新月异则体现为阴阳的相摩相荡、相互转化,也体现在六十四卦符号的变易之中。

四、《黄帝内经》:人以天地之气生

《黄帝内经》是一部先秦两汉时期的经典,虽以医学为主,但又汇集了当时的哲学、人文学、天文学、气候学、历法学、音律学等内容,体现了道家、儒家的某些思想。其主要是论述人的生命活动的(包括生理、心理、病理等),因而在人的本原、人的生命规律、人与天的关系等方面有着深刻而独特的观点,称得上是一部难得的"人学"著作。

《黄帝内经》认为"人以天地之气生,四时之法成"(《素问·宝命全形论》):人是禀受天地之气而产生,又依靠天地四时之法而成就的。如果称天地之气为先天,那么四时之法则为后天。无论是先天天地之气,还是后天四时之法,都离不开阴阳,"生之本,本于阴阳"(《素问·生气通天论》),因此阴阳是宇宙万物和人的本原:

> 阴阳者,天地之道也,万物之纲纪,变化之父母,生杀之本始,神明之府也。(《素问·阴阳应象大论》)

阴阳其实就是阴气、阳气,阴阳为人的生命本原,就是指气为人的本原。《黄帝内经》认为,人体由气构成,气是生命的本质,这种气是精微的、具有特殊生命力的、物质和能量合一的东西。气的生命力不仅表现在决定人的生成上,而且表现在人生成以后的所有生命活动上,包括人体的强与弱、健康与疾病、长寿与夭折、生命的运动过程等。与其他经典不同,《黄帝内经》在先秦儒道哲学思想的基础上,提出了元气、真气、宗气、营气、卫气、正气、邪气、五脏六腑之气等概念,创立了气化生命学说,从而极大丰富了"气学"理论。

阴阳还被《黄帝内经》用来描述人的生命结构。人的腹背、手足、内脏组织都被划归为阴阳,最典型的是五脏六腑、十二经络。

在人与天地的关系上,《黄帝内经》提出"人与天地相参""人与天地相应"的观点,这与《周易》及先秦各家的基本思想一致。在此基础上,《黄帝内经》作了发展,在人与天地是怎样相应的问题上,提出了一整套学说——"四时五脏阴阳五行"学说,将天地类分出三阴三阳六气、五行之气等,将人体类分出六经之气、五脏之气等,然后将两者一一对应起来。

表1-1 四时五脏阴阳五行对应表

天　地	人　体
阴阳六气	六经之气
四时五行之气	五脏之气
十二月	十二脉
三百六十五日	三百六十五节
九州、九野	九窍、九脏
十二经水	十二经脉
日月	二目
东南西北四海	髓海、气海、血海、水谷之海
东南西北四方	手足耳目

可见《黄帝内经》不是泛泛而谈天人相应,而是一一落实,这种落实不仅体现在人的生理现象上,而且体现在人的病理变化上。

五、《周易参同契》:人为炉鼎

被称为"万古丹经王"的《周易参同契》,是东汉时期的著作,作者是徐从事、淳于叔通、魏伯阳。①

《周易参同契》是一本讲炼丹的书,到底是讲炼内丹还是炼外丹,历来有争议。它的特点是参合了易学、黄老之术、炉火,以论述炼丹的道理与方法。它原本不是专门论人的本质问题、做人问题的,但出于修炼内丹、长寿成仙的需要,对人的来源、生理构成、生命运动以及人与天地的关系做了论述,其语言独特,"人学"观点别具一格。

---

① 孟乃昌:《周易参同契考辨》,上海古籍出版社,1993年。

《周易参同契》认为，人与万物都源于乾坤门户，即阴阳二元，又都受乾、坤、坎、离四卦的统摄。人好比一个鼎炉，头顶泥丸宫为鼎，腹部下丹田为炉；头顶在上，为乾，丹道称为月窟，腹部在下，为坤，丹道称为天根。人身的元精元神（药物）即潜藏在这两个地方。而坎离（水火）就好比药物（元精元神），两种药物围绕中枢上下运转。这四卦阴阳相对、雌雄相配，在人体中至关重要。实际上乾坤为阴阳之体，坎离为阴阳之用，《周易参同契》以阴阳（牝牡）四卦既概述了人的起源，又描述了人的生命构造、生命能量。

书中大部分篇章是讲药物结丹的过程，其中提到"火候"问题，所谓"火"就是炼内丹的能源，"候"就是用火炼丹的程序。"火候"是用乾、坤、震、巽、艮、兑六卦表示的。这个过程虽不是在说明人的生命过程，但从中可以感觉到人的生命有一个进退、用文武火烹炼的周期，而这个周期又是可以自控的。

在人与天地、自然的关系上，《周易参同契》有大量间接描述。书中通过黄道、日月、星辰的运度，说明动植物、人与星运的关系。

如果撇开先秦儒道的"人学"观，仅从《周易》《黄帝内经》《周易参同契》来看，可以总结出中国古代"人学"的几个基本观点：

人是由气（阴阳二气）生成的；

气是人的生命本质；

人的生命运动就是阴阳二气的摩荡、转换，生命运动过程具有周期性、规律性；

人与天地自然的相感、相合是可以一一对应的，天人合一实际上是天人同构。

如果仔细研读上述易、医、气功原典，则不难发现，阴阳、气、五行、干支、河洛数图等，都是揭示人的生命现象、生命活动规律的基本概念，而这些概念之间有着互换、互动的密切关系，它们共同构成了生命的符号模型系统。

如果将中西方对人的生命解读做一比较，那么不难发现，西方对人的本质探讨，往往在自然生物属性和社会文化属性方面采取非此即彼的态度，在人的肉体物质与心灵精神问题上也往往将两者割裂，只顾其一。其结果是，关注、研究前者则促进生命科学的发展，关注、研究后者则促进生命哲学的发展。而中国在关于人的生命的探讨中，往往兼顾自然生物属性和社会文化属性，兼顾肉体、物质层面和心灵、精神层面，在这两者中又比较倾向于后者，因而在中国古代并没有产生严格意义上的科学——生命科学。即使中医学也不是严格意义上的科学——生命科学，中医学带有相当多的哲学、文化学色彩，中医所构建的人的生命系统是一套符号模型系统，而不是物质实体系统，因此中医从理论本质上与其说是科学，不如说是哲学。认清这一点有十分重要的意义，它所带来的反思是：

中医学既然不是严格意义上的科学，那么采用自然科学的、西医学的方法研究、评判中医，到底是在促进中医的发展，还是要导致中医消亡？

中医学、气功学的特色在于偏重于心灵精神层面、偏重于社会文化属性（这个特色恰恰是西医、西方科学文化所忽略的），那么这个特色到底是中医的优势还是劣势？它在21世纪将与人体生命科学背道而驰还是并驾齐驱？它在未来疾病谱变化的趋势下能否以及怎样发挥这个特色？

对人体生命的基本认识问题所带来的这些思考，或许将导致中医学、气功学的一场革命……

第二章

回到远古——探索生命的秘密

其实，任何一个民族对宇宙、生命的传统看法，都可以而且应该上溯到远古时代，看一看在原始人眼里宇宙是什么样子、生命是什么样子，这的确是一件非常有趣的事情，难怪文化人类学家乐此不疲。

西方的文化人类学家撰写了大量这方面的名著，如英国泰勒的《原始文化》（1871 年）、美国摩尔根的《古代社会》（1877 年）、英国弗雷泽的《金枝》（1890—1936 年）、列维 – 布留尔的《原始思维》（1910 年）、列维 – 施特劳斯的《野性思维》（1962 年），这些著作将原始人的宇宙生命意识分析得十分透彻。中国近代也有不少这方面的论著。

从上述著作中可以看出，远古人对于生命、宇宙的基本观点，并不会因为东西方的地域差异而有本质上的不同，相反，却有很大的一致性。比如，无论东方还是西方，在原始人看来，宇宙、自然、动物、植物、人体的各个部分，都具有某种神秘的属性，这种属性是由某种神秘力量支配的。看得见的世界与看不见的世界是统一的，看得见的世界的因素取决于看不见的世界的神秘力量。

这种神秘力量、这种超自然的灵性，是产生巫术文化、原始宗教的根本原因。弗雷泽在《金枝》中提出了一个关于人类思想一般发展过程的著名公式：

巫术—宗教—科学

也就是说，人类思想是逐渐进化的。在巫术时代，人们企图运用万物交感的方式来控制自然；进入宗教时代以后，人们把超自然的力量神灵化，并想通过对神的礼拜而消灾祈福；最后，进入科学时代，以自然本身来解释自然。

弗雷泽的这种划分基本上符合人类思想发展的实际情况。不过，巫术与宗教、宗教与科学之间往往有交叉，尤其是巫术与宗教并不是截然分开的两个阶段，上古时代巫术与原始宗教往往混在一起。

让我们先回到"巫"的时代。

第一节　巫——易与医的源头

巫文化是世界文化的初始阶段，是文明的混沌之母。

一、中国萨满式文明

中国巫文化同样可上推至原始时代。从北京山顶洞人已有埋葬死者的习俗和随葬品看，旧石器时代晚期已有巫术信仰的可能。到彩陶文化时期，可以肯定地说，已经有了巫术及巫师。有学者认为，西安半坡仰韶文化遗址彩陶盆上的"人面鱼纹"即是巫师的形象（见图2-1）。在山东和苏北地区的大汶口文化遗址出土了獐牙钩形器，可能是巫师的用具，出土的陶缸可能是巫师的祭器。而仰韶文化中流行的一种瓮棺葬，在瓮棺的盖盆上凿有小孔，据考证是用来供灵魂出入的。

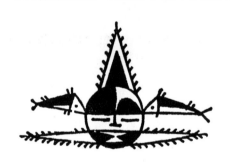

图 2-1　半坡人面鱼纹

巫（女巫师）、觋（xí，男巫师）是沟通天和人的中介，是天神的使者，又是氏族的保护人。在巫教时代，中国巫师沟通天人使用的方法、工具，与世界上其他各地萨满式文明巫师使用的方法、工具基本上是一样的。

"萨满"实际上就是巫师，萨满教也就是原始巫教。"萨满是个巫医、术士和送魂者，也就是说他会治病，他主持社会的祭祀活动并护送死者的灵魂去另一个世界。"（《不列颠百科全书》）

美籍华裔著名考古学家张光直先生认为，世界文明的产生有两种基本方式，一种以古代两河流域的苏美尔文明为代表，以人与自然关系的改变为契机，通过技术突破、生产工具与生产手段的改变引起社会质变；另一种以玛雅—中国文化连续体为代表，以人与人关系的改变为主要动力，通过政治权威的建立来维持、开创新时代。很显然，中国文明属于萨满式文明。

从我国出土的夏商周三代及以前的文物，还有先秦、汉魏的文献资料看，"巫咸"是比较早的古人认为可以通天的萨满。

二、龟卜与筮占

中国远古时代的巫师使用特殊的工具与天地进行沟通，这些工具主要有石头、树木、动物、龟策等。而沟通天人的方法各种各样，其中卜筮是一种重要方法。

卜筮主要用于预测吉凶祸福。古人认为吉凶祸福是由天神决定的，巫师通过使用特殊的工具如龟骨、蓍草进行占卜，就可以从天神那里知道世人的吉凶祸福。我国至迟在 5000 年以前，在夏商周三代就流行骨卜、龟卜、蓍筮。《史记·龟策列传》说："三王不同龟，四夷各异卜。"可见我国古代卜筮种类众多，各少数民族均有不同的占卜方法。

目前我国发现最早的卜骨来自新石器时代晚期，见于仰韶文化晚期的河南淅川下王岗遗址、内蒙古巴林左旗富河沟门遗址。山东、河南、陕西等地的龙山文化遗址出土的卜骨，时间则大约在公元前 3350 年至公元前 2300 年。

商代龟卜十分流行，掌管占卜的"巫"在政治、宗教活动中占有重要地位。商王简直成了"巫教教主"，下设有卜、祝、宗、史等官职。

用来占卜的"龟"在当时被看成"四灵"（麟、凤、龟、龙）之一，因为龟象与天地之象相似。在先民看来，天盖是圆的，龟的背甲也是圆形的；大地如同一张棋盘，方而平，而龟的腹甲也呈平整的方形；天空中有日月星辰，故称为"天文"，而龟的背甲上有纵横交错的天然花纹，故称为"甲文"；天由四柱支撑而不倾塌，龟有四肢支撑背甲。这些相似之处，很自然地使先民把龟象和天象联系在一起，用龟甲来沟通天地。在"四灵"中，只有龟是真实存在的，因此"龟"也就被当成最常用的占卜物，龟卜之法在商代达到了高峰。

除了龟卜法之外，还有"筮"的方法，起源如同龟卜一样悠久。在原始社会晚期，先民除了用兽骨、龟甲占卜外，还用植物茎叶，就是将茎叶之数按照某种规则分排，从而问卜吉凶，即所谓"筮，数也"（《左传·僖公十五年》）。在原始社会，这种卜筮方法比较简单，随手拔一棵草，算一算叶子或根须数，根据是奇数还是偶数来断吉凶。古代最原始的植物占卜，可能类似于现代民间还在流行的拈阄，最简单的只用两根长短不一的草茎就能进行，以拈长短来占吉凶。"筮"字，从竹从巫，表示巫以竹占之义。用蓍草占筮在周代达到高峰，《周礼·春官宗伯》上说"上春，相筮"，指周代人在每一年的春天都要选择新的蓍草供本年使用。

蓍草有沟通天地鬼神、产生灵感的效用，这与古人对蓍草的看法有关。《说文解字》说：

> 蓍，蒿属。生十岁，百茎，《易》以为数。天子蓍九尺，诸侯七尺，大夫五尺，士三尺。

"蓍"的生成期在百年以上。段玉裁注："蓍之为言耆也，百年一本生百茎。"《论衡》说："蓍生七十年生一茎，七百岁生十茎，神灵之物也，故生迟留；历岁长久，故能明审。"《周易·系辞传》说："定天下之吉凶，成天下之亹亹者，莫大乎蓍龟。"又说："蓍之德圆而神，卦之德方以知。"由于卜筮不分家，在古人眼中，蓍又与龟有神秘的联系。《史记·龟策列传》说："《传》曰：'上有捣蓍，下有神龟。'……闻蓍生满百茎者，其下必有神龟守之，其上常有青云覆之。""蓍"和"龟"一样，不仅生命长久而且形状奇异，正因如此，古人才会将它作为神物用于占问。

龟占（卜）、蓍占（筮）都起源于原始社会晚期，并在商周并行发展，只是商代人更注重龟卜，周代人更注重筮占。它们共同表现出中国古代巫术、萨满文化等的原始宗教特点。

三、卦象源于龟卜，易数源于筮占

关于《周易》的起源，自古以来就有各种各样的传说。而卦爻象、阴阳数的起源问题，更为近现代学者所关注，并提出了不少观点，进行过论争。笔者在《易图探秘》一书中已经介绍，这里不多说，只强调一下，"易"的卦爻象数与原始巫术、萨满文化中的龟卜和筮数有关。

卦爻之象主要是从龟甲裂纹上得到启示而创造的，卦爻之数（九、六）主要是从某一种占筮法中得到启示而附上去的。[1]

四、医学源于巫术

医学的起源问题，的确是个古老而诱人的问题，也是几乎所有"医学史"著作的开篇。对这个问题的答案主要有以下几种：

医学起源于动物的本能；

医学起源于人类的爱；

医学起源于实践（劳动、生产、生活）经验的总结；

医学起源于巫术。

我国医学史界一般偏向于第三种观点，这种观点符合马克思主义的唯物历史观，对"医学源于巫术"的观点基本持否定态度。笔者无意就这个问题论短长，在此只简要介绍一下医学源于巫术的观点。

让我们发挥一下自己的想象力。

在洪荒混沌的原始时代，人们生了病，生命面临威胁。但他们对于疾病等现象找不到合理的解释，只好将其归结为某种超自然的神秘力量。巫术信仰是人类最早的信仰，于是人们求助于巫师，乞求用巫术来治病。

巫术和巫师在当时应该是受人崇拜和敬仰的。巫师本身也并不是像今人认为的那样在"骗人"。当时，巫师的心愿和职责是沟通天神和人类，是保存和传播知识。巫师有较多的历史、文化知识，甚至最先掌握了文字记事，是各种文化活动的核心人物，是当时的"知识分子"。他们根本不可能，也不需要利用后世才有的科学技术来维护自己崇高的社会地位，他

---

[1] 张其成：《象数哲学研究》（北京大学博士论文）。另见《卦爻数源流考》，载于《中国哲学史》1997 年第 4 期。

们本身就好比当时的"科学家",因为他们掌握了当时较为先进的技术和知识。

无论东方还是西方,在人类早期都存在着一种由神秘的灵性力量、灵性因素致病和支配死亡的观念,如"玛那"。这样的例子从民族学、人类学、考古学资料中可以举出很多。

列维-布留尔在《原始思维》中广泛引用了这些资料,李师郑编译的《世界医学史话》也介绍了很多这方面的实例。如在澳大利亚北昆士兰,欧洲殖民主义者在刚到达的几年中,发现当地的原始人有一种观念:所有的病痛都是由某些巫医掌握着的石英石的作用造成的。"石英石赋予了它的所有者以超自然的力量,巫医的魂迫使这个石英石进入牺牲者的身体里,只有由另一个巫医用吮吸的办法把它弄出来,才能治好病。因此,巫医被认为是能够远距离使人生病甚至能够使人死亡的人。"(《原始思维》)

在埃及,流传着"荷鲁斯之眼"的传奇故事。荷鲁斯的眼睛被罪恶之神塞特伤害,丧失视力,后被女神哈索尔治愈,荷鲁斯之眼也被认为能捍卫健康和幸福。至今在医生开的处方前面还装饰着符号"R",这个符号即是 5000 年以前的荷鲁斯的"魔眼"。希腊史学家希罗多德(约公元前 484年—公元前 425 年)曾记载过埃及的巫医制度,当时埃及人的治病方法是巫术和医术的奇妙结合。

古希腊、古印度、古巴比伦,都留下了医学萌发于巫术、医术与巫术密切关联的文献记载。

再看我们中国。作为先民智慧结晶的汉字,保存着中华古老思维的原型。看一看汉字的"医",就可理解巫术与医学之间的关系了。"医"的繁体字为"毉"和"醫"。

"毉"字虽不见于《说文解字》,但起源是很早的。早在《管子·权修》《太玄经·太玄数》《广雅·释诂》中都提到过"毉"。这个字从"巫",说明古代的医与巫有密切的关系。

即便《说文解字》并未将"医"写作"毉"而写作"醫",从对"醫"的说解中,也可以看出"医"与"巫"的关系。《说文解字系传》解释说:"醫,治病工也。殹,恶姿也。醫之性然,得酒而使,从酉。王育说,一曰殹,病声。酒所以治病也。《周礼》有醫酒,古者巫、彭初作醫。""治病工也"中的"工"字，即"巫"字，《说文解字》中工巫互解。而"醫"中的酒，又是"巫"制作的。《说文解字》认为"医"可分为匚、矢两部分。段玉裁认为"医"是个会意字，并认为匚的意义由匸而来，匸是弯曲隐蔽的形状，而匚则像在隐蔽的东西上压盖了一样东西。《墨经》说："治病，匚也。"后世引申之，认为是按跷导引之意。"医"的另一部分"矢"，《说文解字》是指弓弩之矢，引申为有尖锐锋角的器物，如砭石以及后代的金针和外治刀具。因此"医"所从"匚"和"矢"，都是巫医使用的器物。考古学发现，5000年前的新石器时代已经有了作为医学用途的砭石及外治刀具。按跷导引则是古代气功与舞蹈的表现形式。《吕氏春秋·古乐》中讲到，远古先民"民气郁阏而滞者，筋骨瑟缩不达，故作为舞以宣导之"。这在马王堆出土的汉代帛书《导引图》中已得到印证。

从汉字"毉"与"醫"的内涵可以看出巫与医的内在联系，巫信仰中的精灵观念是疾病产生的信仰系统，治病就要巫师驱邪，世俗的领域就是要按跷导引、砭石针刺或制作酒剂的汤液。

除了文字证明外，在古籍文献中也有不少巫医的记载。

《山海经·大荒西经》说："大荒之中，有灵山，巫咸、巫即、巫盼、巫彭、巫姑、巫真、巫礼、巫抵、巫谢、巫罗十巫，从此升降，百药爰在。"郭璞注："言群巫上下灵山，采药往来也。"群巫采药当然是为了治病，同时也有以巫术显示神迹的作用。《山海经·海内西经》又说："开明东，有巫彭、巫抵、巫阳、巫履、巫凡、巫相，夹窫窳之尸，皆操不死之药以距之。窫窳者，蛇身人面，贰负臣所杀也。"郭璞注说这些巫师"皆神医也"。《世本》曰："巫彭作医。"《说文解字系传》曰："古者巫、彭初作医。"

《史记·扁鹊仓公列传》记载扁鹊治疗虢太子"尸厥"症时，提到上古名医俞跗，他即是一位巫医，治疗不用汤液药物、针石等，而是通过巫术"移精变形"的方法，直接触动脑髓、疏理膏肓筋膜，洗涤内脏浊气，从而达到驱魔、健身、治病的效果。

《说苑》记载上古名医苗父，以菅管为席，用稻草扎作狗的形状，然后由巫祝念咒语，采用巫术中的厌禳法，病人即平复如故。

中医经典《黄帝内经》记载了"祝由"一词，《素问·移精变气论》说："余闻古之治病，惟其移精变气，可祝由而已。今世治病，毒药治其内，针石治其外。""祝由"两字，笔者认为即是"咒"的合音字，"移精变气"是指通过巫术中念咒语的方法达到的神效。

我国早就有"医源于巫"的提法。随着19世纪人类学的兴起，国外医学界也有相当多的人都坚持这一命题。这一命题包括三个方面的内容：

> 医学的前身是巫术；
>
> 最早的医生是巫师；
>
> 最早的医治手段是巫术。

从考古、文献以及民族学、文化人类学的材料中都可以找到这三方面的证据。

第二节　生命的创生——从伏羲、女娲谈起

伏羲和女娲的神话，在中国已流传了几千年。虽然传说版本不尽相同，但大体上都是关于创造人类的故事。

传说在远古时代，华胥国有一个叫华胥氏的姑娘，一天去雷泽，踩上了雷神的脚印，于是怀孕生下了伏羲。伏羲人头蛇身，坐于方坛之上，听八风之气，乃画八卦（《太平御览·天部九》），师蜘蛛而结网（《抱朴子》），作琴、造《驾辩》之曲（《楚辞·大招》），制嫁娶、以俪皮为礼（《通典》），取牺牲以充庖厨（《太平御览·皇王部三》），能缘天梯建木以登天（《淮南子》），手持规矩以测日月（汉画像石刻）。

女娲也是人头蛇身，一天而七十变化。传说中女娲做了两件大事：一是炼五色石以补天，一是抟黄土以造人。

《淮南子·览冥训》说：

> 往古之时，四极废，九州裂，天不兼覆，地不周载；火熮炎而不灭，水浩洋而不息；猛兽食颛民，鸷鸟攫老弱。于是女娲炼五色石以

补苍天，断鳌足以立四极，杀黑龙以济冀州，积芦灰以止淫水。苍天
补，四极正，淫水涸，冀州平，狡虫死，颛民生，背方州，抱员天。

女娲用事物相克、交感的方法来治理自然和社会的灾害，如治理洪水
的办法就是用芦苇烧成的灰来施法。可见，原始人已认识到水火不相容的
道理，认为芦灰可以与洪水产生交感效应，以达到止水的目的。女娲的另
一个功劳是造人，由此又成了婚姻之神。从人的性交可以引申至天地交媾
的春情，而天地的交媾便是"云雨"，因此《论衡·顺鼓》讲到古代风俗中
有"雨不霁，祭女娲"。

有人认为，伏羲和女娲都是巫师，伏羲是男巫，女娲是女巫。伏羲画
卦、结网、作琴、造曲、持规矩测日月，女娲烧芦灰止洪水、炼石补天、
抟土造人，就是巫术。有人认为从传说中可以看出，伏羲是三皇之首，是
一个集巫师、祭司与国王为一体的人物，可能是以龙为图腾的部落的首领。
女娲又通"女娃"，许多人把黄河流域彩陶上的娃纹与女娲神话联系起来考
查，认为女娲可能是以娃为图腾部落的远古首领。

在神话传说中，伏羲、女娲是兄妹，又是夫妻。唐代李冗《独异
志》说：

昔宇宙初开之时，只有女娲兄妹二人，在昆仑山，而天下未有人
民。议以为夫妻，又自羞耻。兄即与其妹上昆仑山，咒曰："天若遣我
二人为夫妻，而烟悉合；若不，使烟散。"于烟即合，其妹即来就兄。

在苗族的传说中，伏羲、女娲本为兄妹，只因遭遇洪水，人烟断绝，
仅存此二人，于是配为夫妇，绵延人类。

这里出现了一个神话创造者的难题。按道理，兄妹是有血缘关系的，
是一前一后朝着同一个方向的，既然两性同向，就永远不能面对、结合。
于是神话创造者发明了一种转向的方法，即将两人由面对背转为面对面。

在我们迄今为止所看到的伏羲、女娲两相交合的图像中，他们都被转
了向，由两人同向转为两人相对，于是就入情入理地相遇了。伏羲居左，
女娲居右，"两尾相交，中有小儿"。

在汉代画像石刻中，伏羲、女娲面对面地触合（见图 2-2）。河南南阳
汉代画像石刻中，伏羲捧日，而女娲捧璧，终于不期而遇（见图 2-3）。

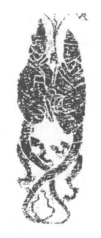
图 2-2　伏羲、女娲

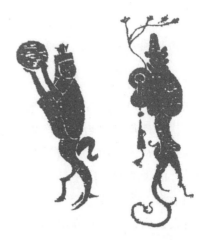
图 2-3　伏羲捧日，女娲捧璧

这两幅汉代画像石刻大同小异，前一幅画像在两人之间有一"型分三岔"的小树，而后一幅画像则由女娲怀抱同样造型的树权，只是伏羲手中多了一个日轮，女娲手中多了一个璧。

在四川新津宝子山出土的汉代石棺画像中，伏羲在左，女娲在右，两相遇合，但中间的树形物不见了。伏羲手中捧日，女娲手中捧月（见图 2-4）。

在山东嘉祥武氏祠的汉代画像石刻中，伏羲居左，女娲居右，颜面相背，但两尾内向纹缠，"中有小儿"（见图 2-5）。

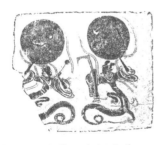
图 2-4　伏羲、女娲手举日、月

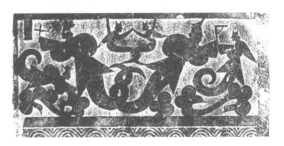
图 2-5　伏羲、女娲

这四幅汉代石刻图上，伏羲与女娲的位置都是固定的，都是男左女右。究竟同向的兄妹是怎样变成对向的夫妻的呢？

在我国西南地区的苗、瑶等民族广为流传的"盘王书"，对此中缘由进行了说明：伏羲追其妹女娲追不上，"反向左巡"，终与女娲相遇，合而成婚。在汉代石刻造像中，伏羲与女娲中间有一树杈相隔，可能就是用来环绕的。这在其他民族神话中也有记载，如在日本的"记纪神话"中，也有伊邪那岐命与伊邪那美命兄妹合婚创世造人的故事。兄妹最初欲相合，但中隔"天之御柱"，兄与妹顺向相巡，始终不能相遇，后兄自右至左，妹自左至右，分巡环绕，终于对面相遇，交媾成婚。西方的亚当、夏娃形象，也是亚当居左、夏娃居右，中间有一棵树，上有禁果。

在中国创生神话中，还有一个"盘古开天地"的传说，更为久远。如果说盘古开天地讲的是宇宙的创生，那么伏羲、女娲说的则是人类生命的创生。

一、从阴阳同体、生死同源到阴阳对立、重生轻死

在中国的人类起源神话中，伏羲、女娲具有相当重要的意义。这个神话的核心——蛇（人首蛇身）的产生与演变，实际上涉及我们中国人对生命本质的看法，对生与死的看法，对性与生殖的看法，并最终导致了龙文化的形成。

关于人类的始祖，西方有亚当、夏娃，中国有伏羲、女娲。而在这两则神话中，都有一个共同的不可忽略的东西——蛇。夏娃在蛇的诱惑下与亚当吞食了智慧之果，产生了羞耻感。羞耻感的诞生即是文明之开始，于是他们被逐出乐园，乐园在这里属于混沌无差别的概念。正是对性认识的觉醒、对男女差别的觉醒使人类永远失去了乐园，正是蛇使人类的命运进入了一个新的篇章。而中国的伏羲、女娲在传说中则更直接，为人首蛇身。中国三皇五帝的神话形象也几乎都是人首蛇身，这意味着什么？也许"人首"意味着差别，就像后来中国的仪礼总是在男女头发上下功夫，而"蛇身"则是在强调混沌与无差别。

蛇文化几乎是全世界的初始文化，但唯独在中国，由"蛇"演化为"龙"，形成了龙文化。《周易》六十四卦之首的乾卦，就讲了龙由沉潜到飞升的故事，这是一个痛苦而快乐的过程：

潜龙→见龙→惕龙→跃龙→飞龙→亢龙

龙文化代表了中国的人文文化、理性文化。龙文化由蛇文化演变而来。蛇是个实在物，一度被认为是同时具有阴阳两性的动物，神圣而危险，它既是生殖之神、雷神，又是死亡之神、水神，蛇文化体现了阴阳同体、生死同源的生命观。这种阴阳同体、生死同源是一个"神圣的完形"，是事物的原始状态、理想状态，是永恒的对立统一，冲突消失，万物平静，处于无差别的和谐之中。而龙文化则是人类进入文明时期后产生的理性文化，它从蛇文化中腾空而出，完成了从实在物到人造物的变形，这种变形意味着对混沌的否定，对死亡的否定或淡化。文明则意味着从人与万物的无差别变成人为万物之灵，意味着由虫（蛇）变龙。神话开始变味，开始历史化，女娲从"一日七十化"的神，变为"作笙簧"的艺术家和"置婚姻"的红娘，伏羲也从鼓着大肚子的雷神变为"作琴瑟""制嫁娶"的发明家。性的意味被掩盖在音乐与仪礼之下，原始的粗野、火爆而又阴郁的生命力被淡化在彬彬有礼、节制的"关关雎鸠"之中。

龙是一种虚构的动物，实际上是由蛇与神结合而来的，由蛇而龙，犹如由水而云。龙的形状是不固定的、多变的。

《说文解字》说龙是"鳞虫之长，能幽，能明，能细，能巨，能短，能长；春分而登天，秋分而潜渊"。类似的爬行动物都可称为龙。夔可称为夔龙，饕餮也可称为饕餮龙。我国远古即有龙的雕刻，商代有玉龙，到汉代，龙的类型更多（见图2-6）。《广雅》云："有鳞曰蛟龙，有翼曰应龙，有角曰虬龙，无角曰螭龙。"

现代学者虽然写了不少论著来探讨龙，但龙的原型究竟是什么样子，仍然晦暗不明。传说龙为通神的灵物，古者神人多乘龙。如祝融"乘两龙"，夏后启"乘两龙"，句芒"乘两龙"，蓐收"乘两龙"。四方之神都脚践两龙，只有北方的禺疆形象为两蛇缠绕其鸟脚，这些都是当时的人想象的

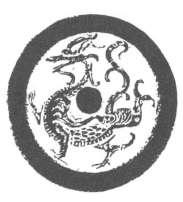

图 2-6　汉代瓦当上的龙

产物（见图2-7）。近年的考古发掘中，也发现了类似的形象。1978年，江苏淮阴高庄的战国墓出土了一批珍贵的刻纹青铜礼器，器上刻有繁缛复杂

的山林、禽兽、巫师以及怪异的神、兽等形象，其中多数为巫师"珥"两蛇，有的是手执，有的是脚踏，另外一些则为巫师脚踏交尾的鳄鱼（龙）。这些图形所表示的和文献所记载的"乘两龙"没有什么区别。

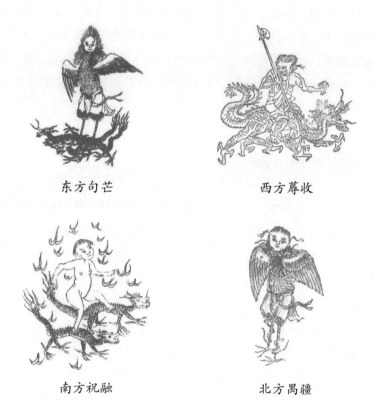

东方句芒　　　　　　　　　西方蓐收

南方祝融　　　　　　　　　北方禺疆

图 2-7　四方之神

关于龙的原型，除了蛇以外，还有人认为是蜥蜴或鳄鱼。其实古代动物分类并没有现在这么精细，可以说这类爬行动物都是龙的前身——这也可以为《周易》的"易"是蜥蜴、《周易》从龙（乾卦）谈起找到合乎情理的答案。

如果说蛇还是阴阳同体、美丑同体、善恶同体的化身，那么龙则是阴阳分离、阴阳对立观念的开始。龙是神圣的、绝对的，它的多变性正是基于这种阴阳的分离和对立。龙虽然多变，却是绝对阳性的、善的、美的。

在对待生死问题上，龙文化表现出对生的重视与对死的蔑视，于是各种重生、养生的方法和理念随之而生。如儒家强调理性与进取，强调精神的不朽；道教强调肉身的长生。中国古代图腾的这种微妙而精致的转换，表现了华夏民族在遗传学纽带上的偷梁换柱。如果说蛇图腾意味着原始，龙图腾意味着文明，那么，随着龙文化的迅速形成，人们失去了乐园，那空灵的蛇环消失了，取而代之的是更令人眩晕的太极图。童年与平等不见了，邪恶也随之而生，人们重新踏上回归的路，寻寻觅觅。龙文化出现之后，中国人对远古的蛇文化精神的模仿与再造始终没有停止过，如追求阴阳之完形，追求不死之药，追求炼丹术，追求完美，如同女娲炼五色石以补天。

二、生殖崇拜与阴阳感应

伏羲不仅与女娲创生了人类，而且还创造了八卦。《周易·系辞传》说伏羲是"仰则观象于天，俯则观法于地……近取诸身，远取诸物"，得到灵感才创造出八卦的。"近取诸身"取的是人的什么特征呢？当然是男女两性的特征。处于父系社会男性崇拜时代的伏羲，无疑会把象征祖先和男性力量的男根作为"近取诸身"的代表。考古学中发现了许多陶且、石且、木且，表明在父系氏族时代，人类的确有过一个男根崇拜的时期。笔者曾提到卦象与龟卜有关，在现代语言中，仍有"龟头"一词指男性生殖器，当是远古文化在语言中的遗留。前面讲过，在灵感观的指导下，原始人认为人的性行为与天地之交感，可以产生灵感的效用，取生殖器象征天地交感以预卜吉凶，便是灵感思维的结果。

伏羲所创造的八卦，由阳爻"━"和阴爻"╺╸"两个基本符号组成。这两个符号代表什么意思？郭沫若等人认为是男女生殖器崇拜的产物。《周易·系辞传》说：

> 乾坤，其易之门邪？乾，阳物也；坤，阴物也。
>
> ……夫乾，其静也专，其动也直，是以大生焉。夫坤，其静也翕，
>
> 其动也辟，是以广生焉。

这说明乾阳、坤阴也是男女性器官的象征。乾为阳物，为男子性器官，具有抟（团）、直的功能；坤为阴物，为女子性器官，具有翕（合）、辟

（开）的功能。两者交合才可以"大生""广生"。

生殖崇拜是人类童年时期的普遍现象，因为人类所要探索和解决的最大问题，莫过于生命的问题、生与死的问题。

在中国新石器时代的红山文化祭坛上曾有类似孕妇崇拜的陶像，张扬着人类旺盛的生命力。在原始文化的遗址中还发现了许多造型逼真的男性生殖器的模型。原始的岩画则描绘出两性交媾的狂热场面。中国彩陶文化中装饰用的鱼、鸟、蛇、蛙、花等，既是一种图腾信仰，也是一种生殖崇拜，因为人们认为自己与图腾有着血缘关系，人不过是图腾的转世而已，这就为自己的生命找到了起源。而祖先崇拜即认为自己是某一祖先的后代，是祖先赋予了我们生命。但这一切都要通过生殖行为来完成，因此生殖崇拜就成为我们今天探讨生命哲学起源的逻辑起点。

男女生殖器崇拜必然导致生殖行为崇拜，宇宙间的所有生命形式都需要生殖，从最低级的生命形式到最高级的生命形式都是如此。《周易·系辞传》说："天地氤氲，万物化醇；男女构精，万物化生。"由天地、男女的相互感应、相互交合才化生出人和万物。

从天地的感应、男女的感应到普遍意义上的阴阳感应，这便是中国生命文化的开端。事实上，并不是所有的生殖现象都具有文化意义。只有当人类在自然生成的同时又创造出符号后，才不再单纯生活在一个物理世界中，而是生活在一个文化世界中。人类可能在一个很长的时期内都不了解自身生育的奥秘，但他们已经在实际操作中遵循着自然进化的法则。

阴阳符号的创立、阴阳感应观念的产生，形成了中国文化的生命本体论倾向。这些具体的确指，一旦进步入理念层次，就成了哲学文化的一个伟大创举，成为一个可以广泛运用于自然、社会、文化、道德的符号。《周易·说卦传》将天地人三极之道归结为阴阳、刚柔、仁义之理，就是一个提升。

从生殖崇拜到天地交合，再发展到阴阳感应，是中国哲学思想产生的文化背景，又是中国哲学生命内涵的基本构成。世界上万事万物无不具有两性的特征，这种异性的交感就成了生命的来源。阴阳的概念则成为中国哲学的基础。《周易》有关阴阳化生的理论，反映了由人的两性结合推而广之到自然万物的普遍性哲学，从而构成了中国哲学中浓厚的生殖文化——生命文化的色彩。

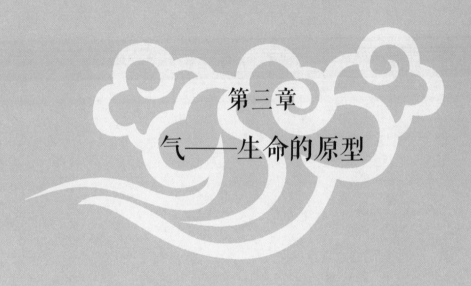

第三章

气——生命的原型

"气"是生命的原型，是生命的能量，是生命的存在方式。

阴阳的感应，实际上是气的感应。无论是男女交媾还是天地交媾，都是通过气来实现的。

在原始文化中，原始宗教以巫术的形式表现出来，按巫术信仰的宇宙观，世界上到处都存在着一种"精气"，这就是"玛那"，用泰勒等人的术语叫"万物有灵"观。"万物有灵"是从人对自身的意识和无意识及其梦的反思中引申出来的，是人内在体验的外化。

从某种意义上说，中国的哲学是生命哲学，生命哲学的核心就是气，对气的研究虽然很多，但作为生命意义的气，其实质还远远没有被探索清楚。

第一节　气的字源

"气"在甲骨文中已经出现，原指气体状态的存在物，如云气、水蒸气、烟气、风等。甲骨文中还有"云""风"等记录，以及巫师通过巫术仪式请求刮风、止风、降雨、止雨的记载。风也是一种气。在殷人看来，四方的风具有神秘的力量。风是有灵的，气也是有灵的。

"气"表示云气。《说文解字》说："气，云气也，象形。"引申为风、云、雾等自然界的气体。《庄子·齐物论》说："夫大块噫气，其名为风。是唯无作，作则万窍怒号。"《吕氏春秋·音律》说："天地之气，合而生风。"《淮南子·天文训》说："天之偏气，怒者为风；地之含气，和者为雨。"《左传·昭公元年》记载了医和论病，提到"天有六气……六气曰阴，阳，风，雨，晦，明也"。

而"氣"，《说文解字》："氣，馈客之刍米也。从米，气声。"这是"氣"的本字，表示赠送谷物，是动词。所以"氣"也指精良的粟米，引申为物之精华，即"精气"。这就是《管子·内业》说的"精也者，气之精者也"。

"炁"，指人在平心静气、无思无虑状态下氤氲和合的真气境界。"灬"代表火，又代表心，火意味着躁动，"无火"则表示平静、安详。

第二节 《周易》和《黄帝内经》中的气

气作为一个生命哲学的概念，最早见于《国语·周语》。西周末期，周幽王二年（公元前780年），三川皆地震，伯阳父解释说："夫天地之气，不失其序，若过其序，民乱之也。阳伏而不能出，阴迫而不能蒸，于是有地震。"伯阳父以天地之气（阴阳二气）解说地震的起因。这里的"气"指天地之气、阴阳之气，已从具体的存在物的名称演变为抽象的具有哲学意味的概念。气成了天地运动的决定力量。

春秋时代，老子、孔子都讲过气。《道德经》说："道生一，一生二，二生三，三生万物。万物负阴而抱阳，冲气以为和。"这里的"一"就是混沌之气；"二"指阴阳之气，一气分为阴阳两部分；"三"指阴阳二气之交合，也就是"和"。这里的"气"即是一个哲学概念，"冲气"就是阴气与阳气的调和、和合。气有多重意义，既是物质的初始状态，也是事物的运动状态，还是阴阳的媾和状态。

战国时期，《孟子》《庄子》《荀子》都讲气，而且大都是从哲学层面讲的。

在《管子》中，气与精、鬼神、生命同义，《管子·内业》说："凡物之精，此则为生。下生五谷，上为列星；流于天地之间，谓之鬼神；藏于胸中，谓之圣人，是故民气，杲乎如登于天，杳乎如入于渊，淖乎如在于海。"

虽然先秦古籍中大多会讲到气，但最能阐述气的生命精义的还是《周易》和《黄帝内经》。

一、《周易》论气

《周易》通篇都是讲阴阳二气的,《庄子》所说的"《易》以道阴阳",就是指《周易》讲的是阴阳二气的摩荡、交感、化生、变易。

从某种意义上说,《周易》六十四卦就是阴阳二气感应变化的六十四种状态,六十四卦的过程就是阴阳二气化生的过程。

《周易·易传》共有六次提到"气"字,在《咸卦·象传》中提到"二气感应而相与",在《乾卦·文言传》中提到"同气相求""阳气潜藏",在《系辞传》中提到"精气为物",在《说卦传》中两次提到"山泽通气"。

《周易》所谓的乾坤就是阴阳二气,将"卦"分为"阴阳",将"爻"分为"刚柔","阴阳""刚柔"就是"二气"。《周易·系辞传》说:"一阴一阳之谓道",将阴阳二气视为宇宙的本体,也是化生人和万物的根本,"氤氲"则是阴阳二气交合、构精的状态。

将阴阳解释为二气的观点,为后世象数派易学家及部分义理派易学家(如张载、王夫之)所继承。汉代、宋代象数学派以气解说《周易》的卦爻象和卦爻辞,将易学的象本论提升为哲学的气本论,形成了中国的气本论学派。就整个中国哲学史而言,气本论的主要阐发者正是象数派易学家。

汉代孟喜说"易本于气",京房认为阴阳"二气相感而成体",刘歆《三统历》将太极解释为"元气",认为"太极元气,函三为一"。《九家易》在解释作为卦象及宇宙万物的"乾元""坤元"时说:"元者,气元始也。"宋代易学家周敦颐的《太极图说》以气立论,认为不动的太极生出阴阳二气,二气变动生出五行之气,二五之气交感化生万物。作为气学派代表的张载则明确提出"凡象,皆气也",气是宇宙万物的本体,其气体论是在对《周易》的解说中建立起来的。南宋朱震以气解释太极,将气视为"天地之根本""万物之权舆""阴阳动静之源"。明清易学家来知德、方以智、王夫之等在解释《周易》卦爻象、卦爻辞及太极概念时,明确提出了气为宇宙本体的观点,从而形成了中国思想史上的气本论学派。

二、《黄帝内经》论气

从某种意义上说，《黄帝内经》是一部气学著作。在这本书里，"气"字出现了近3000次。书中提出了元气、真气、宗气、营气、卫气、正气、邪气、五脏六腑之气、经络之气、阴阳之气、五行之气等概念，创立了气化生命学说，从而极大丰富了气学理论。

《黄帝内经》认为，气的运动变化——气化，是生命活动的基本形式。对于天地自然来说，气化是自然界万物产生、存在、发展以至消亡的原因。对此，《素问·六微旨大论》作了精辟的论述："物之生从于化"，则"物之极由乎变，变化之相薄，成败之所由也"；如果"不生不化"，则"静之期也"。《素问·五常政大论》认为："气始而生化，气散而有形，气布而蕃育，气终而象变。"气化运动是自然界生生不息的根源，天地间如果没有气化运动，整个宇宙将是一片死寂而没有生机的。

对于人体来说，气化运动更是生命活动的存在形式。"人以天地之气生"（《素问·宝命全形论》），"天食人以五气，地食人以五味"（《素问·六节藏象论》），气化是生命体与外界进行物质交换的过程，整个生命过程都必须通过气化活动吸收天地精气，排出体内代谢产物。而在人体内部，"气合而有形"，人体脏腑形身、精血津液都靠气化成长，亦靠其进行各种生命物质之间的相互转化。《素问·阴阳应象大论》所言的"阳化气，阴成形……味归形，形归气，气归精，精归化……化生精，气生形……精化为气"，正是在论述气、味、形、精在人体气化过程中的转化情况。而"气和而生，津液相成，神乃自生"（《素问·六节藏象论》）讲的是，作为生命活力表现的"神"，亦是由气血津精通过气化活动而产生的。

三、气是什么

在《周易》《黄帝内经》等哲学典籍和医学典籍中，气主要有以下意义。

气是生命的原型，是生命的能量。在古代，气最早是一个可与风、精、神、魂同义互换的概念，后来逐渐与精、神等分开。气可以指灵气、精气，又可以指神、魂。《说文解字》说："魂，阳气也。"《仪礼·士丧礼》贾公彦疏说："出入之气谓之魂。"《礼记·祭义》说："气也者，神之盛也。"《淮南子·精神训》把宇宙创生看成阴阳二神（气），认为二神（气）的经营生成万物。《礼记·礼运》说："夫礼，必本于太一，分而为天地，转而为阴阳，变而为四时，列而为鬼神。"这里的"列而为鬼神"实际上正是指古代礼制中把主宰宇宙、天地、阴阳、四时的灵气（太一）奉为神鬼的活动。在宋明哲学家那里，气则成了一个表示精微物质的概念。而在中医学中，气是一个包含物质、能量、信息等多种因素的概念。在道教内炼术中，也就有了炼精化气、炼气化神的不同过程。精可以化气，气可以化神、化魂。《礼记·祭义》说："众生必死，死必归土，此之谓鬼，骨肉毙于下，阴为野土；其气发扬于上，为昭明，焄蒿，凄怆，此百物之精也，神之著也。"认为人死后形体归于地，魂气则上升为神灵。

气是天地万物的本原，是生命的基本条件。《素问·阴阳应象大论》说："清阳为天，浊阴为地。""天有精，地有形，天有八纪，地有五里，故能为万物之父母。"清阳和浊阴是气的两种形式，阴阳二气不仅产生天地，而且产生万物，包括人，《素问·宝命全形论》说："人以天地之气生。"

气是无形的客观存在。《素问·六微旨大论》认为气的升降出入表现为"无形无患"。气无形，但气聚有形，《素问·六节藏象论》说："气合而有形。"

气是天地万物感应的中介。物体与物体之间充满了气，每一个物体内部也充满了气，充斥于天地万物之间的气是联系天地万物的中介，也是联系每一个物体内部各部分的中介。万物以气为中介，相互感应，相互融合。正因为有了气，天地万物才成为一个合一的整体，每一个物体才成为内部互有关联的整体。

气是阴阳交媾的状态。《周易》说："天地氤氲，万物化醇；男女媾精，万物化生。"说明气是天地、男女交媾的状态。《大戴礼记·曾子天圆》说："天道曰圆，地道曰方。明者，吐气者也，是故外景；幽者，含气者也，是故内景。""吐气者施而含气者化，是以阳施而阴化也。阳之精气曰神，阴之精气曰灵，神灵者，品物之本也。"这里仍把万物的变化运行看作是天地交媾的结果，天地交媾的物质形态是气。这种气是一种精气，又可称为神或灵。后世道家房中术总把男女构精称为"行气"，或许就是出于这个原因。

气具有运动不息、变化不止、连续不断的特性。

气原本有两种状态,一种是凝聚的、有形的状态,分散细小的气凝聚为看得见、摸得着的实体;一种是弥散的、无形的状态,细小分散的气由于不停地运动而看不见、摸不着。有形的气习惯上称为"形",无形的气习惯上称为"气"。气具有超形态性,气非形而是形之本,它是运动不息的。就人而言,只要活着,气就在运动,一旦"断气",人就会死亡。

气至大而无外、至小而无内,充斥于宇宙万物之中,《庄子·知北游》说:"通天下一气耳。"气不仅生成万物,而且充斥于万物生长化收藏的整个过程当中,变化而不停止,连贯而不间断。阴阳和五行,作为两种与五种有关联的气,同样也是普遍存在的,天地万物皆涵阴阳五行之气。同时,阴阳五行作为特殊的分类方法,可以运用于世界上的万事万物。

四、用气说明人体生命的秘密

气在《黄帝内经》中有时是哲学概念,有时是医学概念,更多则是医学与哲学相混合的概念,这些概念对于建构中医学体系起到了重要作用。气——阴阳——五行,还是《黄帝内经》最重要、最基本的思维模型,这一模型被广泛运用于说明人体生命的生成与活动、人体生命的功能结构、人体病理变化以及疾病的诊断与治疗。

用气说明人体生命的本原、生成与活动。《黄帝内经》应用气的概念,说明人体生命是天地阴阳合气所生,《素问·宝命全形论》说:"人以天地之气生,四时之法成。""人生于地,悬命于天。天地合气,命之曰人。"《灵枢·本神》说:"天之在我者德也,地之在我者气也,德流气薄而生者也。"这从本体论层面说明了人的总体来源。从个体生成层面上说,生命的直接来源是父母阴阳两精的结合,《灵枢·天年》说:"人之始生……以母为基,以父为楯。"《灵枢·决气》说:"两神(精)相搏,合而成形,常先身生,是谓精。"父母精血是人体生命的先天物质基础,称为先天之精气;人既生之后,其发育、成长、生存所需的物质能量,则靠水谷精微及大气,称为后天之精气。《素问·六节藏象论》说:"天食人以五气,地食人以五味。"人之形体,包括四肢、九窍、五脏十六部、三百六十五节,皆赖精气、津液、血脉之滋养,而《灵枢·决气》指出,"人有精、气、津、液、血、脉,余意以为一气耳",说明人的生命依赖于天地之气、水谷之精气。人的疾病与死亡也是因为气,气分正气、邪气,正气生人、养人,邪气则会害人。《黄帝内经》认为正气、精气是生命活动的动力,人的五脏、六腑、形体、官窍、血、津液等生理活动,都必须在气的推动下进行,如心主行血,肺司呼吸,脾主运化水谷精微,肾司封藏先天之精气,肝主疏泄气机,胃司受纳水谷……

用气说明人体生命的功能结构。《黄帝内经》将人体生命的功能结构视为各种气的作用。人有各种各样的气,仅就人体部位功能而言就有脏腑之气(包括五脏之气、六腑之气)、经络之气(如十二经气或真气)、俞穴之气(俞穴又称气穴、气门、节气)、形体之气(形体上中下之气、头身四肢之气、筋脉肌皮骨各部之气)以及特定聚散分布之气(元气、宗气、营气、卫气)等。

用气化说明人体生命的活动变化过程。在阴阳思维模式基础上,《黄帝内经》把人的生命活动归结为气的升、降、出、入,《素问·六微旨大论》认为气化有四种形态,即升、降、出、入,"出入废则神机化灭,升降息则气立孤危。故非出入,则无以生长壮老已;非升降,则无以生长化收藏。是以升降出入,无器不有"。此处的"升、降、出、入"是指机体的吐故纳新运动,即物质能量的新陈代谢和转化。在正常情况下,气的出与入、升与降是相对的,相反而相成,是一种动态的有序的过程,从而保持了生命正常、旺盛的活动。在非正常情况下,则会出现入而不出或出而不入、升而不降或降而不升的情况,这样人体生命动态有序的链条就会被打破,内外物质能量的交换转化就无法进行,就会出现气滞、气逆等病症。

用气机失调说明人体病理变化。《黄帝内经》认为,精气充足则人的生理活动正常;精气不足(称为气虚,指推动全身或局部的生理功能活动无力),就会出现全身或局部虚弱甚至病变的征象,如心气虚、脾气虚、肾气虚。治疗时则应当采用补气法,使精气充足,症状消失。作为人体的生命活动过程,气的运动应当保持正常规律性,否则就会发生病理变化。如果气的升、降、出、入运动保持协调平衡,就叫气机调畅,为健康状态,否则就是气机失调,就是病态。如升多降少,谓之气逆;升少降多,谓之气陷。气逆则表现为咳嗽、气喘、嗳气、呕吐等症状，需用降气的方法治疗；气陷则表现为脱肛、内脏下垂等症状，需要用提升的方法治疗。气的运动受阻、运动不利，称作气机不畅；气的运动受阻严重并在某些局部淤滞不通，称为气滞；气的外出运动太过，称作气脱；气的出入运动不及而结聚于内，称作气结、气郁，严重者称为气闭。气机失调，表现在脏腑上可见肺失宣降、胃气上逆、脾气下陷、肾不纳气、肝气郁结等，在治疗上则通常用补气、泻气、提气、降气等相应的方法。

用气说明疾病的诊断治疗。《黄帝内经》将疾病的症状、脉色等临床表现用阴阳二气来概括，诊断疾病也以阴阳来说明病变部位、性质及症状的属性，并以阴阳作为辨证的纲领。中医望、闻、问、切四诊都以辨别阴阳为首务。辨别色泽的阴阳，黄、赤色为阳，青、黑、白为阴；色泽鲜明属阳，晦暗属阴。辨别声息的阴阳，语声高亢洪亮属阳，语声低微无力属阴。辨别症状的阴阳，热、燥、动者属阳，寒、润、静者属阴。辨脉之阴阳，以部位分则寸为阳，尺为阴；以动态分则至者为阳，去者为阴；以迟数分则数者为阳，迟者为阴；以形态分则浮、大、洪、滑为阳，沉、涩、细、小为阴。辨别疾病部位的阴阳，在表、在外、在上者为阳，在里、在内、在下者为阴。中医辨证有八纲，即阴、阳、表、里、寒、热、虚、实，八纲中又以阴阳为总纲，统率其他六纲，表、热、实属阳，里、寒、虚属阴。只有先辨别阴阳，才能抓住疾病的本质，执简驭繁。

第四章

阴阳五行——生命的符号模型

卡西尔说："人是符号。"在他看来，人就是符号活动、符号功能，就是文化。人运用符号创造了文化。卡西尔的"符号"概念其实等同于"文化"概念。

我们说阴阳五行是生命的符号，意思是，阴阳五行就是中国人探索生命秘密的符号模型，这个符号模型是对生命"原型"的模拟和描述，是中国历代古圣先贤通过长期的观察思考和高度的抽象概括而创造出来的文化符号。

阴阳五行不但是中国古代哲学的重要范畴，被中国古代哲学家用来说明宇宙的本原、事物的构成及变化规律，而且是中医学的重要范畴，是中医学的理论基础和哲学指导，被中医用来说明人体生命的本质动力、生理功能、病理变化及诊断治疗。

第一节　阴阳五行的来源

一、阴阳的来源

虽然"阴阳"这个词出现得比较晚，但阴阳的观念出现得却很早，大约在上古农耕时代就出现了。上古时代，人们观察日月、昼夜、阴晴、寒暑变化，发现了大量相反相对的现象，如在农业生产中发现向阳者丰收、背阴者减产等。因此，早在殷周时期，人们就总结出"相其阴阳"的生产经验。最早记载"阴阳"观念的是《易经》。《易经》大约成书于西周前期，由六十四卦符号系统与六十四卦文字系统（包括六十四条卦辞、三百八十六条爻辞）组成。其最基本的符号是"爻"，"爻"只有"▬"和"▬▬"两种。虽然《易经》并没有直接称它们为"阳爻""阴爻"，甚至连阴阳两个字也没提到（只提到一个阴字，但不是阴阳之阴），但"▬"

"--"符号反映出上古先哲的阴阳观念。在卦爻辞文字中，也有大量表示阴阳对立的词语，如乾坤、泰否、剥复、损益、既济未济等卦名，还有吉凶、上下、大小、往来等词语。可见，至迟殷周时期，阴阳观念就已相当成熟。

《尚书》《诗经》等古籍中的许多文字，也反映了阴阳的观念。突破原始意义而开始具有哲学意义的阴阳概念，出现在《国语》《左传》中。据《国语·周语》记载，阴阳概念的出现至迟是在西周末年。周宣王即位后（公元前827年），卿士虢文公劝说宣王不可废除籍田仪式，并以阴阳二气解释土地解冻、春雷震动的原因："阳瘅愤盈，土气震发……阳气俱蒸，土膏其动……阴阳分布，震雷出滞……土不备垦，辟在司寇。"（《国语·周语》）周幽王二年（公元前780年），太史伯阳父以阴阳二气解释地震现象，进而论述周朝将亡："阳伏而不能出，阴迫而不能蒸，于是有地震。今三川实震，是阳失其所而镇阴也。阳失而在阴，川源必塞；源塞，国必亡。"（《国语·周语上》）从上述引文可见，西周末年的阴阳已抽象为具有普适意义的阴阳二气。

到了春秋时期，阴阳观念不仅相当成熟，而且运用十分普遍。《国语·周语》记载了周景王二十三年（公元前522年）伶人州鸠用阴阳论述音乐，《国语·越语下》记载了越国大夫范蠡与越王勾践以阴阳论天时人事。《左传》也有大量关于阴阳的记载。春秋战国时期是诸子百家争鸣时期，儒家、道家、墨家、法家、兵家、杂家都普遍使用阴阳概念。道家的创始人老子是第一个真正将阴阳提升到哲学层面的哲学家。战国时期更出现了专论阴阳的阴阳家，以邹衍为代表的阴阳家，不仅融合了阴阳学说与五行学说，而且以阴阳五行解释季节变化和农作物生长的规律，进而解释王朝的更替、政治的兴衰。

将阴阳思想更加系统化、理论化，并达到空前水平的是于战国时期成书的《易传》。《易传》将阴阳提升到哲学本体论层面，并明确提出"一阴一阳之谓道"的命题。可以说，《易传》是我国第一部关于宇宙生命、阴阳哲学的专著，它不仅把阴阳视为宇宙万物的本体，而且把阴阳当成描述、解释宇宙生命一切现象的模型、方法，阴阳被提升为表示两种对立统一事物或同一事物对立统一两面的符号。

二、五行的来源

五行说起源于殷商时代，当时出现了"四方"观念，甲骨文中有"四方"和"四方风"的记载，从中央看四方乃是殷人的方位观。殷商大墓和明堂中还有大量表示五方图案的构造。五行概念大约出现在周代。春秋时出现了五行相胜学说。战国时则出现了五行相生学说、五行与阴阳配合学说，此时五行已成为一种宇宙模型被广泛运用。到了汉代，阴阳五行已共同成为神圣不可更改的世界观、方法论，并一直延续到清末。

从现存文献看，最早记载五行概念的是《尚书》，《尚书》中有两篇文献中提到五行一词，一篇是《夏书·甘誓》，一篇是《周书·洪范》，另一篇文献《虞书·大禹谟》则提到了五行的具体名目。先秦古籍《逸周书》也提到了五行，并有"五行相胜"的记载。《左传》《国语》中记载了大量有关五行的言论或事件。先秦诸子如孙子、墨子、管子等，其著作中均有关于五行的记载。邹衍（约公元前305年—前240年）第一次把阴阳说和五行说结合起来，用阴阳消长的道理来说明五行的运动变化，是为阴阳五行说，并提出"五德终始"（又称"五德转移"）说，用五行相胜的过程解释社会历史的发展。汉代是阴阳五行学说被泛化和神学化的时代，汉武帝时董仲舒（公元前179年—前104年）将阴阳五行由自然现象的认识模型一跃而提升为社会政治的说理工具。可以说，两汉时期重要的学术著作几乎都涉及五行。

第二节 阴阳五行的内涵

一、阴阳的内涵

《说文解字》："阴，暗也。水之南、山之北也。""阳，高明也。"段玉裁注："山南曰阳。"这里的"阴"和"阳"分别指阳光照射不到的地方与阳光照射得到的地方。《尚书》《诗经》大部分取此义，这是阴阳的原始含义。后来，阴阳的内涵逐渐扩大，归纳为以下几种。

阴阳指相对的两个实体，如日月、天地、水火、血气、魂魄、男女等。

阴阳指无形的二气，往往与"气"连用。这种意义的阴阳已初步具有哲学意味，是抽象的、无形的。这是先秦多数学派的观点。

阴阳是事物对立统一的属性。老子第一次将万物描述为"负阴而抱阳"，即认为万物都具有阴阳合抱的属性。《管子》《庄子》进一步将阴阳与动静相联系，发挥阴阳的属性含义。而真正完成并普遍使用阴阳属性含义的是《易传》。在《易传》中，阴阳虽然也指日月、天地、乾坤等有形实体，但更多是指刚柔、进退、往来、动静、阖辟、寒暑、伸屈、尊卑、吉凶、贵贱、险易、大小、得失、远近等相对属性。

二、五行的内涵

"五行"究竟指什么？《尚书·洪范》《春秋元命苞》《白虎通义》《说文解字》《释名》《广雅》《五行大义》等著作以及近现代学者都做了解释。各家观点可归纳为以下几种：

五行指"五材"，即木、火、土、金、水五种基本物质、材料。《尚书·洪范》首次将五行称为水、火、木、金、土，《左传》《国语》常将"地之五行"与"天之三辰""天之六气"并称，五行即五种具体的物质材料。《左传》《国语》还常把五行加上"谷"合称为"六府"。

五行指"五性"，即润下（水）、炎上（火）、曲直（木）、从革（金）、稼穑（土）五种基本功能属性。这是《尚书·洪范》首次规定的。后世对五行的解释基本上没有偏离这种属性规定。归纳五行的基本意义为：水，原即指水，后作为哲学观念，表示具有润下、寒冷属性和功能的事物或现象；火，原指火，后作为哲学概念，表示具有炎热、向上属性和功能的事物或现象；木，原指树木，后作为哲学概念，表示具有生发、条达、曲直属性和功能的事物或现象；金，原指金属，后作为哲学概念，表示具有清静、肃杀、从革属性和功能的事物或现象；土，原指泥土，后作为哲学概念，表示具有生养、化育属性和功能的事物或现象。

五行指"五德"，即仁、义、礼、智、信五种道德规范。《尚书·甘誓》"有扈氏威侮五行，怠弃三正"中的"五行"，可能正是指这五种道德伦常。《荀子·非十二子》中指斥思孟学派的"五行说"，唐代杨倞注："五行：五常，仁义礼智信是也。"随着 1973 年马王堆帛书《五行》的出土，有学者研究认为，思孟五行当指"仁、义、礼、智、圣"五德。

五行指"五类"，即木、火、土、金、水五种分类原则。《吕氏春秋·十二纪》《礼记·月令》等开始以五行为原则，对时令、祭祀、藏象、音律、方位等万事万物进行分类，于是有了五干、五支、五季、五时、五气、五化、五味、五音、五脏、五腑、五窍、五体、五津、五腧、五元、五德、五物、五贼、五魔、五星等。这样一来，原本十分复杂、难以计量的事物一下子简单明晰了。

第三节　阴阳五行的关系

一、阴阳的关系

阴阳互根，指自然界一切事物、现象中，阴阳双方具有互为根本、互为依存的关系。阴依靠阳而生存，阳依靠阴而生存；阴的根本为阳，阳的根本为阴。任何一方都不能离开另一方而独立存在，任何一方都以另一方为存在的依据、前提和条件。

阴阳互动，阴阳双方是互相资生、促动、助长的。《道德经》说："反者道之动。"《素问·阴阳应象大论》说："阴在内，阳之守也；阳在外，阴之使也。"

阴阳消息，指阴阳双方数量和比例的消长变化。《周易》十二消息卦形象地说明了阳长阴消、阴长阳消的过程。阴长则阳消、阳长则阴消，阴消则阳长、阳消则阴长，这是阴阳消长的基本规则。此外，由于阴阳互根互动，也有阴长阳长、阳长阴长、阴消阳消、阳消阴消的特殊情况。

阴阳交感，指阴与阳之间的相互感应、相互交合。《周易·咸卦·象传》说："咸，感也。柔上而刚下，二气感应以相与……天地感而万物化生，圣人感人心而天下和平。观其所感，而天下万物之情可见矣。"

阴阳互制，指阴与阳之间的相互制约。阴阳具有功能相反的属性，两者互相克制，从而维持了事物和人体生命机能的动态平衡。

阴阳争扰，指阴阳双方相互争斗。《周易》卦象变化及经传文中已有反映，《黄帝内经》进一步阐明其理。

阴阳转化，指在一定条件下，阴阳双方可以向其相反的方向转化，即阴可转化为阳，阳亦可转化为阴。

阴阳胜复，指阴或阳如果一方过于亢盛，那么另一方则会报复。阴盛则阳衰，阳盛则阴衰，这是阴阳互制的结果。但如果某一方过盛，则可能会导致另一方的异常反应，阴胜则阳复，阳胜则阴复。

二、五行的关系

五行之间的关系主要有生克、乘侮、胜复、制化等。

五行相生，指五行之间相互资生、相互促进的关系。其规律为木生火、火生土、土生金、金生水、水生木。

五行相克，亦称五行相胜，指五行之间的相互制约、克胜的关系。其规律为木克土，土克水，水克火，火克金，金克木。

五行相乘，又称五行亢乘，指五行中某一行对被克的一行克制太过，从而引起异常相克反应。"乘"有以强凌弱、乘虚侵袭之意，表现在两方面：一是五行中的某一行本身过于强盛，对被克制的一行克制太过，促使被克制的一行变得虚弱，从而引起五行之间的生克制化异常；二是五行中的某一行本身虚弱，因而克制它的一行就相对增强，造成被克制的一行更加衰弱。

五行相侮，亦称五行"反侮""反克"，指五行中的某一行对原来克制其的一行进行反克制。表现为两方面：一是某一行特别强盛，则对克制自己的一行进行反克制；二是某一行本身就虚弱，反而受其所克制的一行的克制。

五行乘侮，指五行在异常情况下的生克关系。相乘和相侮，都是不正常的相克现象，两者之间既有联系又有区别。其主要区别是：相乘是按五行的相克次序发生过强的克制现象；相侮是与五行相克次序相反的克制现象。两者之间的联系是：在发生相乘的同时，也可以发生相侮；发生相侮的同时，也可以发生相乘。《素问·五运行大论》说："气有余，则制己所胜而侮所不胜；其不及，则己所不胜侮而乘之，己所胜轻而侮之。"

五行胜复，指五行在异常情况下相胜相制、克制复救、先胜后复的关系。《黄帝内经》将由太过和不及所引起的对所克制者过度克制的力量，称为"胜气"。胜气的同时必然会招致一种相反的力量，将"胜气"压制下去，这种力量称为"复气"。

五行制化，有两种含义：一是五行在正常情况下的相生相克关系，《素问·六微旨大论》有"制则生化"；二是五行之间的亢害承制关系，《素问·六微旨大论》有"亢则害，承乃制，制则生化"，这就叫"亢害承制"。五行亢害之极而为害，必须抵御，令其节制，方能维持事物的正常生发。

三、阴阳和五行的关系

阴阳和五行都是气的分化。从气的角度看，阴阳是二气，五行是五气，五行是阴阳的细分。气—阴阳—五行，是一个逐渐生成和分化的过程，是三个不同的层次。气生阴阳，阴阳生五行。《周易·系辞传》说："《易》有太极，是生两仪，两仪生四象，四象生八卦。"太极（气）生两仪（阴阳）为第一级划分，阴阳生四象（太阳、太阴、少阳、少阴）为第二级划分，四象生八卦为第三级划分。这里虽然没有说到五行，但实际上，四象八卦就是五行。四象可视为四行，即水、火、木、金；八卦可视为水、火、木（阴木、阳木）、金（阴金、阳金）、土（阴土、阳土）。

阴阳和五行具有互换关系，五行是阴阳所化生的，五行是两对阴阳（水与火、木与金）加一个中土。阴阳是五行的简化，五行是阴阳的细化。

第四节　阴阳五行在建构中医学体系中的作用

　　阴阳五行与气一样，在《黄帝内经》中也被广泛运用于说明人体生命的功能结构、病理变化以及疾病的诊断与治疗等。

一、人体生命的功能结构

　　用阴阳说明人体的组织结构与生理功能。《黄帝内经》以阴阳分析、概括人的组织结构、人体整体和局部的生理功能，因此阴阳被中医用来区分不同生理功能的物质及属性。就功能与物质而言，功能为阳，物质为阴。就精与气而言，精为阴，气为阳。就营气与卫气而言，营气为阴，卫气为阳。《黄帝内经》反复强调"生之本，本于阴阳"，并把机体的正常状态称为"阴平阳秘""阴阳匀平"。不是指阴阳要达到绝对平衡，而是强调人体生命运动过程是一个阴阳制约、阴阳消长的过程，阴阳双方要达到动态的平衡、动态的和谐。

　　用五行说明人体五脏的生理功能。中医按五行模型，将人体内脏分为五大系统，五行与五脏的配属经过了一个从经学到医学、从物质实体到功能实在的发展过程。《黄帝内经》的"五行—五脏"模式，对五行与五脏的功能、属性进行了规范和确定，以五行功能说明五脏的生理功能，从而打破了解剖学五脏功能的界限，使其上升为五大功能系统。五脏是一个中心，不仅将人体各种组织器官一一对应地联系在一起，而且将自然界的时间、空间、气味、色彩等因素有机地联系起来，构成了一个天人相应、内外相通的庞大功能网络。五脏的生理功能是依据五行的生克制化原理联系在一起的。如：木生火则肝生心，肝藏血以济心；水生木则肾生肝，肾藏精以滋养肝血。相生的同时又有相克，如木克土则肝克脾，肝木条达以疏泄脾土壅滞；金克木则肺克肝，肺气清肃下行可抑制肝气的过分生发。五行—五脏之间的相生相克是双向的，正因为有这种双向联系，人体生理功能才能协调和保持正常。

二、人体生命的病理变化

用阴阳盛衰说明人体的病理变化。《黄帝内经》认为，阴阳的消长平衡是维持生命活动的基础，而阴阳的消长失调则是疾病发生、发展、变化的内在原因。疾病的发生、发展与正气、邪气有关，可以说疾病的过程就是正邪斗争的过程。正气为阳，邪气为阴；正气中又分阴阳——阴气与阳气，邪气中又分阴阳——阴邪与阳邪。在风、寒、暑、湿、燥、火"六淫"即致病因素中，寒、湿为阴邪，风、暑、燥、火（热）为阳邪。正气不敌邪气则会致病，致病则机体阴阳偏盛（胜）或偏衰。《黄帝内经》以阴阳偏盛、阴阳偏衰概括人体疾病的病理变化。阴阳偏盛分为阴盛和阳盛，指阴或阳高于正常水平的病理变化，阴盛则寒，阴盛则阳病；阳盛则热，阳盛则阴病。阴阳偏衰又称阴差、阳差，分为阴虚和阳虚两种，指阴或阳低于正常水平的病理变化。阴阳的偏盛与偏衰是相辅相成的，总的规律是阴盛则阳衰、阳盛则阴衰，换言之即是阴衰则阳盛、阳衰则阴盛，统称为阴阳失调。同时，由于阴阳互根互动，阴阳偏衰到一定程度时就会出现阴阳互损的情况。阴虚到一定程度，不能生阳，继而会出现阳虚，称为"阴损及阳"；阳虚到一定程度，不能生阴，继而出现阴虚，称为"阳损及阴"。两者最终都将导致"阴阳两虚"。总之，尽管病理复杂多变，但均可用阴阳的盛衰失调来概括。

用五行生克说明五脏的病理变化。五行的生克制化维持着五脏系统正常的生理功能及其联系，如果这种生克制化超过了一定界限，就会引起病理变化，本脏的疾病就可以传给他脏，他脏的疾病也可以传给本脏，称为疾病的传变。疾病传变分为两类，一是相生关系的"母病及子""子病及母"。所谓"母""子"是指相生关系中的生者与被生者。母病及子，指母脏的病传给子脏，如"水不涵木"证。子病及母，指子脏的病传给母脏，如心肝血虚证、心肝火旺证。二是相克关系的"相乘""相侮"。相乘就是相克太过，包括一脏太盛与一脏太弱两种情况。一脏太盛会导致被克的脏受到过分克伐，如"木旺乘土"；一脏太弱，不能耐受克我之脏的克制，从而导致克伐太过，如"土虚木乘"。相侮，就是反侮、反克，也包括一脏太盛与一脏太弱两种情况。一脏太盛而导致克者反被克制，如"木火刑金"；一脏太弱而导致我克之脏反被克制，如"土虚水侮"。此外，五行理论还用来说明五脏的发病与季节的关系、五脏发病与预后的规律等。

三、疾病的诊断与治疗

用阴阳说明疾病的诊断治疗。中医治疗疾病，总体来说就是调整失衡失调的阴阳，使之恢复到相对平衡的健康状态。《素问·上古天真论》认为，为医之道就是"法于阴阳，和于术数"。《素问·至真要大论》说："谨察阴阳所在而调之，以平为期。"治病的原则就是：对于阴阳偏盛的实证要"实者泻之"，其中阳邪盛而导致的实热证要"热者寒之"，阴邪盛而导致的实寒证要"寒者热之"；对于阴阳偏衰的虚证要"虚则补之"，其中阴偏衰而导致的虚热证要滋阴以抑阳，阳偏衰而导致的虚寒证要扶阳以制阴。阴阳学说还可用于分析归纳药物的性能，指导养生健体，预防疾病等。

用五行说明疾病的诊断治疗。《黄帝内经》运用五行学说归纳分析四诊法所获得的信息，对病证作出推断。依据"有诸内必形诸外"的原理，认为人体内脏发生病变时，一定会在体表反映出来，在皮肤色泽、声音、形态、脉象、舌苔等方面发生相应的变化，诊断时可以通过望、闻、问、切四种手段获取病变信息，再根据五行的归类及其生克乘侮的变化规律来分析处理这些信息。如面见赤色、口味苦、脉洪数，可诊断为心火亢盛；面见青色、喜食酸味、脉见弦象，可诊断为肝病；脾虚病人，面见青色，为木来乘土；心脏病人，面见黑色，为水来乘火。根据五色之间以及色脉之间的生克关系，还可以推断病情的轻重及疾病的预后。五脏的本色为"主色"，五脏应时之色为"客色"，如主色胜客色，其病为逆；如客色胜主色，其病为顺。如肝主色为青，在长夏，客色为黄，青胜黄，肝病为逆、为恶；在秋，客色为白，白胜青，肝病为顺、为善。色诊往往要与脉诊合用，对于病证的判断才能较为客观、准确，"色脉相合，青弦赤洪，黄缓白浮，黑沉乃平，已见其色，不得其脉，得克则死，得生则生"（《医宗金鉴·编辑四诊心法要诀》）。如果四诊合参，则更为可靠。

五行学说用于治疗，主要表现在指导用药与确定治则治法两方面。不同药物的颜色和气味，可依据五行理论分为五色、五味，然后按五行归属，将其与五脏相联系，青色、酸味入肝，赤色、苦味入心，黄色、甘味入脾，白色、辛味入肺，黑色、咸味入肾。根据五行还可判断一脏受病可能会导致另外哪一脏受病，从而依五行生克乘侮规律作出相应的调整，以控制其传变，如"见肝之病，则知肝当传之与脾，故先实其脾气，无令得受肝之邪"（《难经·七十七难》），脾气健旺，就能反克肝之邪气，肝病就不会传之于脾。中医根据五行原理确立了治疗原则和方法，如：根据五行相生原理，确定了虚则补其母、实则泻其子的治则和滋水涵木、益火补土等治法；根据五行相克原理，确定了抑强扶弱的治则和抑木扶土、培土制水、佐金平木、泻南补北等治法。

第五章

藏象——生命
内外同构

《周易》有一句名言："易者，象也；象也者，像也。"这句话意为，《周易》从根本上说就是一个"象"字，"象"就是"像"。

"象"有四个含义：一指卦象，就是《周易》创造的卦象符号系统；二指物象，就是万事万物的形象；三指意象，就是经过人为抽象、领悟而提炼出来的意义符号；四指取象，就是以卦象符号比拟万事万物，或从万事万物中推导出卦象符号。这四个含义中前三个都是名词，写作"象"；后一个是动词，写作"像"。

整部《周易》从某种意义上说，就是从卦象到物象、从物象到意象的双向推导、双向比拟的过程，《周易》思维实际上就是"象"思维。

中医学、气功学所采用的思维当然也是象思维，中医讲究藏象、脉象、证象、阴阳之象、五行之象……气功讲的"气"实际上也是一种象。象有有形的"形象"和无形但可感知的"意象"两种，象又可转换为符号、模型。

第一节　藏象是一种符号模型

"藏象"是中医理论的核心，是中医对人体生命功能结构的根本认识，是东方生命科学的基础。

"藏象"的意思简单地说就是"内藏外象"。"藏"既可指隐藏，又可指隐藏于人体内部的脏腑器官；"象"，王冰解释是"所见于外可阅者也"，就是可以观察到的形象，其实还应包括虽不可见但可感受的意象。藏与象，一个在内，一个在外，内外相应、内外同构。因此，"藏象"就是一个表述内脏的"象系统"。

"藏象"一词现在不少人写作"脏象"，"藏"与"脏"虽只一字之差，但反映了两种不同的思维方式，"藏"反映的是意象思维的方法，"脏"反映的是具象思维的方法。从《黄帝内经》的思维方法看，此处应当写作"藏"。

一、藏象的实质

藏象的实质在于，它是一种符号，是一种模型。

近代大医恽铁樵说："《内经》的五脏，非血肉的五脏。"（《群经见智录》）

西医讲内脏系统，是指解剖学上的脏器实体，是"血肉的五脏"；中医讲脏腑系统，不是指"血肉的五脏"，而是指一种思维模型，这当中虽有实体基础，但更多的是功能组合。

中医五脏——心、肝、脾、肺、肾，并不等于西医的心脏、肝脏、脾脏、肺脏、肾脏，不是脏器实体，而是指心功能系统、肝功能系统、脾功能系统、肺功能系统、肾功能系统。心、肝、脾、肺、肾只不过是这五个功能系统的符号、代码。中医五脏可以统领人体其他具有相关功能的器官、组织。

《黄帝内经》主张，肺与大肠相表里，心开窍于舌，其华在面，这在西医看来简直莫名其妙。依照西医的观点，肺属呼吸系统，大肠属消化系统，两者风马牛不相及。中医则认为，肺与大肠，心与舌、面等有相同的功能、属性，于是归入肺系统、心系统。

可见中医注重的是功能，而不是实体。

中医藏象是模型，西医脏器是原型。藏象模型是对脏器原型的模拟，因而中医藏象不可能完全依据脏器实体。

有人认为，古代医家是不自觉地、无意识地、自发地、身不由己地通向一个思维模型。这种观点值得商榷。笔者认为从原型转化为思维模型，是中国人的思维偏向与早熟的思维模型共同作用的必然结果。

中国人早期就有一种注重动态功能、轻视实体结构的思维偏向。在医疗实践中，中国人发现有些脏器虽然形状不同、结构上没有联系，但却有相同的功能或性质，于是就会将它们归为一类。如心脏跳动，脉搏也跳动，而从舌头和面色上又可反映出心的情况，故而将它们归为一类。

而且阴阳、五行、八卦这类模型，至迟在西周末年就已大体形成，因此对脏器的归类可以借助这类模型，这是一种自觉而不是自发的行为。在藏象理论构建过程中，如果脏器原型与功能模型不相符，那么宁可改变原型也要适应这种功能模型。如"左肝右肺"之说，从实体脏器位置看，肝应该在右，但从功能上看，肝主升、肺主降，更重要的是在后天八卦的模型中，木在左，金在右，因此为了适应这种模型，出现了"左肝右肺"说。

藏象是一个具有哲学与科学双重意义的概念。

二、藏象模型的形成及价值

作为一种思维模型，藏象反映了取象比类的思维特征，五大功能系统即是五大"象"系统、五大子模型。《黄帝内经》称取象比类的思维为"司外揣内""司内揣外"，从人体外部体征（外象）揣测内部脏器情况（内象），从内部脏器情况揣测外部体征，互相揣测、推想。

这种由揣测、推想建构起来的藏象模型，与人体的实际结构到底有没有出入？到底合不合理？在现代科学、现代医学高度发达的今天，它还有没有存在的价值？

要回答这些问题，首先需要考察一下藏象形成的过程。藏象的形成经历了一个哲学与科学相互磨合的过程。

首先是观察解剖。据《素问·阴阳应象大论》记载，上古之人"论理人形，列别脏腑，端络经脉，会通六合"，《灵枢·本脏》说"视其外应，以知其内脏"，说明先要观察人的外形、体征，通过观察而推知、感悟脏腑。上古之时已开始解剖尸体，《灵枢·经水》说"若夫八尺之士，皮肉在此，外可度量切循而得之，其死可解剖而视之"。解剖后发现，"其脏之坚脆，腑之大小，谷之多少，脉之长短，血之清浊，气之多少，十二经之多血少气……皆有大数"。

其次是取象比类。在观察解剖的基础上，以阴阳五行的哲学概念为模型，将观察解剖所得到的器官实体，按阴阳五行的功能特征进行重新分类、组合，只要是同功能、同属性，即使器官实体毫不相关，也归为一类。实体服从功能，原型服从模型。这从五行与五脏配属的改变中可以证明。

《黄帝内经》之前的典籍，如古文《尚书》与《吕氏春秋》中也有五脏配属五行的记载，具体配法是脾为木、肺为火、心为土、肝为金、肾为水

（《礼记正义》孔颖达疏引古文《尚书》）。依五行方位原则，脾在左（东）、肺在上（南）、心在中央、肝在右（西）、肾在下（北），这是从五脏解剖的实际位置出发的。也就是说，古人对生命最早的认识采用的是原型，而不是思维模型。这与《黄帝内经》的配法完全不同（只有肾配水一致）。为什么《黄帝内经》要改变这种配属，要改变脏器原型而采用藏象模型呢？从根本上说，是出于认识生命复杂现象的需要。古人对于从外部度量和从内部解剖所了解到的躯干、头、四肢、五官以及肝、心、脾、肺、肾、胆、胃、肠、膀胱等脏器实体，因为太复杂而觉得迷惑。随着实践和认识的深入，需要将那些本质上相似的脏器实体合为一类，需要化繁为简、化难为易，使复杂的现象有可能通过比较简单的模型来认知。

取象比类的结果，不仅将人体有关器官、组织、部位按模型进行比拟归类，而且将当时通过科学如天文、历法、物理、气候、物候等所认识到的自然现象也按这个模型进行归纳、整合，这样，藏象系统就成为一个开放的、有序的系统。

再次是医疗验证。按模型建构起来的五脏学说，需要在医疗实践中不断得到验证。如果与医疗实践不符合，那么再理想的模型也是空谈。《黄帝内经》从藏象思维模型出发建构了病因、病理、诊断、治疗理论，然后又通过实践加以验证、修正。如心为五脏之主，所有精神情志方面的病变都属于心，而治心，也就是治疗精神情志疾病。临床实践往往能修正并决定藏象模型。如"心开窍于舌，其华在面"，是诊法的需要；"肺与大肠相表里"，是疗法的需要。这样一来，临床应用就方便了，如治便秘就可用清肺的方法，因为肺与大肠相表里。

从上述形成过程看，藏象模型的确与实体结构有出入，它把实体上不相连的脏器联系在一起。然而它毕竟是以功能相关、属性相关为前提的，并且经过临床的长期使用、验证，证明是有效的，不能因为与西医对内脏的认识不同就加以否定。

从中西医对藏象与脏器有不同认识，但在临床实践中又各有所长、各有效果的事实看，人体生命是个复杂系统，它的一部分病变是器质性病变，从脏器上可以找到它的病灶所在；一部分病变是功能性病变，从藏象上可以找到它的证象。前者可以通过消除病灶点的微观方法达到治疗目的，后者可以通过调整人体功能状态的方法达到治疗目的。因此藏象学说不仅在今天，而且在未来仍有其存在价值，不仅如此，它在对生命的某些层面（如精神层面）的认识、对某些疾病（如心身疾病、心理疾病、精神疾病）的治疗等方面，还具有超过西医的优势，可以预料，在未来，它将发挥更大的作用。

第二节　藏象的二级建构

《黄帝内经》以阴阳、五行二级之"象"比拟、分类人体脏腑，建构了独具特色的藏象系统。

一、阴阳藏象

阴阳不仅是哲学概念，而且是概括人体两类功能动态属性的"象"符号。《素问·阴阳应象大论》说：

> 故清阳出上窍，浊阴出下窍；清阳发腠理，浊阴走五脏；清阳实四肢，浊阴归六腑。
>
> 水为阴，火为阳。阳为气，阴为味……味厚者为阴，薄为阴之阳。气厚者为阳，薄为阳之阴。味厚则泄，薄则通。气薄则发泄，厚则发热。
>
> ……阳胜则身热，腠理闭，喘粗为之俯仰……阴胜则身寒，汗出，身常清，数栗而寒……

说明人体脏腑与万事万物从功能和行为的动态形象上可分类概括为"阴"和"阳"。

"阴阳"在《黄帝内经》中得到进一步发展。

《灵枢·阴阳系日月》说:

> 心为阳中之太阳,肺为阴(阳)中之少阴,肝为阴中之少阳,脾
> 为阴中之至阴,肾为阴中之太阴。

"太阴""太阳"均基于本属性,"少阴""少阳"均基于不同之属性,因而"肺为阴中之少阴"的第一个阴字应据《黄帝内经太素》改为阳字。太阳、少阳、太阴、少阴,即《周易》所谓的"四象"。太阳(☲)是夏天阳气壮盛的象征,与心阳盛的功能相似;少阴(☳)是秋天阳降阴升的象征,与肺肃降的功能相似;太阴(☷)是冬天阴气壮盛的象征,与肾封藏的功能相似;少阳(☵)是春天阴降阳升的象征,与肝的疏泄功能相似。至阴的"至"有往复运转的含义,在时为四季,在脏则与脾的运化功能相似。

《素问·六节藏象论》对藏象作了详尽论述:

> 心者,生之本,神之变也,其华在面,其充在血脉,为阳中之太
> 阳,通于夏气。肺者,气之本,魄之处也,其华在毛,其充在皮,为
> 阳中之太阴,通于秋气。肾者,主蛰,封藏之本,精之处也,其华在
> 发,其充在骨,为阴中之少阴,通于冬气。肝者,罢极之本,魂之居
> 也,其华在爪,其充在筋,以生血气,其味酸,其色苍,此为阳中之
> 少阳,通于春气。脾胃大肠小肠三焦膀胱者,仓廪之本,营之居也,
> 名曰器,能化糟粕,转味而入出者也,其华在唇四白,其充在肌,其
> 味甘,其色黄,此至阴之类,通于土气。凡十一藏,取决于胆也。

以太阳、太阴、少阳、少阴"四象"将"其华""其充""其味""其色""其通"等与五脏连通在一起。这种连通只有在生命功能处于动态的情况下才能得以实现。

二、五行藏象

中医采用五行归类的方式构建藏象系统。

肝属木，心属火，脾属土，肺属金，肾属水。

中医的五脏与西医的脏器绝不相同。中医五脏指运用五行进行分析的，联系六腑、五官、五体、五志、五声、五情的五大"象"系统。

《素问·金匮真言论》对此做了论述：

> 东方青色，入通于肝，开窍于目，藏精于肝，其病发惊骇；其味酸，其类草木，其畜鸡，其谷麦，其应四时，上为岁星，是以春气在头也，其音角，其数八，是以知病之在筋也，其臭臊。

> 南方赤色，入通于心，开窍于耳，藏精于心，故病在五脏；其味苦，其类火，其畜羊，其谷黍，其应四时，上为荧惑星，是以知病之在脉也，其音徵，其数七，其臭焦。

> 中央黄色，入通于脾，开窍于口，藏精于脾，故病在舌本；其味甘，其类土，其畜牛，其谷稷，其应四时，上为镇星，是以知病之在肉也，其音宫，其数五，其臭香。

> 西方白色，入通于肺，开窍于鼻，藏精于肺，故病在背；其味辛，其类金，其畜马，其谷稻，其应四时，上为太白星，是以知病之在皮毛也，其音商，其数九，其臭腥。

> 北方黑色，入通于肾，开窍于二阴，藏精于肾，故病在谿；其味咸，其类水，其畜彘，其谷豆，其应四时，上为辰星，是以知病之在骨也，其音羽，其数六，其臭腐。

表5-1　五脏模型归类表

五脏	基本功能	表里关系	开窍	所主	其华所在	五情	五色	五声	五季	五气	五味	五化	五位	比类社会职能
肝	藏血主疏泄	胆	目	筋	爪	怒	青	呼	春	风	酸	生	东	将军之官
心	主神明主血脉	小肠	舌	脉	面	喜	赤	笑	夏	暑	苦	长	南	君主之官

五脏	基本功能	表里关系	开窍	所主	其华所在	五情	五色	五声	五季	五气	五味	五化	五位	比类社会职能
脾	统血主运化	胃	口	肌肉	唇	思	黄	歌	长夏	湿	甘	化	中	仓廪之官
肺	主气主治节	大肠	鼻	皮	毛	悲	白	哭	秋	燥	辛	收	西	相傅之官
肾	藏精主命门之火	膀胱	耳	骨	发	恐	黑	呻	冬	寒	咸	藏	北	作强之官

这种以五行整体划分内脏的方式，与《周易》以八卦划分世界的方式是完全一致的，其分类原则都是依据功能特性动态联系。将功能相同、行为方式相同、动态或静态属性相同、能相互感应的事物归为一类，体现了"天人相应""天人合一"的整体观念和全息思想。

以《黄帝内经》为代表的中医理论，没有按八卦理论将脏腑分为八类，而是采取五行学说，将人体分为五大系统，并与自然界的相关事物联系起来，对整个人体和相关自然事物进行五行归类，建立起以五脏为核心的人体整体功能动态模型。

五行是有别于阴阳的另一种自然哲学理论。八卦概念是阴阳的高层次（第三层次）划分，与阴阳属于同一种自然哲学理论。

中医藏象没有采用八卦阴阳归类，而采用五行归类，所以有人说阴阳与五行是两个系统，两者互不相干、格格不入，其实不然。从形成历史看，虽然阴阳说早于五行说，但五行分类与八卦分类几乎同时在春秋战国时期形成。战国后期出现的阴阳五行派，以邹衍为代表，开始将两者结合起来。西汉时期，此学说的发展到达顶峰。自此，阴阳（八卦）五行成为中国传统思维的主要方式。

笔者认为，五行即两对阴阳加中介：木与金为一对阴阳，火与水为一对阴阳，土为中介。如同太极图由阴阳鱼加 S 曲线构成。阴阳不只意味着二分、对立，更重要的是对立面的相互依赖、相互转化，阴阳这种深层关系中，"三"就是中介，阴阳当中隐含有中"土"。因此，阴阳（八卦）和五行就其思维理念而言是一致的。

五行是对阴阳学说的发展。五行学说的长处在于建立了五行之间的错综关系——五行相生、相克、相乘、相侮以及制化、胜复，表明事物与事物之间、事物内部之间互相制约、互相依存的关系。

五行相生相克维持了人体协调统一的正常关系，表现为生理现象；五行乘侮破坏了协调统一的正常关系，表现为病理现象。

值得一提的是，五行与阴阳（八卦）相同，具有功能性动态特征，因而不能单纯从物质上去认识，而应从其功能属性上去理解。

第三节 人体是一个小宇宙

在东方人看来，人体是一个缩小了的宇宙，宇宙是一个放大了的人体。这一点充分体现在中医的藏象模型上，藏象是一个包容宇（空间）宙（时间）的巨大系统，是一个时空合一的模型。

一、藏象方位——空间模型

《黄帝内经》确定了左肝右肺、心上肾下、脾居中央的五脏方位。

《素问·刺禁论》说："肝生于左，肺藏于右，心部于表，肾治于里，脾为之使，胃为之市。"因左肝右肺、心居最上位、脾居中央位，均与人体解剖学中这些脏器的实际位置不同，所以有人借此否定中医理论。中医解释"左肝右肺"的传统观点是左为阳，主升，右为阴，主降，而肝主升，肺主降，"左肝右肺"是对五脏生理功能的描述。

笔者认为，中医的这种传统解释是不全面的。固然左肝右肺取决于阴

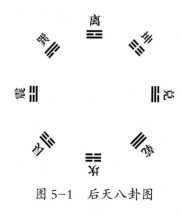

图 5-1 后天八卦图

阳五行的功能规定，注重的是功能的动态之象，但从深层次看，这种规定却是后天八卦河洛象数模式作用的产物（见图 5-1）。

在后天八卦①模式中，左为震卦，震属木，在东方，主阳气上升；右为兑卦，兑属金，在西方，主阳气下降；上为离卦，离属火，在南方，为阳气上升最高点；下为坎卦，坎属水，在北方，为阳气下降最低点。

在河图洛书模式中②，阳数从下向上左旋为 1→3→7→9 或 1→3→9→7，阴数从下而上左旋为 6→8→2→4 或 6→8→4→2。阳数是上升趋势，阴数呈下降趋势。在模式图的正左方与正右方，河图分别为三八木与四九金，洛书分别为三宫震木与七宫兑金（见图 5-2、图 5-3）。

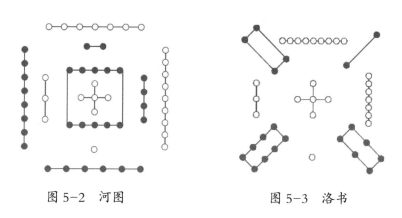

图 5-2　河图　　　　　　　　　图 5-3　洛书

左肝木主阳气升、阴气降，反映河洛模式正左方阳数 3 向 7 或 9 上升，阴数 8 向 2 或 4 下降；右肺金主阳气降、阴气升，反映河洛模式正右方阳数 9 或 7 向 1 下降，阴数 4 或 2 向 6 上升。从结构上看，左肝右肺、心上

---

① "后天八卦" 一词虽出现在北宋时期，但成书于战国时代的《周易·说卦传》已经有了这种方位排列次序。

② 虽然将十数图、九数图称为 "河图洛书" 在北宋之时，但 "河图洛书" 的名称至迟在春秋战国时已经出现，十数、九数的排列图式至迟在战国中晚期已经出现。

肾下的部位不是指五脏解剖学意义上的实际部位，而是指河洛八卦的方位，左肝之"左"为河洛八卦之"左"（东），右肺之"右"为河洛八卦之"右"（西），心上（而非"肺上"）为河洛八卦之"上"（南），肾下为河洛八卦之"下"（北）。

关于脾居中央，《素问·太阴阳明论》说："脾者土也，治中央，常以四时长四脏，各十八日寄治，不得独主于时也。脾脏者，常著胃土之精也，土者生万物而法天地。"以脾居中土，亦本于河洛八卦模式。河图中央"五"是四方生数（一、二、三、四）变为四方成数（六、七、八、九）的中介，生数加五即为成数。洛书配属八卦独"中五"无卦可配，即为中五之极。中五不占四方而统领四方，脾脏不独立于四时而统治于四时，与河洛"中五不占四方而统领四方"相符合。

可见《黄帝内经》所确立的中医五脏位置固然是从功能入手确立的，但这种功能又与特定的空间规定紧密相连，应该看到五脏方位即是河洛八卦中的方位。

五脏方位又与自然界的五方一一对应，见表5-2。

表5-2　五脏五方对应表

五脏	肝	心	脾	肺	肾
五方	东	南	中	西	北

在《灵枢·九宫八风》中，自然界被分为九个方位（中间方位不用，实为八方），即后天八卦、河图洛书八方九宫模型，然后将八脏与它相配，见表5-3。

表5-3　八脏八方八卦对应表

八脏	大肠	肝	胃	心	脾	肺	小肠	肾
八方	东北	东	东南	南	西南	西	西北	北
八卦	艮	震	巽	离	坤	兑	乾	坎

无论是五脏配五方还是八脏配八方，都是象数符号模型规范下的产物，这种方位规定体现了中国人象数思维的特征，在中医临床实践中又往往与

藏象生理功能相符合，于是就这么沿袭下来。所以，千万不要因为中医的五脏或八脏方位与人体解剖学的实际方位不符合，就轻易加以否定。

二、藏象主时——时间模型

时间与空间的统一，是东方宇（空间）宙（时间）学、生命学的基本观念。中医藏象即是一个时空合一的模型。而在中国古人看来，时间比空间更为重要。

《黄帝内经》早就有"四时五脏阴阳"的说法（《素问·经脉别论》），五脏功能系统与自然界四时的阴阳消长变化相通、相应，这是《黄帝内经》的基本观点，《素问》和《灵枢》中都有大量篇章论述了这一观点。

四时自然规律与人体藏象生命规律相应、相通的基本法则为：按照阴阳五行的基本框架（符号模型）构成天人、内外的统一体。不仅人的内部（局部和整体），而且人与外部（整个大自然）都是按照这一基本法则统一、整合起来的。

自然界以四时（五时）阴阳为核心，涵盖了五方、五气、五味等自然因素以及它们之间的类属、调控关系；人体以五脏阴阳为核心，涵盖了五体、五官、五脉、五志、五病等形体、生理、病理因素以及它们之间的类属、调控关系。自然界的四时阴阳与人体的五脏阴阳相互收受、通应，共同遵循阴阳五行对待协调、生克制化的法则。

据统计，《黄帝内经》一百六十二篇中系统讲四时十二个月与内脏相关的就有二十篇左右。王玉川先生的《运气探秘》将其归纳为五类。

四时四脏论。将春、夏、秋、冬四时与肝、心、肺、肾相对应。春、夏、秋、冬四时又与少阳、太阳、少阴、太阴或木、火、金、水相配，实际上少阳、太阳、少阴、太阴与木、火、金、水只不过是春、夏、秋、冬的符号代称而已（《素问·四气调神大论》《素问·水热穴论》）。

四时五脏论。四时与五脏相配相差一个数，关于五脏中的脾脏如何与四时相配，《黄帝内经》提出了三个方案：一是脾不主时，即脾脏在四时中没有独立位置（《素问·玉机真脏论》《素问·刺禁论》）；二是脾主四季之末，即脾脏主四时中最后一个月（四季月）中的十八日，合计七十二日

（《素问·刺要论》《素问·太阴阳明论》）；三是脾为至阴，既不说脾不主时，又不说脾主何时，只说"脾为至阴"（《素问·六节藏象论》《素问·咳论》《素问·痹论》）。

五时五脏论。将一年四时重新划为五个阶段，恰好与五脏相配。五时就是在四时基础上多划出一个"长夏"。肝、心，肺、肾仍配春、夏、秋、冬，脾则配"长夏"。长夏在《黄帝内经》中有两种说法：一是指夏三月的最后一个月即农历的六月；二是将一年三百六十日平均分为五时（季），每时（季）为七十二日，其中第三个七十二日即为长夏。《黄帝内经》大部分篇章都主张前一种说法，如《素问》中的《金匮真言论》《阴阳应象大论》《平人气象论》《藏气法时论》《风论》，《灵枢》中的《本神》《顺气一日分为四时》等，只有《素问·阴阳类论》主张后一种说法。

六时六脏论。将一年十二个月平均划分为六个阶段（即正月、二月为第一阶段，三月、四月为第二阶段，依此类推），然后依次与肝、脾、头、肺、心、肾相配（《素问·诊要经终论》）。

八风八脏论。将一年二十四节气中的"四立""二至""二分"等八个节气的主导风向（八节风）与脏腑相配，即从立春开始东北季风盛行，与大肠相应；春分开始东风盛行，与肝相应；立夏开始东南季风盛行，与胃相应；夏至开始南风盛行，与心相应；立秋开始西南季风盛行，与脾相应；秋分开始西风盛行，与肺相应；立冬开始西北季风盛行，与小肠相应；冬至开始北风盛行，与肾相应。若使风向与节气相反，则为虚邪贼风，人一旦感受到邪风，相应的脏器就会得病（《灵枢·九宫八风》）。

《黄帝内经》将五脏与时间的相配的理论经历了一个漫长的发展过程，在临床中不断修正。虽然有不同的配应方法，但占主导地位的却是五脏配五时的方法，《黄帝内经》大部分篇章可以证明。

三、藏象时空模型

中国的象数符号模型是一个宇宙模型、时空模型。古人不仅将宇宙视为天地万物的总称，而且视为时间和空间的总和。

《庄子·庚桑楚》说："有实而无乎处者，宇也。有长而无本剽者，宙也。"有实在而不限于处所、方位的，就是"宇"，就是空间；有绵延长度而无本始、终末的，就是"宙"，就是"时间"。

《尸子》说："上下四方曰宇，往古来今曰宙。"

《淮南子·齐俗训》说："往古来今谓之宙，四方上下谓之宇。"

可见，"宇"是空间，"宙"是时间。空间和时间不仅是宇宙自然的基本要素，而且是人体藏象的基本要素。

从《黄帝内经》开始，中医用描述宇宙时空的象数符号模型来构建人体的生理、病理模型。

《灵枢·九宫八风》直接将洛书八卦与脏腑配合，以九宫八卦占盘作为观察天象、地象及人体、医学的工具，将八卦八方虚风与病变部位有机对应，以文王八卦作为代数符号表示方位（空间），并显示季节物候（时间）的变化特征，创造出天人相应、时空统一的世界模式。唐初杨上善的《黄帝内经太素》载有"九宫八风图"（见图5-4）。

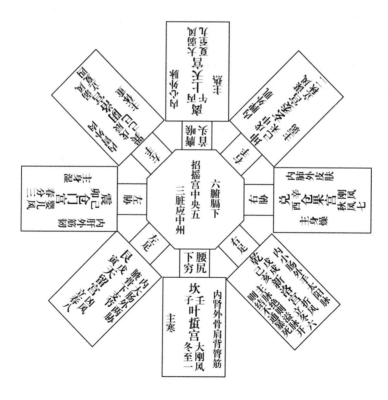

图 5-4　九宫八风图

《灵枢》中脏腑与九宫八卦的配属关系为：心配离卦，居九宫；肾配坎卦，居一宫；肝配震卦，居三宫；肺配兑卦，居七宫；脾配坤卦，居二宫；小肠配乾卦，居六宫；胃配巽卦，居四宫；大肠配艮卦，居八宫。后世基本依此配属。

元代王好古的《此事难知》对此做了少许改动。心、肾、肝、肺的配属与《灵枢》相同，其他则不同，大肠配乾卦，小肠配艮卦，胆配巽卦，胃配坤卦。

明代傅仁宇的《审视瑶函》以卦象配属脏腑：离配心、小肠，坎配肾、膀胱，震配肝、胆，兑配肾、下焦，巽配肝、中焦，乾配肺、大肠，坤配脾、胃。

清代冯道立的《周易三极图贯》以乾、坤分别配督脉、任脉，离配心、小肠，坎配肾、膀胱，震配肝、胆，兑配肺、大肠，巽配心包络、三焦。

清代何梦瑶在《医碥》中讨论了五脏与五行八卦的关系，在《五脏配五行八卦》一节中将心火配属离卦，肾水配属坎卦，肝木配属震卦、巽卦，肺金配属兑卦、乾卦，脾土配属坤卦、艮卦。

可见，历代各家配属虽有不同，但四正卦即坎、离、震、兑的配属基本相同。脏腑与九宫八卦相配，构成了人体与时空感应的模型，反映了人体生命的时空属性。

《黄帝内经》不仅将脏腑配属八卦，而且配属易数。如《素问·金匮真言论》将肝、心、脾、肺、肾五脏分别配以八、七、五、九、六，即采用河图成数、五行成数的方式。

《素问·五常政大论》除"五运平气之纪所应"之数为河图生成数外，还将五脏病变与洛书的九宫数相联系，如"委和之纪""邪伤肝也""眚于三"（震宫木数）；"伏明之纪""邪伤心也""眚于九"（离宫火数）；"卑监之纪""邪伤脾也""其眚四维"（中宫上通四方）；"从革之纪""邪伤肺也""眚于七"（兑宫金数）；"涸流之纪""邪伤肾也""眚于一"（坎宫水数）。这些都是《黄帝内经》直接运用易学象数的例证。

当然《黄帝内经》运用最广泛的象数符号模型仍是阴阳五行模型，按照这个模型，藏象被分为五脏，时空及自然万物也按五行分为五类，然后一一对应。

程士德先生主编的《内经教参》（1987 年人民卫生出版社出版）一书中有一张"四时五脏阴阳系统示意图"（见图 5-5）。这张图以五脏为核心，将人体生理组织、形体与宇宙的时间、方位、气候等一一对应起来，构成了"四时五脏阴阳"的系统层次结构，反映了天人相应、时空统一的整体观念。

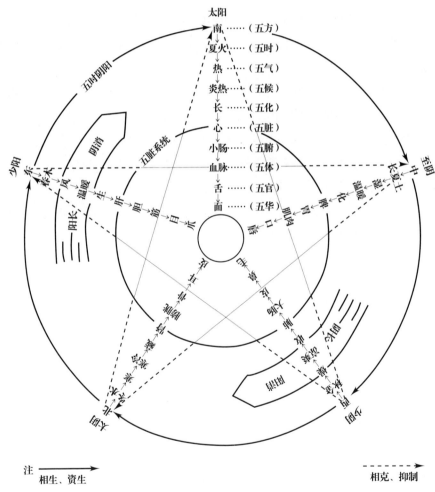

图 5-5　四时五脏阴阳系统示意图

第四节　藏象何处是"太极"

"太极"是《周易》用来说明世界本原、生命本原的概念。

《黄帝内经》中并没有使用"太极"一词，在有关藏象的论述中，只提到"心为君主之官""目为命门"。"君主"意为生命的主导，"命门"意为生命的门户和关键。《黄帝内经》只以君主、命门说明心与目的主导作用和重要性，还没有直接点明心、目或其他藏象是生命的太极。

直接提出生命"太极"学说是后世道家、医家的事，主要观点有"心太极说""脾胃太极说""命门太极说"。

一、心为太极

《黄帝内经》虽然没有明确提出"心为太极"，但却十分强调心的作用，把心称为君主之官，看成生命的本源。《素问·六节藏象论》说："心者，生之本，神之变也。"《灵枢·邪客》说："心者，五脏六腑之大主也，精神之所舍也。"认为心是五脏中最重要的一脏。

明代张介宾以伏羲六十四卦圆图解说人体，乾卦居南、坤卦居北，象征上首下腹；离卦居东、坎卦居西，象征左右耳目。太极独自运转在阴阳之中，象征心为一身的主宰。

韩国"四象医学"按照"太极生两仪，两仪生四象"学说，将心视为太极，心与身为两仪，肝、脾、肺、肾为四象。心太极只进入两仪范畴，而未进入四象范畴，也就是说心太极在肝、脾、肺、肾四象之上，是统领四脏的主宰。

二、脾胃为太极

中医有一派认为五脏之中脾胃为太极。其实《黄帝内经》已有"胃气为本"的观点，如《素问·平人气象论》的"胃气为本"，《素问·玉机真脏论》的"五脏者，皆禀气于胃。胃者五脏之本也"。

东汉《周易参同契》以脾为祖，为太极；以肝、肺为父、母，为两仪；以肝、肺、心、肾为父、母、子、女，即四象。

金元四大家之一的李东垣提出"脾胃为元气之本"的观点。元气是人体生存和健康的根本，既是维持人体生命活动的物质，又是脏腑功能活动的体现和产物。元气的虚实决定于脾胃的盛衰，元气"乃先身生之精气也，非胃气不能滋之"（《脾胃论》）。元气、谷气、营气、卫气与胃气不过是异名而同类罢了。脾胃虚则元气虚，脾胃盛则元气盛。

李东垣还以《周易》阳升阴降的原理来说明脾升胃降，认为脾升胃降是精气运动的枢纽，他在《脾胃论·阴阳升降论》中说："《易》曰：两仪生四象，乃天地气交，八卦是也。在人则清浊之气皆从脾胃出。荣气荣养于身，乃水谷之气味化之也。清阳为天，清中清者，清肺以助天真，清阳出上窍；清中浊者，荣华腠理，清阳发腠理，清阳实四肢。浊阴为地，浊中清者，荣养于神，浊阴出下窍；浊中浊者，坚强骨髓，浊阴走五脏，浊阴归六腑。"说明营气分为清中清、清中浊、浊中清、浊中浊四象，并以脾胃为枢纽，脾胃能够升清降浊、升阳降阴，使营气升降运行于全身，起到营养周身的作用。

受宋代邵雍先天、后天易学的影响，李东垣提出了肾为先天之本、脾为后天之本的观点。"后天"代表人降生后的生理规律，在实际运用中有重要意义。自古医家多从脾胃入手治疗疾病，实际上是对"脾为后天之本"原理的运用。

清代邵同珍《医易一理》将五脏形体与先天八卦方位图相配，以脾为太极，生出肺与肝两仪，然后生肺、心、肾、肝四象，再生出肺、左手、心、左足、右手、肾、右足、肝八卦（见图5-6）。

坤	艮	坎	巽	震	离	兑	乾
肝	右足	肾	右手	左足	心	左手	肺
大阴 肝		少阳 肾		少阴 心		太阳 肺	
阴 肝				阳 肺			
脾							

图 5-6　太极两仪四象八卦配五脏形体图

芬余氏《医源》也以脾为太极，他在《人身一太极说》一节中说："以五行言，心肝为木火之一源，肺肾为金水之同宫，中宫脾土为之维持调护。"认为中宫脾太极生出心肝一源与肺肾一源，即为两仪；再分为心、肝、肺、肾，即为四象。《脾阳合中五说》中认为太极脾土为"后天之根本，而金木水火之枢机也。洛书一图，中五称为皇极焉。盖天地太和之气，而万物之所以生长收藏者也。在人身则为脾，内而脏腑，外而肢体百骸之所资养，而气血之所从生也"，阐述了脾为太极的作用。

脾脏为太极，与此相配应的胃腑亦为太极。《黄帝内经》虽没有明确提到胃为太极，但多次谈到胃气的重要性，认为胃气是生命之本，是主宰人体所需要的营养物质，可以滋养人体五脏六腑、四肢百骸，胃气充于周身，为生命之源。

清代著名医家黄元御明确提出，脾胃之气为祖气、中气，是人体的太极之气。他说："祖气者，人身之太极也……祖气之内，含抱阴阳。阴阳之间，是谓中气。中者，土也，土分戊己，中气左旋，则为己土，中气右转，则为戊土。戊土为胃，己土为脾。"（《四圣心源·天人解》）

脾胃之气为太极，不仅是生命的根源，能生成其他脏腑，而且还是阳升阴降的枢纽。

三、命门为太极

"命门"一词，首见于《灵枢·根结》。将命门视为太极，则是《黄帝内经》以后医家的发挥，对于命门的具体所指，各家分歧很大。

目为命门与脑为命门

《灵枢》的命题是："命门者，目也。"后人以此认为命门为睛明穴，是太阳经气聚结之处。

今有人认为，目为命门者，实指脑髓为命门。命根在脑，而显象于目。脑髓为体，目为用。

虽然这种观点并不为多数人所认同，但以脑为命门的观点还是应当引起重视的。其实道教的一些典籍对此已做了阐述。《太上黄庭内景玉经》第一章有"幽室内明照阳门"句，这里的"幽室"指脑，"阳门"指阳宫命门，意为脑为命门，是人身的命根。第七章有"泥丸百节皆有神""一面之神宗泥丸""泥丸九真皆有房"等句，"泥丸"指脑，脑为精根，为诸神之宗，能主宰面部五官之神，又是百神总会，能主宰上中下、首面、脏腑、百骸诸神，因此为生命的"太极"。

近年有报道，对气功及特异功能者进行观测，发现一些气功师在气功状态下大脑呈现太极图，其 s 波的振荡率明显比一般人高，阴阳鱼的颜色分别呈紫红（或红）色和红（或粉红）色，并有清晰的动态图示。这种报道尚待进一步证实。

右肾为命门与两肾为命门

右肾为命门是《难经》的观点。《难经·三十六难》认为："其左者为肾，右者为命门。命门者，诸神精之所舍，原气之所系也。"肾与命门虽在部位上有左右之分，但在功能上基本相同。在八卦方位（后天）模式中，乾居西北，坎居正北。肾有两个，配左右。肾配坎，命门配乾，乾在坎的右边，命门则为右肾。《入药镜》引《云房丹诀》说："铅铅水乡灵源，庚辛室位属乾，尝居坎户，隐在兑边，生天生地生人生万物，皆不外此先天之铅。"说明命门离不开乾阳之象，乾阳藏于肾精之中，乾阳（命门）使本无活力的坎水（肾）有了生命力。

元代滑寿的《难经本义》说："言左为肾，右为命门，而又云其气与肾通，是肾之两者，其实则一尔。"明代虞抟进一步提出"两肾总号命门"，认为命门是"真元之根本，性命之所关"，两肾为命门、为太极。

肾间命门与动气命门

明代赵献可首创"肾间命门"说，其理论基础是"造化之枢纽，品汇之根柢"的太极学说，认为："而人身太极之妙，显然可见。""命门在人身之中，对脐附脊骨，自上数下，则为十四椎，自下数上，则为七椎。""此处两肾所寄，左边一肾属阴水，右边一肾属阳水，各开一寸五分，中间是命门所居之宫，即太极图中之白圈也。其右旁一小白窍，即相火也。其左旁之小黑窍，即天一之真水也。"他认为，命门居于左肾阴水真水穴与右肾阳水相火穴间，此即为人身之太极图。

明代张介宾亦主张"命门居两肾之中，即人身之太极"（《类经附翼》）。命门主生殖，肾亦主生殖，命门不离乎肾。"命门一者，坎中之奇也，一以统两，两以包一，是命门总乎两肾，两肾皆属于命门"，命门为肾之主，其位置当与胞宫、精室有关。

清代喻嘉言以洛书立论，他在《寓意草》中说："所谓两肾中间一点明，正北方水中之真火，而为藏精宅神之本。其体虽分左右，而用实在中，故心肾交媾之所，各该三寸六分，设从两肾歧行而上，其去中黄，不太远乎。""两肾之用在中，此不过其空位耳。"强调两肾在左右，命门位中间。肾在正北九宫，而分隶东北、西北，虚其中位——命门，以此为用，进一步阐发了肾间命门学说。

明代孙一奎则提出肾间动气说，他在《医旨绪余·命门图说》中说："命门乃两肾中间之动气，非水非火，乃造化之枢纽，阴阳之根蒂，即先天之太极，五行由此而生，脏腑以继而成。"以太极之体用论述命门具有太极作用。不以乾卦为象，而以坎卦立论。他还在该书的《右肾水火辩》中说：

"坎中之阳，即两肾中间动气，五脏六腑之本，十二经脉之根，谓之阳则可，谓之火则不可，故谓坎中之阳，亦非火也。"坎为乾坤交合而成，坎为命门，为两肾中间动气，即坎中之阳。

包络命门

金元四大家之一的李东垣在《兰室秘藏》中提出了心包络为命门的观点："夫胞者，一名赤宫，一名丹田，一名命门。""心系者，包络命门之脉也。"认为心包络命门与少阳三焦相表里，皆主相火，可代心君行事，虽位置不在肾或肾间，但功用与此相同。心包络"非水亦非火，此天地之异名也"，包含天地阴阳两仪在内，合为太极，太极为生化之本源，能生化繁育。

李东垣的心包相火命门说，对孙一奎、赵献可、张介宾等影响很大。

第六章

经络——生命

的圆形通道

生命是一棵树。

树有树干、树枝、树叶。干、枝、叶靠什么维持绿色的生命？靠什么传递彼此的信息？靠的是一种无时不有、无处不在但却看不见、摸不着的东西。这种东西，中国人把它称为"气"。

气是流动的，流动就要有路线，就要有通道。经脉或经络就是气流动的路线和通道。气无处不可"行走"，既可以通过无形的通道行走，又可以假借有形的通道行走，好比树上那些有形的纹路。因此，经脉既是无形的，又可显现为有形的。

生命之树，由经脉连接着树干、树枝、树叶，由经脉传递着干、枝、叶的信息。干、枝、叶上看得见的纹路与看不见的纹路，都是经脉，经脉纵横交错，环环相连……

气、经脉不会因为少了一片叶子、一根树枝、一段树干就不存在。气具有全息性，经脉具有全息性。树干、树枝、树叶都具有全息性。

树干、树枝、树叶不但彼此蕴藏、沟通着各自的气的信息，而且每一个局部都蕴藏着整棵大树的气的信息。

一片叶子就好比一棵大树，叶子中间的粗纹路好比树干，粗纹路四周的细纹路就好比树枝……这片叶子凋谢了，其他叶子也都蕴藏着这棵树全部的气、全部的信息。而且即使所有的叶子都凋谢了，树枝、树干上仍然聚集着整棵树的气和信息，所以这棵树的气照旧流动，经脉照旧畅通，所以这棵树照旧具有生命力。经过一定周期，感应春天的气息，在尚存的树干、树枝气的作用下，凋谢的叶子、折断的树枝会重新萌芽、发绿、生长。因此，我们不得不赞叹：生命之树常绿！我们更赞叹：神奇的生命之气！神奇的经脉、经络！

人就是一棵生命树，也是因为有气，有经脉、经络，才有了生命。气遍布于全身，经络纵横交错地分布于躯干、四肢及每一个全息元。每一个独立全息元如手掌、足底、头部、面部，都反映着全身的信息。

经络通畅，人就健康，生命力就旺盛；经络不通畅，人就会生病，就会衰亡。而要恢复健康、恢复活力，只需打通经络，让正气得以畅通。经络是中国人的天才发现，有人称它为中国第五大发明，倒也有些道理。

经络是神奇的，神奇的东西必然激发人们的研究欲望。从20世纪中叶开始，国外就有学者采用现代手段，对经络的循经感传现象进行观察和检测。半个世纪以来，对经络的客观性研究、实质研究一直没有中断过。

甚至有人迷恋终生，有人为之自杀身亡……

进入 20 世纪 90 年代，当时的国家科委将经络研究项目列入"八五""九五"攀登计划，投入大量人力、物力、财力进行集体攻关，试图一举攻克这一世界难题。

现代经络研究采用声、光、电、热、磁等手段，提出了各种各样的假说……

然而需要理性反思的是，这么多假说，是否真正揭开了经络的奥秘？国家经络研究项目到底取得了多大进展？

还是让我们回到古代，看一看经络是怎样形成的。因为只有搞清楚经络的形成过程，才有资格做下一步关于经络本质的研究工作。

第一节　从十一脉到十二脉

据《黄帝内经》记载，人体有经脉和络脉之分，经脉有十二经脉、奇经八脉，络脉包括十五别络和不计其数的孙络、浮络，此外还有十二经别、十二经筋、十二皮部等。人体就好比一个纵横交错的经络网。

十二经脉是经络系统的主体。"夫十二经脉者，内属于腑脏，外络于肢节"（《灵枢·海论》），"经脉者，所以能决死生，处百病，调虚实，不可不通"（《灵枢·经脉》）。十二经脉对于维持人体生命活动、治疗各种疾病、调整机体虚实，具有极为重要的意义。它好比经络网络的"纲"，把络脉、经别、经筋等"目"串联起来。

三阴三阳的名称在《素问·热论》中已提到，十二经脉在《灵枢·经脉》中已有详细记载。那么《黄帝内经》以前的情况又是怎样的呢？以往一直没有更早的文献资料可以考察，直到 1973 年湖南长沙马王堆汉墓的发掘，才发现了两种十分宝贵的经脉帛书。

一、出土简帛发现不是十二经脉

马王堆汉墓的确是个奇迹，刚挖掘出来时，墓里的那位"老太太"躺了两千多年而完好不腐，同时陪葬的大量珍宝、器物和帛书、竹简也还保存较好。其中三号墓埋藏着多种医书，这批医书分别书写在大小不同的 5 张帛和200 根竹木简上，总字数 3 万左右，虽有不同程度的残缺损坏，其中仍有 2.3 万多字可以辨识。根据医书的内容可整理为 14 种，其中帛书中有两种是专论经络的，它们就是《足臂十一脉灸经》《阴阳十一脉灸经》（甲本、乙本）。

这两种比《灵枢·经脉》要早的灸经所记载的经脉还只有十一条，而不是十二条；从名称上看，还没有采用完整的三阴三阳命名；次序上不仅彼此不同，而且与《灵枢·经脉》的描述也不同。三者名称、次序的比较见表 6-1。

表 6-1　十一脉与十二脉比较表

《足臂十一脉灸经》	《阴阳十一脉灸经》	《灵枢·经脉》
1. 足泰（太）阳脉	1. 巨阳脉	7. 膀胱足太阳之脉
2. 足少阳脉	2. 少阳脉	11. 胆足少阳之脉
3. 足阳明脉	3. 阳明脉	3. 胃足阳明之脉
4. 足少阴脉	9. 少阴脉	8. 肾足少阴之脉
5. 足泰（太）阴脉	7. 太阴脉	4. 脾足太阴之脉
6. 足厥阴脉	8. 厥阴脉	12. 肝足厥阴之脉
7. 臂泰（太）阴脉	10. 臂巨阴脉	1. 肺手太阴之脉
8. 臂少阴脉	11. 臂少阴脉	5. 心手少阴之脉
9. 臂泰（太）阳脉	4. 肩脉	6. 小肠手太阳之脉
10. 臂少阳脉	5. 耳脉	10. 三焦手少阳之脉
11. 臂阳明脉	6. 齿脉	2. 大肠手阳明之脉
		9. 心主手厥阴心包络之脉

注：名称前的数字为排列次序

在名称上，《足臂十一脉灸经》已有足、臂的冠词，且足三阴三阳已齐备，臂三阴三阳缺厥阴脉；《阴阳十一脉灸经》足三阴三阳齐备，但没有足的冠词，手三阴缺厥阴脉，手三阳没有用三阳名称而用了"肩脉""耳脉""齿脉"的名称。两者在十一脉名称前均没有配上脏腑名。在排列次序上，《足臂十一脉灸经》是足脉在前、臂脉在后，《阴阳十一脉灸经》是阳脉在前、阴脉在后，《灵枢·经脉》是手足阴阳交替。

除了马王堆帛书的这两种灸经外，还有张家山简书《脉书》以及《黄帝内经》另外一些篇章所记载的经脉数都为十一条，即五条阴脉和六条阳脉。

马王堆帛书的这两种灸经与《灵枢·经脉》最大的不同是，后者比前者多出一条手厥阴心包经，从汉墓帛书成书到《灵枢·经脉》成书，这短短的时间里是不是真的发现了这条手厥阴脉呢？笔者认为不然。实际上《阴阳十一脉灸经》中的臂少阴脉基本上就是《灵枢》中的手厥阴脉。《灵枢》之所以区分出手厥阴脉并对手三阴脉进行完整的命名，完全是从功能角度出发，是《周易》阴阳对称的象数符号模型作用的结果。

二、十一经脉与天六地五

为什么是十一经脉？有人认为它是经脉学说尚未完善的结果，其实它是受到阴阳象数思维模式和天人合一观念的影响。

春秋以来建立了"天六地五"的神秘数字思维模型。据《左传·昭公元年》记载，秦国的医和给晋侯诊病时，以"天六地五"分析其病因："天有六气，降生五味，发为五色，徵为五声。"《国语·周语》则概括为："天六地五，数之常也。"《汉书·律历志》进一步论述："天六地五，数之常也。天有六气，降生五味。夫五六者，天地之中合，而民所受以生也。故日有六甲，辰有五子，十一而天地之道毕，言终而复始。"为什么是"天六地五"（阴奇阳偶）？这似乎很奇怪，因为与《周易》记载的"天五地六"（阳奇阴偶）相矛盾，其实这只是因为观察事物的角度不同。"天五地六"是就数字的阴阳属性而言，"天六地五"是就当时的历法而言，是从天干地支而来。早在殷商时期就用天干地支来纪日，后又用于纪月、纪年。天干有十，地支有十二，干支相配为六十，构成六十的循环周期，其中天干只能循环六次，地支只能循环五次，因此就得出"天六地五"之数。

"天六地五"的数字观念逐渐积淀为人们的一种心智模式、一种文化信仰，于是人们在建立知识系统时，就会有意或无意地遵循这种数字模式。中医学在建构医学知识系统时，也会遵循这一数字模式，因此人体的经脉也就成了六条阳脉、五条阴脉。又如经脉本腧穴的数目，阴经各有五穴（五输穴）——井、荥、俞、经、合，而阳经则有六穴，即五输穴上加一"原"穴。正如《灵枢·九针十二原》所说："五脏五腧，五五二十五腧；六腑六腧，六六三十六腧。"

此外人体的脏腑也受天六地五（阴五阳六）的影响，构成五脏六腑系统。《灵枢·经别》说："余闻人之合于天道也，内有五脏，以应五音、五色、五时、五味、五位也；外有六腑，以应六律，六律建阴阳诸经而合之十二月、十二辰、十二节、十二经水、十二时、十二经脉者，此五脏六腑之所以应天道。"《难经集注》说："其言五脏六腑者，谓五脏应地之五行，其六腑应天之六气，其言天之六气，谓三焦为相火，属手少阳，故言腑独有六也。"《白虎通·五行》也说："人有五脏六腑何法？法五行六合也。"由此可见，无论是十一经脉还是十一脏腑，都是天人合一、人副天数观念的反映。

三、十二经脉的来源

由于十一脉不是一种阴阳对称模型，在框架结构中是不平衡的，不符合易学象数阴阳平衡的思维方式，因此需要增加一条经脉。按照《周易》卦爻结构模型，每一卦都由六爻组成。六十四卦以六为节，每卦六爻。其中乾卦为六阳爻☰，坤卦为六阴爻☷。六爻自下而上，代表由低至高、阳阳迭用的逐级递进过程，上位为过程的终点，当运动至此则折返向下，再从初始位置开始一个新的演变过程。如此循环往复，以至于无穷。除乾、坤卦外，其余六十二卦的阴、阳爻或相重、或相错，表示宇宙间万事万物变易的复杂关系。

十二经脉分阴阳两类，阴经、阳经各分为三。从形式上看，六经与六爻不仅数量相合，而且结构相似。阴阳六经各分为三条，与六爻分三阴位、三阳位，六经三阴三阳的排列次序及由表及里、由浅入深的层次意义，与六爻三阴位、三阳位的次序及由低到高、由弱至强的演进意义，有着极强的相似性。六经流注与六爻的排列均表现为由外及里、由少到多的规律，呈现循环往复的周期性特征。六经很可能受到六爻的启发，至少是阴阳对称思维的产物。

再看一下《黄帝内经》增加的手厥阴心包经，当时人们从形态学上，实际上只能辨认出心、肝、脾、肺、肾和小肠、胆、胃、大肠、膀胱五脏五腑，心包经则很可能是为满足"六"的需要而得来。从形态上看，心包与心实为一而二、二而一的关系。考察马王堆的两本帛书，手少阴心经中实际上包含有手厥阴心包经的基本走向，之所以将心包经从心经中分离并完善其走向，并不是短短几十年就从形态学上发现了一条新的经脉，而是从阴阳对称的思维观念出发，从临床功能出发，增加了一条经脉。十二经脉反映了《周易》阴阳平衡—对立统一的整体动态思想，从而填补了中医理论思维的空缺，纠正了阴阳不平衡的偏差。

《黄帝内经》以天象十二月、地象十二经水为依据，以水流与日月运行来推论十二经脉，说明十二这个数符合日月、阴阳大道。

> 经脉十二者，以应十二月；十二月者，分为四时。四时者，春夏秋冬，其气各异……（《灵枢·五乱》）
>
> 地有十二经水，人有十二经脉。（《灵枢·邪客》）
>
> 气之不得无行也，如水之流，如日月之行不休，故阴脉荣其脏，阳脉荣其腑，如环之无端，莫知其纪，终而复始。（《灵枢·脉度》）

《黄帝内经》还将十二经络与十二地支、十二月时相配合。《灵枢·阴阳系日月》认为："寅者，正月之生阳也，主左足之少阳；未者，六月，主右足之少阳；卯者二月，主左足之太阳；午者，五月，主右足之太阳；辰者，三月，主左足之阳明；巳者，四月，主右足之阳明……申者，七月之生阴也，主右足之少阴；丑者，十二月，主左足之少阴；酉者，八月，主右足之太阴；子者，十一月，主左足之太阴；戌者，九月，主右足之厥阴；亥者，十月，主左足之厥阴。"《素问·阴阳别论》说："人有四经十二从……四经应四时，十二从应十二月，十二月应十二脉。"《灵枢·五乱》也说："经脉十二者，以应十二月。"《淮南子·天文训》说："天有四时，以制十二月。人亦有四肢，以使十二节。"由此可见，经脉之数定为十二，同样受到天人合一思维观念的影响。

"十二"数也是天地之数，如一年有十二月、一日有十二辰，地支有十二子，占卜有十二神，乐律有十二律，冕服纹饰分十二章纹。据《周礼·春官宗伯》记载："冯相氏，掌十有二岁、十有二月、十有二辰、十日、二十有八星之位，辩其叙事，以会天位。"岁、月、辰虽运行不一，但同为十二之数，可见十二与古代天文历法有密切关系。《左传·哀公七年》说："周之王也，制礼上物，不过十二，以为天之大数也。"张政烺先生认为"十二是天之大数，首先是从十二月来的"。《礼记·礼运》说："五行之动，迭相竭也。五行、四时、十二月，还相为本也。五声、六律、十二管，还相为宫也。五味、六和、十二食，还相为质也。五色、六章、十二衣，还相为质也。"这里月、管、食、衣，皆以十二为数。

由此可见，十二经脉的确立，明显受到了天人之数模型的影响，当十一经脉不足十二之数时，则加上手厥阴脉凑成十二脉，督脉、任脉、冲脉、带脉超出了十二之数则另立为"奇经八脉"。

为说明十二脉的数字奥妙，后世医家将十二脉与十二爻相配。唐初杨上善解释《素问·阴阳别论》说："四经，谓四时经脉也。十二顺（从），谓六阴爻、六阳爻相顺者也。肝、心、肺、肾四脉应四时之气，十二爻应十二月。"《黄帝内经太素·阴阳杂说》将十二经脉与"爻辰"相对应，源于东汉郑玄"爻辰"说，即将十二爻与十二月相配合，乾卦初九子十一月，九二寅一月，九三辰三月，九四午五月，九五申七月，上九戌九月；坤卦初六未六月，六二酉八月，六三亥十月，六四丑十二月，六五卯二月，上六巳四月。据杨上善的说法，则左少阳寅正月配乾九二，左太阳卯二月配坤六五，其余可依此类推（见图6-1）。

近年来有人指出《素问·阴阳离合论》有关三阴三阳方位的论述与河洛生数交变化生三阴三阳的方位契合。虽然这种数字推算还值得商榷，但

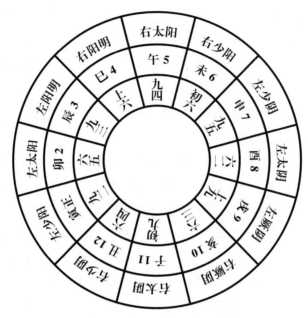

图 6-1　经络爻辰相配图

关于六经受河洛八卦模式启迪的基本观点还是可取的。从《阴阳十一脉灸经》中可以看出，三阴三阳齐备的是足六经，以阴阳命名的还有臂巨阴、臂少阴二脉，这恐怕与洛书后天八卦模型有关。六脉配八方，缺正南和正西，正南为离心，正西为兑肺，故补上手少阴心脉与手太阴肺脉。《黄帝内经》十二经脉与河洛八卦四方之数（河图四生数）两相交会的六种组合情况有关，尤其与乾坤六爻模式有关。

　　从发生学角度考察经络的形成和演变的过程，对于我们今天研究经络的实质具有重要的意义。如果不顾及经脉形成的文化哲学背景，不考虑经脉天人相符的象数思维方式，只是一味地去寻找经脉的物质形态，一味地对经络开展科学实验研究，那无疑是陷入了误区，到头来可能会无功而返。

四、十二经脉的命名

　　十二经脉的理论基础是三阴三阳学说，《黄帝内经》以三阴三阳学说建构经脉"阴阳相贯，如环无端"的循环理论，因此我们可以从三阴三阳上找到十二经脉命名的依据和线索。

很多人认为《周易》只有一阴一阳（两仪）、二阴二阳（四象）、四阴四阳（八卦），没有三阴三阳，其实是不确切的。八卦由三爻构成，六十四卦由六爻构成，其实就反映了三阴三阳思想，只是没有对三阴三阳进行完整的命名。马王堆医书和《黄帝内经》提出了三阴三阳的完整命名，三阴是厥阴、少阴、太阴，三阳是少阳、阳明、太阳。十二经脉是三阴三阳各与手、足相配。

首先，根据五脏的位置推导出脏腑经脉属于手还是属于足。从五脏所处位置可以推知五脏有阴阳之分，心、心包络、肺属于阳，肝、脾、肾属于阴。由于"腰以上者为阳，腰以下者为阴"（《灵枢·阴阳系日月》），手在腰以上为阳，足在腰以下为阴，因此心、心包络、肺与手相配，肝、脾、肾与足相配。再看六腑，六腑与五脏相为表里，"肺合大肠……心合小肠……肝合胆……脾合胃……肾合膀胱"（《灵枢·本输》）相表里的脏腑其阴阳五行属性也相同，因此，与心、心包络、肺相为表里的小肠、三焦、大肠皆属于阳；而与肝、脾、肾相为表里的胆、胃、膀胱皆属于阴，于是小肠、三焦、大肠与手相配，胆、胃、膀胱与足相配。然后，根据自然界的三阴三阳，推导出人体脏腑经脉的三阴三阳。《黄帝内经》运气七篇大论指出了年支、六气、三阴三阳、五行的关系，巳亥之年厥阴风木，子午之年少阴君火，丑未之年太阴湿土，寅申之年少阳相火，卯酉之年阳明燥金，辰戌之年太阳寒水。根据脏腑阴阳配属法则，推导出三脏三腑，即阴木为肝，推导出足厥阴肝经；君火为心，推导出手少阴心经；阴土为脾，推导出足太阴脾经；相火为三焦，推导出手少阳三焦经；阳金为大肠，推导出手阳明大肠经；阳水为膀胱，推导出足太阳膀胱经。根据脏腑表里配属法则，可推导出厥阴肝对应的就是少阳胆，少阴心对应的就是太阳小肠，太阴脾对应的就是阳明胃，少阳三焦对应的就是厥阴心包，阳明大肠对应的就是太阴肺，太阳膀胱对应的就是少阴肾，即足少阳胆经，手太阳小肠经，足阳明胃经，手厥阴心包经，手太阴肺经，足少阴肾经。于是十二经脉就有了完整的命名（见表6-2）。

表 6-2　十二经脉命名

十二地支	巳亥	子午	丑未	寅申	卯酉	辰戌
三阴三阳	厥阴	少阴	太阴	少阳	阳明	太阳
六气	风	君火	湿	相火	燥	寒
五行	木	火	土	火	金	水
手足阴阳	足 阴	手 阳	足 阴	手 阳	手 阳	足 阴
六脏	肝	心	脾	心包	肺	肾
六脏六气	厥阴	少阴	太阴	厥阴	太阴	少阴
六腑	胆	小肠	胃	三焦	大肠	膀胱
六腑六气	少阳	太阳	阳明	少阳	阳明	太阳
十二经脉	足厥阴肝经 足少阳胆经	手少阴心经 手太阳小肠经	足太阴脾经 足阳明胃经	手厥阴心包经 手少阳三焦经	手太阴肺经 手阳明大肠经	足少阴肾经 足太阳膀胱经

　　十二经脉的命名，充分反映了天人相应的思想，在天之三阴三阳互为表里，在地之三阴三阳亦互为表里，天地之三阴三阳互为相应，人身与天地三阴三阳之气相合便形成十二经脉。这真是"人身小天地，天地大人身"啊。

第二节　气的圆形通道

　　经络是气的通道，它既是传递正气的通道，又是传递邪气的通道；既是输入正气的通道，又是排出邪气的通道。

　　这是一个网状的、圆形的通道系统。也就是说，无论气怎样运行，都有"升、降、出、入"四种方式；无论气怎样运行，都不脱离"圆"的经络轨道。

经络系统包括十二经脉、奇经八脉、十二经别、十五别络、孙络、浮络、十二经筋、十二皮部等子系统（见表 6-3）。不仅经络大系统是一个网状的、圆形的结构，每个子系统也都是一个圆形的结构。

表 6-3　经络系统简表

经脉	正经十二（十二经脉）	手三阴经
		手太阴肺经 手厥阴心包经 手少阴心经
		手三阳经
		手阳明大肠经 手少阳三焦经 手太阳小肠经
		足三阴经
		足太阴脾经 足厥阴肝经 足少阴肾经
		足三阳经
		足阳明胃经 足少阳胆经 足太阳膀胱经
	奇经八脉	十二经脉以外的另一些重要经脉，包括任脉、督脉、冲脉、带脉、阴跷脉、阳跷脉、阴维脉、阳维脉。
	十二经别	从十二经脉别出的经脉。
络脉	十二别络	十二正经别走邻经之洛脉。从十二经脉及任脉、督脉各有一支别络，再加上脾之大络，合为十五别洛。
	孙络	细小的络脉。
	浮络	浮现于体表的络脉。
经筋	十二经筋	十二经脉之气结、聚、散、络于筋肉、关节的体系。
皮部	十二皮部	十二经脉的功能活动反映于体表的部位。

阴阳变化的规律总是阴极阳生、阳极阴生，由阴出阳、由阳入阴，互为消长，互为进退，循环不已的。大自然按照阴阳消长进退的规律，形成一年春、夏、秋、冬四季的变化和风、暑、火、湿、燥、寒六种气候上的变化，因此，三阴三阳的运转总是按照一阴（厥阴）→二阴（少阴）→三阴（太阴）→一阳（少阳）→二阳（阳明）→三阳（太阳）这样的次序进行，如此周而复始，如环无端。

十二经脉中的每条经脉均有独立的循行线路，对称地分布于身体的左右两侧。其总的流注规律是"手之三阴，从脏走手；手之三阳，从手走头。足之三阳，从头走足；足之三阴，从足走腹"（《灵枢·逆顺肥瘦》），从而形成循环往复的过程。手三阴经循行于上肢内侧（屈侧），太阴在前、厥阴在中、少阴在后；手三阳经循行于上肢外侧（伸侧），阳明在前、少阳在中、太阳在后。足三阳经从头面、躯干到下肢皆是阳明在前面，少阳在侧面，太阳在后面；足三阴经循行于下肢内侧面，踝关节上八寸（1寸≈3厘米）以下是厥阴在前、太阴在中、少阴在后，踝关节八寸以上厥阴与太阴交换。《灵枢·经水》："内外相贯，如环无端。"这说明十二经脉是互相衔接如环的，气血流注于十二经时是循环往复、逐经而流的。十二经始自手太阴肺经，继而是手阳明大肠经，继而是足阳明胃经，继而是足太阴脾经，继而是手少阴心经，继而是手太阳小肠经，继而是足太阳膀胱经，继而是足少阴肾经，继而是手厥阴心包经，继而是手少阳三焦经，继而是足少阳胆经，继而是足厥

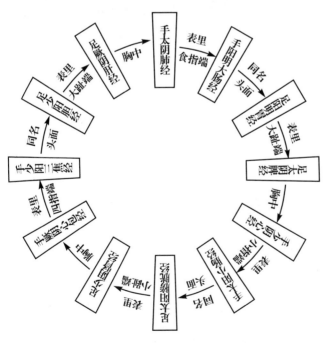

图6-2 十二经气血流注环周图

阴肝经，然后再由足厥阴肝经返回到手太阴肺经，从而完成一个循环。其中阴经交阳经，或阳经交阴经皆为表里相合，经脉相交于四肢末端；阳经交阳经为手足同名经相交，交于头面部；阴经交阴经为足经交手经，交于胸中（见图 6-2、图 6-3、图 6-4）。

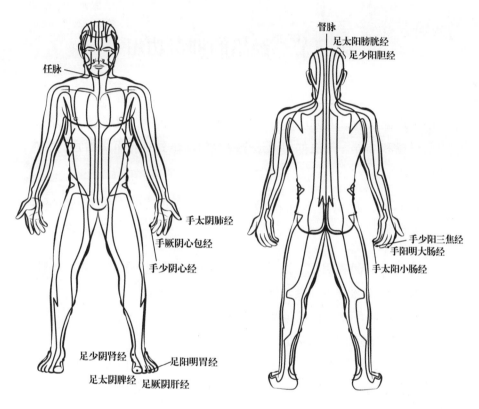

图 6-3　全身经络分布图（正面）　　图 6-4　全身经络分布图（背面）

　　奇经八脉也是一种圆形结构，其中，任脉在人体胸前，督脉在人体背后，交于头部和会阴，构成人体中轴圆线；带脉环绕于人体腰部；冲脉、阴跷脉、阳跷脉、阴维脉、阳维脉往往与正经十二脉相交合，构成网状圆系统。

　　十二经别、十二经筋、十五别络等均构成圆形、网状通道，以使气血能周环而不中断地运转于人体全身，从而保证生命的活力。经络的这种圆形结构并不是封闭的，而是与外界时空、与自然宇宙相沟通的，因而是开放的（这又与耗散结构相似），这就是东方生命①科学的精髓所在，笔者曾把这种思想归结为"生命的开放圆"命题。

第三节　经络的神奇功用

中医理论认为，人体内所有的器官组织进行正常的功能活动，都需要气血的供给和濡养。气血如何通达全身？如何濡养脏腑组织器官？中医认为要依靠经络。

> 经脉者，所以行血气而营阴阳，濡筋骨、利关节者也。（《灵枢·本脏》）

运行气血，调和阴阳，濡养筋骨，营利关节（实际上包括一切脏腑、组织、器官），是经络的主要功能。

因此，我们可以这样给经络下定义：经络是传送气血的通道，是气血濡养人体脏腑器官组织的枢纽。

气有正气、邪气之分，也就是说，经络既是传递人体正常物质、能量、信息的通道，又是传递邪气、疾病的通道，也是排除邪气、治疗疾病的通道。

针灸治疗讲究调气。针刺时"得气""行气"的现象，就是经络传导感应功能的体现。作为人体各组成部分之间的信息传导网，经络传递着人体内的各种信号。针刺好比信息源，通过病人特定穴位的加工，产生了信号（如痛、胀、麻、酸、热感），经过经络所指向的路线传递，直至到达病灶处，使处于异常状态的病灶得以调治，使疾病的邪气得以排除，从而达到治愈的目的。

作为一个自动调节系统，人体每一瞬间都在进行着无数信息的交换。

---

①《开放的圆》，《中国中医基础医学杂志》1997 第 3 期。

这种信息的交换传递是在经络中进行的，就叫"循经感传"。每一个人都有这种现象，只不过有的人是显性表现，有的人是隐性表现，而在病理情况下，显性表现往往更易发生。经络就好比四通八达的信息传导网，把整体的每一个信息传递到每一个局部，又把局部的每一个信息传递到整体，它的传递方向和目的地是由经络决定的。

此外，经络还具有内连脏腑、外连体表的功能。十二经脉纵贯上下是主干，它深入体腔，分别连属相应的脏腑。连属某一脏腑的经脉同与它表里相合的另一脏腑相连，即属于脏的络于腑，属于腑的络于脏，从而构成脏腑表里相合关系。《灵枢·海论》称："夫十二经脉者，内属于腑脏，外络于肢节。"这里所说的"内属于腑脏"，是指十二经脉在体腔内的流注过程，也就是十二经脉与脏腑间不是单纯相连的关系，而是定向相属且不可分割的整体关系，阴经属脏络腑，阳经属腑络脏。手太阴经属肺络大肠，手阳明经属大肠络肺；手少阴经属心络小肠，手太阳经属小肠络心；手厥阴经属心包而络三焦，手少阳经属三焦络心包；足阳明经属胃络脾，足太阴经属脾络胃；足太阳经属膀胱络肾，是少阴经属肾络膀胱；足少阳经属胆络肝，足厥阴经属肝络胆。"外络于肢节"的"肢"为肢体，"节"为穴位，这是说十二经脉在体腔之外的分布。十二经脉通过起止、上下的循行出入将五脏六腑、四肢百骸、五官九窍等有机地连成一个整体，于是就构成了生命的有机体。

经脉在通达内外的基础上还与自然界紧密相连。《灵枢·经别》记载了十二经脉与十二月、十二辰、十二节、十二经水、十二时等相应。一日之内十二经气血流注和时间有密切关系。在特定的时辰，气血流注于特定的经脉，这种流注好比潮汐的涨落，周而复始。后世依照这个理论创立了子午流注针法。

就经络系统的各自功能而言，十二经脉（正经）是气血运行的主要通道，是络属脏腑的直接纽带；奇经八脉具有统帅、联络和调节十二经脉的作用；十二经别有加强十二经脉中相为表里的两经之间联系的作用；十五别络有加强表里两经在体表的联系和渗灌气血的作用；十二经筋有连缀四肢百骸，主司关节运动的作用。

第四节　经络到底是什么

经络是什么？经络能否用现代科学手段加以检测、加以证实？

这是涉及中医理论体系是否科学的关键问题，不仅引起中医学界，而且引起科学界、文化界的普遍关注。

20 世纪中叶以来，国内外大批学者开始对经络进行研究，主要集中在经络的客观性与实质性研究方面。客观性研究想要解决的是"经络是否客观存在"的问题，实质性研究想要解决的是"经络是什么"的问题。

经过数十年的研究，中外学者已基本承认经络是客观存在的，这主要是通过对循经感传现象的观测所达成的共识。循经感传是指人体体表某一穴位受到刺激后出现的一种自我感觉，即感觉气沿着经络路线行走，或感觉循着经络路线，从体表到体内各层组织器官功能表现活跃的现象。

循经感传有一定规律，感传路线基本与《灵枢·经脉》记载的一致，感传具有顺经传导和逆经传导双向的功能，感传可阻滞、可回流，感传有趋病性，感传可通过气功、暗示等方法激发。

然而观察毕竟缺乏科学客观的指标，于是一批学者应用多种现代科学技术手段在客观化研究上下功夫。

应用电学技术进行研究，发现穴位、经络具有相对低阻抗特性，可称为良导点、良导络。

应用同位素技术进行研究，发现同位素高锝酸盐、锝的行走路线与经络循行路线十分相似，而不是静脉、淋巴循环向心移动路线。

应用声发射技术进行研究，发现声发射所产生的声信息（将声转换成电信号）有明显的循经传导特点。

通过对经络皮肤温度的测定，发现经络循行部位温差点的出现率比其他部位高 5.2 倍；通过临床观察有些皮肤病的表现与经络循行相一致。

这些研究结果表明，经络确实存在，那么经络到底是什么呢？这种关系到经络实质的研究，比经络客观性研究要困难得多，也要高一个层次。经过多学科专家的努力，经络实质性研究取得了一些成果，这些成果当然还只是观点和假说，主要有以下几个方面：

经络是神经。经络的功能与中枢神经有关，经络的气血功能与自主神经的作用相似，经络经穴部位的神经较为丰富，经络组织具有神经阶段性，因此经络的实质与神经系统有关。

经络是血管。经脉、络脉的"脉"，古字写作"衇"，即血管，因此经络的实质必然与人体循环系统的血管、淋巴管有关。

经络是肌肉。十二经脉大都起于四肢末端，结聚于关节骨骼，与肌肉组织相似，而且通过解剖发现，人体的肌肉、肌腱分布与十二经脉一致。

经络是结缔组织。经络与结缔组织有关，针刺能诱导结缔组织游移针周、紧裹针尖。

经络是表皮传导的缝隙连接通道。从分子细胞学方面研究，所谓缝隙连接是由许多"连接小体"组成，每个连接小体由六个蛋白质亚单位构成，其中一个可以启闭的孔道为缝隙连接通道。

经络是原始组织丛。经络是一种既非神经又非血管，但又与神经、血管密切相关的第三系统，在显微镜下是一种间质内有小角形 C 细胞的网状组织。

经络是人体内外的信息调控系统。经络是信息在生物场内外具有时值意义的一种运动状态，是人体内外信息的调控系统。

经络是第三平衡系统。人体的第一平衡系统是运动神经系统，其传导速度是 100 米 / 秒；第二平衡系统是自主神经系统，其传导速度为 1 米 / 秒；第三平衡系统是经络，传导速度为 0.1 米 / 秒；第四平衡系统是内分泌系统，传导最慢。经络联系体表、内脏，是通过整体区域全息表达的。

经络是特殊细胞膜，是微小刺激信号传递系统。

关于经络的假说还有很多。这么多假说无外乎两大类：一类认为经络是某种已知结构，如上述前四种观点；另一类认为经络是某种特殊结构，如上述后五种观点。这么多观点，究竟哪一种揭示了经络的本质？

固然神经、血管、肌肉、结缔组织等都与经络有关，但是单一的组织功能并不能完全涵盖经络的功能，看来，认为经络是某种已知结构的观点是难以成立的。至于经络是"第三平衡系统""表皮传导"等特殊结构的观点，也只是处于假说阶段，离真正揭示经络的实质还很远。

笔者认为，对经络实质的研究，最重要的是方法，现代科学的研究手段是否适合经络研究？其实这个问题并不难回答，既然经络本来就不是采用现代科学方法发现的，那么就不应该（实际上也不可能）采用现代科学方法去寻找它的科学本原。看来我们是应该好好地反思一下这类研究的可行性了。

第五节　走出经络研究的误区

当代经络研究采用的是现代科学研究方法，目的是按图索骥，寻找经络的物质基础、实体结构。笔者认为这种研究已走入了方法论的误区。

原因很简单，经络是中国古代科技文化的结晶，而不是现代科学的产物。将两种不同时间、不同内涵的事物进行比较研究，固然不是不可能，不是不必要，但如果一味用现代科学的手段和成果去研究、评判经络，认为古人描述的经络必然有一定的物质基础和实体结构，古人描述的经络走向必然与人体某种已知或未知结构的运动路线相同——这种出发点就值得怀疑。

从某种意义上说，经络是一个文化学概念。研究经络不能不考虑到中国传统文化的大背景，中国传统的思维方式是经络形成的关键和基础，抛开中国文化背景、中国传统的思维方式，只从现代科学入手，是永远也找不到经络的实质的。

从十一脉到十二脉，主要是为了满足阴阳对称平衡思维框架的需要，奇经八脉也符合这个思维框架。十二经脉、奇经八脉是不是必定有一个物质结构作为基础？这也要从中西文化的不同特征上去考虑。

西方科学文化遵循古希腊哲学"原子论"的传统，认为任何事物都要从物质实体上去分析，以寻找事物的最基本单位为目的，这个单位必须是"物质"的。于是有了层子模型，从分子到原子、原子核与核外电子，再到中子、质子，一直到夸克，按这条路子，将来可能还会找到比夸克更小的物质结构。而中国则不同，中国科学文化遵循《周易》、先秦诸子"元气论"的传统，认为事物的本原是"气"（当然还有其他观点，但以"气本论"为主）。气是什么？拿现代的话说就是物质、能量、信息三者的统一体，而在物质、能量、信息三者中，气的物质成分最少，信息成分最多。气不是一种物质实体，而是一种关系实在。经络是气的通道。如果用西方物质论、原子论的眼光来看待中国的气、经络，企图找到气、经络的物质实体、物质结构，可能永远也无法实现。

那么，对于循经感传现象又该如何解释呢？循经感传现象是存在的，这一点从经络的形成上可以得到证明。对经络形成的来源目前存在两种观点，一种是由点到线说，一种是由线到点说。由点到线是说先发现穴位后发现经络，由线到点是说先发现经络后发现穴位。不管是哪一种观点，其依据都是气行走的感觉，即循经感传现象，这说明气（气感）是经络的客观依据。

再从气的角度看，早在战国初期的佩玉刻文《行气玉佩铭》上就有气的运行记载："行气，深则蓄，蓄则伸，伸则下，下则定，定则固，固则萌，萌则长，长则退，退则天……"意思是呼吸深沉可使气积蓄（于下丹田），然后出现上下运行现象。这种上下运行的中间线路就是任脉、督脉。《庄子·养生主》就记载有"缘督以为经，可以保身，可以全生"。气功中的"小周天"就是通过意念的作用，使真气运转于任、督二脉的一种感觉传导现象。马王堆帛书中的"导引图"与两部"十一脉灸经"连在一起，说明导引、气功与经络有密切关系。

其实古人早就对经络下过一个非常恰当的定义，那就是"内景隧道，惟返观者能照察之"（李时珍《奇经八脉考》）。

经络就是内景隧道。

经络是人在功夫态下向内返观所看到的气的运行隧道。

经络是针刺时所感觉到的气的循行路线。

总之，经络是以气的运行为客观基础的，经络是气的存在。

按照"有用即有体""有一定的功能必有一定的结构"的哲学命题，既然有循经感传的功用、功能，就一定有经络的结构，这无疑是正确的，问题的关键就在于对"结构"的认识。按西方思维的路数，结构就一定是物质结构，就一定可以用实验、实测的方法找到。而按中国传统思维方式，结构不一定都是物质结构，更多的是关系结构；物质不一定都是物质实体，而更可能是关系实在。经络就是一个关系结构、关系实在，它绝对不是某种已知的物质结构，如神经、血管、肌肉，更可能是神经、血管、肌肉、体液等众多物质的关系结构，是人体众多物质结构的关系组合、关系实在、整体作用。如果说循经感传的功能现象是"用"，那么它所对应的"体"，或者说它赖以形成和存在的"体"，很可能不是一种实体结构，而是众多关系结构，或者说，这个"体"就是有生命的"人体"。

因此，用实证、实测的方法去探求经络的某种物质结构，也许永远只是一个梦。我们必须尽快走出这个经络研究的误区。

第七章

病症——生命

的异常之象

第一节　看病在于看象

中医看病与西医的一个根本区别就在于，中医看的是"病的人"，西医看的是"人的病"。也就是说，中医观察、诊断病人的宏观的、整体的病象状态，西医观察、诊断病人微观的、具体的病灶、机理。

中医收集到的病人的信息是表象的、表性的、可感的，而不是一些量化指标。古代中医不可能有什么CT、B超、核磁共振，不可能做什么生化检验、功能测量，只能根据那些可以感知的"象"来推测证候，分析病因、病机，然后决定相对应的治则、治法。从几千年的临床实践看，中医求"象"的看病方法，取得了满意的疗效，至今在西医的冲击和挑战中仍有不可替代的优势。

一、什么是病

中医认为，人的阴阳五行生理模型一旦打破，就是"病"。阴阳五行模型正常的生克、消长，维持着生命的动态平衡，一旦变得偏盛偏衰、相乘相侮，就是病理反应，就是失衡，人就患了病。

中医有一套有别于西医的病因、病机和诊断、辨证理论。

发病的原因

病因，指破坏人体相对平衡状态（正常之象）而引起疾病的原因。

《黄帝内经》用太极阴阳两仪说明事物变化之道，首次将病因分为阴阳两类。《素问·调经论》指出："夫邪之生也，或生于阴、或生于阳。其生于阳者，得之风雨寒暑。其生于阴者，得之饮食居处，阴阳喜怒。"认为内因为阴,外因为阳,内因、外因本身又有阴、阳之分。汉代张仲景在《金匮要略》中指出了疾病产生的三个途径,宋代陈无择加以引申,提出"三因学说",即六淫邪气侵袭为外因,情志所伤为内因,而饮食劳倦、跌仆金刃以及虫兽所伤等为不内外因。

《黄帝内经》认为,如果人体的阴阳失去平衡、不再协调,不能相互制约、相互作用,即处于病理状态,称为"阴阳不调""阴阳不和",主要表现为阴盛阳衰,阳盛阴衰,阴阳相错,阴阳转变,阴阳反作,阴阳胜复,阴阳俱虚,阴阳离决。

受《周易》天人合一整体思维模式影响,中医在分析病因时,非常重视六淫、四时、方位等外在因素。

《周易》中乾坤(天地)父母生震(雷)、巽(风)、坎(寒水)、离(火、暑)、艮(山、湿)、兑(泽、燥)六子,六子化六气,中医进一步加以发挥,认为六气变化与人体健康有密切关系。

《黄帝内经》多次指出,风、寒、暑、湿、燥、火自然气候的反常变化能侵犯人体,导致疾病。

《黄帝内经》还指出,四时的反常变化会影响到四时所主脏象的病变。《素问·生气通天论》说:"是以春伤于风,邪气流连,乃为洞泄。夏伤于暑,秋为痎疟。秋伤于湿,上逆而咳,发为痿厥。冬伤于寒,春必温病。四时之气,更伤五脏。"这是对阴阳四象学说的具体运用。

方位的不同,其邪气也有差异。《素问·阴阳应象大论》指出"东方生风""南方生热""中央生湿""西方生燥""北方生寒"。《周易》则以八卦配八方,以说明万物生长变化之理。

后世不少医家在分析六气病因时,常借助卦象进行论述,如清代名医吴瑭在《温病条辨·风论》中,以《周易》乾卦"元亨利贞"之"元"字概括"风"的特性。他认为,风为乾卦,"周流六虚,常动不居";风为"乾元,善之长也",本来不害人,但如果过分,则为邪气,并根据《灵枢·九宫八风》,以八卦原理论述风之害处。认为风无定体,善行数变,常出现转寒转热现象,如同乾卦,乾为纯阳,三焦为相火,故风为阳,风本性为火热,乾又为金,藏于西北,故风能生寒凉。

石寿棠则以乾、坤论燥、湿。他在《医原》中认为"乾金为天，天气主燥；坤土为地，地气主湿。乾得坤之阴爻成离，火就燥也；坤得乾之阳爻成坎，水流湿也。乾坤化为坎离……而燥湿又因寒热而化也。水气寒，火气热。寒搏则燥生，热烁则燥成；热蒸则湿动，寒郁则湿凝。是寒热皆能化为燥湿也"。燥、湿即为乾、坤，如同父母，故能兼赅六气，为六气中最为重要者。

章楠以卦象全面论述六气。他在《医门棒喝·六气阴阳论》中说："六气各异，变化无穷，要不出乎阴阳，阴阳由混元一气而生。一气者，太极也；阴阳者，《易》之蕴也；六气者，《易》之六爻也；八风方位，即八卦也。"六气的变化产生疾病，犹《易》之阴阳相交，六爻变动而至八卦、六十四卦、三百八十四爻，错综交易，而吉凶悔吝之兆，变现无尽也。羲圣作八卦以垂象，轩岐论六气以明病，同出阴阳太极之源"。并以六爻生成原理，论述六气生成原理，"夫六气由阴阳所化，仍不离阴阳之体。是故寒为阴，火为阳；风为阴中之阳，暑为阳中之阴；湿为阴；风与火合则化热燥，属阳；风与寒合则化清燥，属阴。斯阴阳变化而成六气之异也"，认为六气由阴阳所化生。

发病的机理

病机指疾病发生、发展、变化的机理，主要包括病因、发病、证候三个内容。

《黄帝内经》遵循阴阳五行、河洛八卦的象数模式，将自然界气候变化、人体情绪变化、饮食起居变化与人体生理变化视为一体，总结出人体疾病发生、变化的规律。《素问·五运行大论》说，"怒伤肝""风伤筋""喜伤心""热伤气""思伤脾""湿伤肉""忧伤肺""热伤皮毛""恐伤肾""寒伤血"。

《灵枢·九宫八风》则以洛书八卦、八风虚实说明人的发病，"风从其所居之乡来为实风，主生，长养万物；从其冲后来为虚风，伤人者也，主杀主害者"。认为风从南方来名曰大弱风，从西南方来名曰谋风，从西方来名曰刚风，从西北方来名曰折风，从北方来名曰大刚风，从东北方来名曰凶风，从东方来名曰婴儿风，从东南方来名曰弱风。认为"此八风皆从其虚之乡来，乃能病人"，并具体介绍了八风伤人的各种情况。

后世医家从正气与邪气两个方面总结了病机学说，并提出脏腑经络病机论、气血津液病机论以及正邪盛衰病机论、阴阳失调病机论。

脏腑病机论，指疾病在其发生、发展过程中，脏腑的正常生理功能出现失调的内在机理。主要表现在两个方面：一是各脏腑生理功能的太过或不及，以及各生理功能之间的失调；二是脏腑本身的阴阳、气血失调。

李东垣用太极八卦原理论述脏腑、经络、气血的病理变化，其弟子王好古在《此事难知》中披露了李氏的"不传之秘"。

李东垣的《脾胃论》认为，胃为太极，人以胃气为本，脾运胃纳的主体在胃、脾。胃通过阴阳气血的升降布散发挥作用。如果饮食不节，损伤脾胃，升降失调，浊气在上，则生膜胀而纳呆，清气在下，则生飧泄而不化。如果劳倦喜怒耗伤元气及阴血亏损而动心火，心火与三焦元气不两立，心火胜则乘其土位，母病及子，便成为伤脾胃之病。脾胃损伤不能生化营卫气血，少阳三焦阳气不足，机体抗病能力低下，则易感外邪。

李东垣还从卦象说明内伤杂病（包括脾胃之病）皆由少阳三焦元气不足而致。据《此事难知》记载：

> 杂病从血而出，故叔和以弦脉为阳，自巽而之外，从内出，先少阳也，位在东南。

李东垣还分析了杂病与伤寒的区别，认为：

> 伤寒从气而入，故仲景以弦脉为阴，自艮而之内，从外入，先太阳也，位在东北。
>
> 故汉守（张仲景）所言从乎天也，自艮而之巽；晋令（王叔和）所言从乎地也，自乾而之坤，足以乾坤之用备矣。言天道者，从外而之内也；言地道者，从内而之外也。从外之内者，伤寒也；从内之外者，杂病也。

李东垣在《脾胃论》中还绘有"脏气法时升降浮沉补泻图"（见图7-1），依据后天八卦图认为中宫阴阳的错乱胜复可以导致心、肝、肺、肾四脏（四象）发病，说明了八卦与五脏十二月时的关系。

清代著名医家唐宗海亦强调脾为太极，居中央，太极的两点即天中与地极，起到火降血下、气升水布的作用，如果脾胃受损，则是水火未济之象，即为病态。

清末民初医家何仲皋，以《西江月》词写成《脏腑通》，借八卦原理通俗形象地论述了脏腑的生理、病理特点。

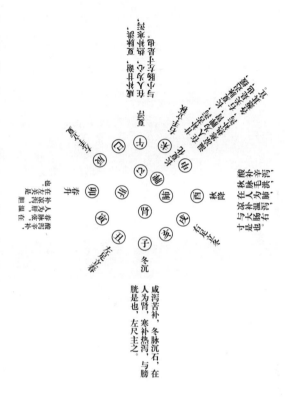

图7-1　脏气法时升降浮沉补泻图

心　肝

离火在天为电，震雷引以为鞭；

心怒遽动将军官，气结胁间不散。

厥阴肝气上逆，心痛疼热不堪；

舌卷囊缩病相连，皆是二病之变。

心　肾

离火原为心脏，坎水则属肾经；

坎中一阳会离阴，心肾相交无病。

既济中藏未济，微理阐自《易经》；

水气上泛作奔豚，思患预防要紧。

心大肠

乾道天行甚健，离火为日为天；

大肠不通心火炎，必然谵语狂乱。

伤寒神昏谵语，大承气汤为先；

泻心汤用大黄连，已可窥其崖岸。

肝　胃

肝经在卦为震，三爻一阳二阴；

仰盂变作覆碗形，直犯阳明胃分。

气上冲胸堪证，上引如怀可征；

乌梅丸治气冲心，皆是圣经明训。

胃大肠

胃为水谷之腑，大肠传导之经；

艮土一气贯乾金，变化神明无定。

二经痞满燥实，芒硝枳朴生军；

热结旁流气已行，甘草硝黄可任。

大肠胆

东南巽木为胆，西北乾金大肠；

后天八卦到两旁，气化一升一降。

设今二经同病，便闭胁病难当；

烦渴龙胆泻肝汤，并与大承推荡。

气血病机论，指气和血的不足及各自生理功能的异常，或气和血互根互用的功能失常等病理变化。

《黄帝内经》认为："血气不和，百病乃变化而生。"气与血的关系犹如阳和阴的关系。中医根据阴阳变化的原理，认为气对血具有推动、温煦、化生、统摄的作用，血对气则具有濡养和运载的作用。

气的虚衰和升降出入异常，必然影响到血。如气虚则血无以生化，血必因之而虚少；气虚则推动、温煦血液的功能减弱，血必因之而凝滞；气虚而统摄功能减弱，则血必因之外逸而出血；气滞则血必因之而瘀阻；气机逆乱，血必随气上逆或下陷，甚则上为吐衄，下为便血、崩漏。同样，在血的虚衰和血的运行失常时，也必然影响及气。如血虚则气亦随之而衰少，血瘀则气亦随之而淤滞，血脱则气无所依而随血脱逸。

由此可见，中医病因病机学说的理论基础即是易学整体观、变动观，这种思想集中体现在《黄帝内经》的"阴阳四时五脏"统一体系上，强调疾病的发生是在致病因素作用下，人体五脏各系统、各层次结构和机能活动异常变化的整体反映。并且认为，在疾病过程中，由于五脏各系统之间、系统内各层次之间是相互作用、相互影响的，会导致疾病的复杂变化和不同转归。

中医病因病机学说的思维方法是易学取象比类的方法。《素问·至真要大论》中的病机十九条"诸风掉眩，皆属于肝。诸寒收引，皆属于肾。诸气膹郁，皆属于肺。诸湿肿满，皆属于脾。诸热瞀瘛，皆属于火。诸痛痒疮，皆属于心……"，首先运用取象比类之法分析疾病机理，后世医家均采用了这一思维方法。

二、对病的描述

中医认为病实质上就是由症状群组成的"象"。既然是象，当然就可以用卦象描述。

事实上，从春秋战国开始，历代医家往往借用卦象描述来分析疾病。

蛊惑——蛊卦

《左传·昭公元年》记载，春秋时秦国名医医和诊断晋侯的病为"蛊"，蛊指因过分沉溺于女色而造成的精神错乱、昏迷一类疾病。

医和用《周易》蛊卦分析此病，认为蛊卦是下巽上艮，巽为风，艮为山，是风吹落山木之象；巽为长女，艮为少男，蛊卦又是女惑男之象。风吹落山木，男沉溺于女色，在医和看来，蛊卦是晋侯"疾不可为"的病理模型。

膨胀——否卦、蛊卦、颐卦

朱震亨在《臌胀论》中以否泰二卦分析臌胀的病因病机，认为臌胀是由脾土受伤造成的。脾具坤静之德，而有乾健之运，故能使心肺之阳降，肝肾之阴升，而成天地交之泰，是为无病之人。七情内伤，六淫外侵，饮食不节，房劳致虚，脾土之阴受伤，转输之官失职，胃虽受谷，不能运化，故阳自升，阴自降，而成天地不交之否。

在"否"的状态下，清浊相混，隧道壅塞，气化浊血瘀郁而为热，热留而久，气化成湿，湿热相生，就成为臌胀。臌胀又称为蛊，蛊象有虫侵蚀、有蛊之义。

陈修园在《医学三字经》中用蛊卦进一步分析了臌胀病的病因病机。

《彖》曰："蛊，刚上而柔下，巽而止，蛊。"注：卦变，卦体，刚上柔下，上情高亢而下不接，下情退缩而不上交，两情不相通也。卦德，下巽上止，在下逡巡畏缩，而无敢为之山，在上因循止息，而无必为之志，遮事日以隳也，此言致蛊之由，医者参透此理，亦知蛊病之由，《彖》又曰："蛊，元亨，而天下治也，利涉大川，往有事也。先甲三日，后甲三日，终则有始，天行也。"注：当蛊坏之日，有人以治之，宜涉险阻以济之，其止也当矫之以奋发，其巽也当矫之以刚果，是往有事也。治之之道，必先甲三日以更始，后甲三日以图终，则拨乱反治，乱之终则治之始，终则有始。人事之挽回，即天运之循环，天行也。此言治蛊之事，医者参透此理，亦可以治蛊病矣。要知人身中胃属艮卦，不欲其一向苟止。肝属巽卦，不欲其一向卑巽。利涉大川，元亨前大有终济，自新丁宁，涉川时大费精神，能见此回天手段，而后无愧为上医。

蛊上卦艮为山属土，为脾；下卦为风属木，为肝。陈修园认为，臌胀是由于肝脾不和而致病的。

喻昌在《医门法律》中则认为臌胀是由于"水裹气结血凝"而致病。从蛊卦来看，蛊卦的互卦是兑卦和震卦，兑主肺气而艮止，有气滞之象；

震为肝，肝硬化藏血，血止而瘀，血不行则化水，故臌胀有气、血、水之分，涉及肺、脾、肝、肾四脏。

张介宾则用颐卦分析臌胀实证，认为"颐为臌胀之形"。颐卦上下为阳爻，中四爻全为阴爻，是阴寒凝于中之象，臌胀即阴寒凝结所致。

战栗——泰极则否

战栗，又称寒战，振寒，表现为自觉寒冷并伴随身体颤抖。

自古医家多从脾虚寒论治，刘河间则以易理为据，认为是火极似水而作，由心火热甚，亢极而战，反兼水化制之，故产生寒栗。子正一阳生，到正月寅，则三阳生，得泰卦，泰卦通利而不否塞；午正一阴生，到七月申则三阴生，得否卦，否卦否塞而不通泰。然而否极则泰，泰极则否，故六月泰极，则地中至寒；十二月否极，则地中至暖。如战栗，表面为阳气与邪热并甚于里，热极于里，则转为水，这是符合物极必反、阴阳升降之理的。

伤寒——八卦决病法

张仲景在《伤寒论》中提出以阴阳数判断阴阳证型预后，"病有发热恶寒者，发于阳也；无热恶寒者，发于阴也。发于阳七日愈，发于阴六日愈，以阳数七、阴数六故也"

三阳证的共同规律是"发热恶寒者，发于阳也"，三阴证的共同规律是"无热恶寒者，发于阴也"。阳证属火，生数二，成数七；阴证属水，生数一，成数六。生数为始，成数为终，故"发于阳七日愈，发于阴六日愈"。阳病七日愈，为火数足；阴病六日愈，为水数足。

《伤寒论·伤寒例》中提出以后天八卦预测外感病的方法，即四时八节、二十四气、七十二候决病法。

立春正月节指艮　雨水正月中指寅
惊蛰二月节指甲　春分二月中指卯

清明三月节指乙　　谷雨三月中指辰

立夏四月节指巽　　小满四月中指巳

芒种五月节指丙　　夏至五月中指午

小暑六月节指丁　　大暑六月中指未

立秋七月节指坤　　处暑七月中指申

白露八月节指庚　　秋分八月中指酉

寒露九月节指辛　　霜降九月中指戌

立冬十月节指乾　　小雪十月中指亥

大雪十一月节指壬　　冬至十一月中指子

小寒十二月节指癸　　大寒十二月中指丑

《伤寒论·伤寒例》还以乾坤阴阳爻的消长取象比类来说明一年四时阴阳消长的变化规律，以阐发外感病的发病规律。

十五日得一气，于四时之中，一时有六气，四六名为二十四气也。然气候亦有应至而不至，或有未应至而至者，或有至而太过者，皆成病气也。但天地动静，阴阳鼓击者，各正一气耳。是以彼春之暖，为夏之暑；彼秋之忿，为冬之怒。是故冬至之后。一阳爻升，一阴爻降也；夏至之后，一阳气下，一阴气上也。斯则冬夏二至，阴阳合也；春秋二分，阴阳离也。阴阳交易，人变病焉。此君子春夏养阳，秋冬养阴，顺天地之刚柔也。小人解胃，必婴暴疹，须知毒烈之气留在何经，而发何病，详而取之。是以春伤于风，夏必飧泄；夏伤于暑，秋必病疟；秋伤于湿，冬必咳嗽；冬伤于寒，春必病温。此必然之道，可不审明之。

王朴庄《伤寒例新注》解释："卦有阴阳，爻有消长，以此之长，知彼之消，冬至于卦为复，五阴聚而一阳为主，阴合于阳也。夏至于卦为姤，五阳聚而一阴为主，阳合于阴也。春分卦为大壮，四阳进而二阴渐退，阴离于阳也。秋分卦为观，四阴进而二阳渐退，阳离于阴也。阴阳消长之机，日夜不息，人在气交，苟不得养，未有不病者，况天地之气候亦有乖戾之时，则病气更为迭变矣。盖阳长为时，预为阴生于午之根；阴长之时，预为阳生于子之根。如乾坤二卦之刚柔直推而生变化也。春应泰卦，内刚外柔；秋应否卦，内柔外刚。故云：顺天地之刚柔也。时有否泰，而君子则无时不保合太和也。盖风暑湿寒原为正气，故当时有不即病者，其夏之飧泄，升极必降也；秋之疾疟，散极必蓄也；冬之咳嗽，降极必升也；春之温病，蓄极必散也。故曰：必然之道也。"阐述了阴阳消长与外感病发病之间的关系。

鼽——火极化水

鼽即鼻塞，流清鼻涕。金元以前多认为是肺寒所致，而刘完素始从火热立论，认为鼽为火热极甚所致，非寒邪所为，其依据即是易理。他在《素问玄机原病式·六气致病》中说："《易》曰：'燥万物者莫熯乎火。'以火炼金，热极而反化为水，及身热极，则反汗出也……《经》曰：鼻热者出浊涕。凡疾、涎、涕、唾稠浊者，火热极甚，销烁致之然也，或言鼽为肺寒者，误也。"物极必反，正是《周易》的基本思想，所以火极化水。

当然，中医对疾病的描述主要还是借用阴阳五行术语，如心阳虚、肺阴虚、心火亢盛、肝阳上亢等等。

三、全息诊断——八卦所反映的人体信息

中医在诊断中广泛运用了八卦模式，用太极阴阳五行学说建立了诊断学的理论模式。

中医太极模式强调人体内外环境信息的对立统一。人体内环境信息是指人类内气系统方面的症状信息和体质状态，如头昏眼花、神疲气短、腰膝酸软等。外环境信息是指影响人体内环境的各种外气状态，如风寒暑湿燥火"六淫"致病因素、五方九州地域状态、运气时间变化因素、饮食五味等。《黄带内经》认为"有诸内必形诸外"，人的内脏出现疾患，一定会反映到外表。内外环境的信息是可以相互沟通、相互体现的。

中医诊断学还根据阴阳五行学说，将人体内外环境的信息进行分类、归纳，以五色、五方、五声、五味、五志、五脉等各层次所反映的异常现象，作为诊断的依据和重要内容。《素问·阴阳应象大论》说："善诊者，察色按脉，先别阴阳；审清浊，而知部分；视喘息，听音声，而知所苦；观权衡规矩，而知病所主。按尺寸，观浮沉滑涩，而知病所生。以治无过，以诊则不失矣。"《素问·移精变气论》说："上古使僦贷季，理色脉而通神明，合之金木水火土四时八风六合，不离其常，变化相移，以观其妙，以知其要。欲知其要，则色脉是矣。"

中医诊断学主要通过望、闻、问、切四诊合参来获取病人的体象，体现了《周易》宇宙全息统一的观点。笔者曾提出，人体同宇宙一样呈现出八卦全息结构规律。

作为一个完整的有机体，人体的任一部位（全息元）如一个细胞、一个穴位、一个部位、一个肢节、一个器官，都蕴藏着整个有机体的生命信息。中医脏腑、脉象、舌象、经络等理论，其实都已在自发地应用着八卦全息结构律，只是还没有升华到更高层次罢了。

人体各全息元，按照文王八卦（《周易·说卦传》所描述的八卦时位）的结构布局反映人体脏腑的信息，也反映整个体表的信息。文王八卦与人体脏腑相对应的依据是两者特征、属性的同一性。离为火，性丽，对应心、小肠；坎为水，性陷，对应肾、膀胱；震为雷，属木，对应肝、胆；兑为泽，性悦，属金，对应肺、大肠、下焦；乾为天，性健，属金，对应肺、大肠；艮为山，性止，属土，对应胃、上焦；巽为风，性入，属木，对应肝、胆、中焦；坤为地，性顺，属土，对应脾、胃；中央坤亦对应脾胃。

面诊

通过观察面部特定部位的形状、色泽、神气，以诊断疾病的方法，叫面诊。

《黄帝内经》创立了部位诊断法，《灵枢·五色》记载了面诊法：

> 庭者，首面也；阙上者，咽喉也；阙中者，肺也；下极者，心也；

直下者，肝也；肝左者，胆也；下者，脾也；方上者，胃也；中央者，大肠也；挟大肠者，肾也；当肾者，脐也；面王以上者，小肠也；面王以下者，膀胱子处也；颧者，肩也；颧后者，臂也；臂下者，手也；目内眦此上者，膺乳也；挟绳而上者，背也；循牙车以下者，股也；中央者，膝也；膝以下者，胫也；当胫以下者，足也；巨分者，股里也；巨屈者，膝膑也。此五脏六腑肢节之部也。

《黄帝内经》明确了面部部位与五脏、六腑、肢节的对应关系，如图 7-2 所示，面部各部位与人体脏腑肢节相对应。

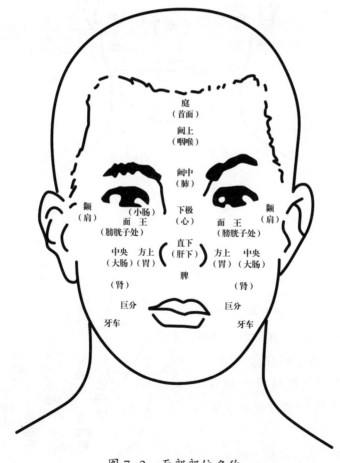

图 7-2　面部部位名称

后世面诊做了一些调整，依据后天八卦方位将面分为八个部位，分别与脏腑相对应。（见图7-3）

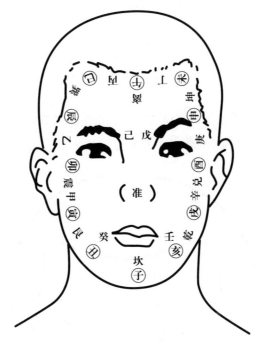

图7-3　面部后天八卦图

手诊

手诊是通过观察手部的形状、纹路、色泽、神气等来诊断人体脏腑、组织有无疾患的方法。

手掌也是依据后天八卦的方位来反映人体脏腑征象的（见图7-4）。

如手掌上方为离位，属火，代表心脏，并关系到血液循环和两眼

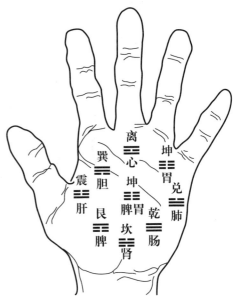

图7-4　手掌八卦图

视力。一般来说，此处隆起高耸、颜色粉红而无乱纹的人，大多心脏机能健全，视力良好；此处纹路散乱、颜色发暗的人，往往心脏功能较差；此处位置过于低陷且青筋浮起者，多心力衰弱或心火旺盛。

　　手掌下方为坎位，属水，代表肾脏，能显示泌尿、生殖及内分泌系统功能的强弱。如果此处隆起而肉软、光滑，说明泌尿生殖系统功能良好；如果此处纹路散乱，皮肤粗糙而色暗，多代表幼年期营养较差，体力较弱，成长之后因元气不足容易疲劳；如果此处青筋浮起，位置低陷，薄而无肉，说明肾的功能比较衰弱。

　　手掌左方为震、巽位，属木，代表肝胆。如果此处隆起而高耸，且颜色粉红，是肝胆功能良好的表观；若此处纹路散乱，皮肤粗糙而颜色较暗，则表示肝脏机能比较衰弱。

　　手掌右方为兑、乾位，属金，代表肺。如这个位置隆起而高耸，且颜色粉红，表示肺的功能良好；如此处纹路散乱，皮肤粗糙而颜色暗，则表示肺的机能比较衰弱。

　　这种依据八卦的手诊法与西方的手相法有相同之处也有不同之处，可相互参照，共同作为诊断疾病的参考（见图7-5）。

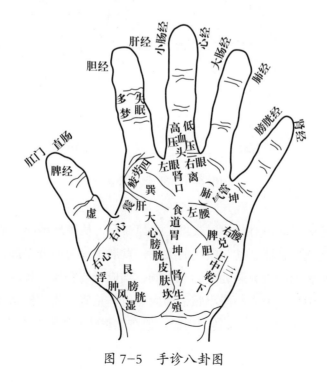

图 7-5　手诊八卦图

眼诊

眼诊即通过观察眼球血管形态、颜色诊断疾病的方法。

眼睛与经脉关系密切。《素问·五脏生成论》说："诸脉者皆属于目。"《灵枢·大惑论》说："五脏六腑之精气，皆上注于目而为之精。"十二经脉中有八条经脉（除肺、脾、肾、心包以外）以眼为集散地。如算上表里关系，则十二经脉都与眼有直接或间接的关系。

传说东汉华佗依据八卦学说与《黄帝内经》理论，创造了眼诊法，即把眼球分成八个经区，以左眼为主，病人仰卧，头向北方，从西北起顺时针方向为乾、坎、艮、震、巽、离、坤、兑。左眼的八卦位序为顺时针方向，右眼的八卦位序为逆时针方向，即为左眼八卦位序的翻转（见图7-6）。

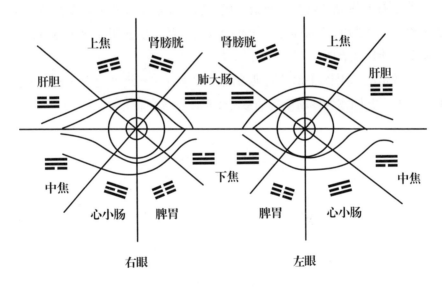

图 7-6　眼诊八卦图

当代名医彭静山对此加以改进，去掉命门，从眼球结膜上血管形状颜色的细微变化中，体会其与疾病的关系，发展了三焦的分布部位。这样眼区八卦和脏腑的配应就是乾应肺与大肠，坎应肾与膀胱，艮应上焦，震应肝胆，巽应中焦，离应心与小肠，坤应脾胃，兑应下焦。根据经区血管变化，可知何经发生病变，又传到何经。他在此基础上创造了"眼针疗法"。

舌诊

舌诊，又称望舌，是观察病人舌和舌苔的变化以诊察疾病的方法，是望诊的重要内容。中医舌诊主要是观察舌质和舌苔。

看舌质，即看舌体，包括看舌色、舌形、舌态等。看舌苔，包括看舌色、苔质等。

《黄帝内经》认为舌为心之苗，舌为脾之外候，舌与很多经络有联系。

古人还认为舌的不同部位分属不同的脏腑，并反映所属脏腑的病变。如舌尖属心肺，心火上炎可见舌尖红赤；舌中属脾胃，胃有实火可见舌中苔黄；舌边属肝胆，肝有瘀血可见舌边青紫；舌根属肾，肾虚水泛可见舌根苔黑润滑等。

这种分属同样反映了后天八卦的全息规律性（见图7-7）。

中医观察舌色、苔色反映了阴阳五行学说思想。如白苔主表证、寒证、湿证；黄苔主热证；灰黑苔主寒热极证；淡白舌主虚寒证；红舌主实热、月虚热证；绛舌主里热亢盛；青紫舌主阴寒内盛、热盛耗阴证。从易象数学的比类思维中可见，白色在五行属金，在八卦属乾、兑，主虚寒之象；黄色在五行属土，在八卦属坤、艮，主实热之象。其余可依此类推。

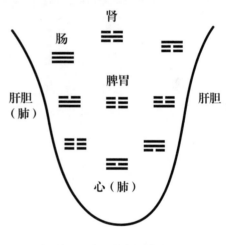

图7-7 舌诊八卦图

脉诊

脉诊为中医切诊的主要内容，是用手指的触觉切按病人动脉脉搏以探查脉象、了解病情的诊病方法。

脉诊中的寸口诊是《难经》在《黄帝内经》基础上提出来的，王叔和的《脉经》加以推广，并为后世医家普遍采用。

寸口脉是指两手腕后高骨旁桡动脉的表浅部位，因该处在鱼际穴后一寸而得名。

寸口脉以左手寸、关、尺候心、肝、肾，右手寸、关、尺候肺、脾、肾。笔者认为这种配属也是文王八卦全息律的体现，因此在《人体全息结构律》一文中设计了"文王八卦线性结构图"。该图由圆形的文王八卦按太极"S"线走向拉直后变成（S线走向由易理推出），并依其属性、特征将它与脏腑一一对应，如图7-8所示。这种一维（线性）全息元按文王八卦线性结构规律反映人体脏腑、肌表信息[①]。

离	心	☲
巽	肝	☴
震	胆	☳
艮	胃	☶
坤	脾	☷
兑	肺	☱
乾	大肠	☰
坎	肾	☵

图 7-8　文王八卦线性结构图

明代医学家李时珍将脉象与卦象相结合，在文王八卦的基础上，将脉象、脉位、五脏、六腑统一起来，指出"浮脉法天，有轻清在上之象，在卦为乾，在时为秋，在人为肺"，"沉脉法地，有渊泉在下之象，在卦为坎，在时为冬，在人为肾"；"洪脉在卦为离，在时为夏，在人为心"；"缓脉在卦为坤，在时为四季，在人为脾"；"弦脉在卦为震，在时为春，在人为肝"（《濒湖脉学》），建立了脉象整体观，揭示了寸口脉诊的易学全息本质。

---

① 《人体全息结构律》，载《海峡两岸医易学术研讨会论文集》，1991年。后载《中医气功》1995年第1期。

现代有人将脉象与卦象对应，以推测疾病。根据脉象的浮沉、迟数及有力、无力判断阴阳属性，以定爻立卦。其中，浮、数、有力属阳，为阳爻（—）；沉、迟、无力属阴，为阴爻（--）。据此自下而上，三爻而成卦，再根据卦象作疾病的定位、定性分析。根据《周易·说卦传》可归纳为乾卦象肺，离卦象心，坎卦象肾，艮、兑、坤卦象脾，震、巽卦象肝。离卦性属火热，坎卦性属寒水，巽、震卦性属风木，坤、艮、兑卦性属湿土，乾卦性属燥金，以此作为分析疾病的参考。

具体推算，如诊得脉沉数无力，沉为阴，则初爻为（--），数为阳，则中爻为（—），无力为阴，则上爻为（--），结果得卦为坎卦☵，坎象水性寒属肾，则该病分析病位可从肾着手，病性则从寒起步进行分析。又如查得脉象沉迟无力，沉、迟、无力皆属阴，故三爻皆阴（--）爻，得卦为坤卦☷，因此该病的病位、病性应从脾、湿考虑（见表7-1）。

表7-1　脉卦对应表

			卦象				
			卦符	卦名	卦象	卦性	卦应脏
浮	数	有力	☰	乾	天	金（燥）	肺、首
沉	迟	无力	☷	坤	地	土（湿）	脾、腹
沉	数	有力	☱	兑	泽	金（燥）	肺、口
浮	迟	有力	☲	离	日	火（热）	心、目
沉	迟	有力	☳	震	雷	木（风）	肝、足
浮	数	无力	☴	巽	木	木（风）	肝、胆
沉	迟	无力	☶	艮	山	土（湿）	脾、手
沉	数	无力	☵	坎	月	水（寒）	肾、耳

这种配应依据取象思维的方法对脉象进行了分析，其思维特征符合医易原理，但因为过于细致、机械，与汉代象数易一样，不免犯了拘泥、牵强的毛病。

尺肤诊

尺肤诊是切按尺肤的诊病方法。

《素问·脉要精微论》对此有所论述：

> 尺内两傍，则季胁也；尺外以候肾，尺里以候腹中。附上，左外以候肝，内以候鬲；右外以候胃，内以候脾。上附上，右外以候肺，内以候胸中；左外以候心，内以候膻中。前以候前，后以候后。上竟上者，胸腹中事也；下竟下者，少腹腰股膝胫足中事也。

文中的尺内、尺外、中附上、上附上、上竟上、下竟下，是尺肤不同部位的名称（见图7-9）。

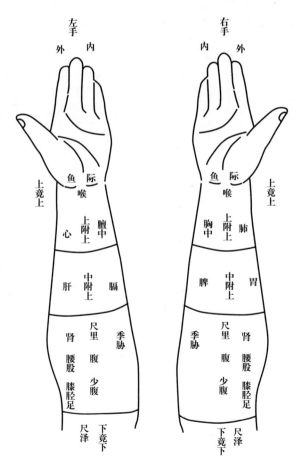

图 7-9　尺肤切诊部位名称示意图

尺肤部位与人体脏腑、肢体的对应关系，与寸口脉诊的对应关系大体相同，都是《周易》全息思想及文王八卦全息结构规律的具体运用。

第二掌骨侧诊病法

现代学者张颖清创立的第二掌骨侧诊疗法，认为第二掌骨侧从上到下反映了人体五脏、肢体的健康信息。

第二掌骨侧诊病法，即依次按压双手第二掌侧的各穴位，根据压痛点的有无和位置，可确定身体部位或器官有病或无病。

第二掌骨侧的新穴分布恰似整个人体的缩影。头穴与足穴连线的中点为胃穴；胃穴与头穴连线中点为肺心穴；肺心穴与头穴连线分为三等份，从头穴端算起，中间两点依次为颈穴和上肢穴；肺穴与胃穴连线的中点为肝穴；胃穴与足穴的连线分成六等份，从胃穴端算起，五个点依次是十二指肠穴、肾穴、腰穴、下腹穴、腿穴。第二掌骨节肢系统包含着整个部位的生理、病理信息，故这些穴位被称为第二掌侧的全息穴群（见图7-10）。

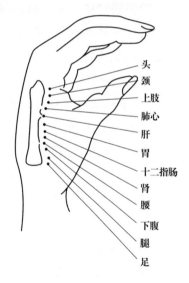

以右手做松握鸡蛋状，肌肉自然放松，虎口朝上，食指尖与拇指尖相距约3厘米。从左手拇指尖逐个按压穴位，指尖垂直于浅凹槽的方向施力，并略带以第二掌骨为轴、顺时针方向旋转30度角的揉压动作，在第

图7-10　第二掌骨自诊图

二掌骨侧从头穴至足穴，用拇指尖以大小适中且相等的压力顺序揉压一次，如果明显不可忍受者为压痛点。有压痛点则表示相对应的脏腑、部位有毛病。

笔者发现，第二掌骨侧全息元与寸口脉全息元一样均属一维（线性）全息元，因而同样呈现出文王八卦线性结构规律。其他如第五掌骨侧、小腿胫骨、上下肢内外侧等均属此类。

其他诊断方法

中医望诊、切诊中，除以上诊断方法外，还有鼻诊、耳诊、肢诊、足诊、腹诊等，这些诊断方法的理论基础就是《周易》的整体观、全息观，其具体部位与脏腑、肢体的对应关系都符合文王八卦结构规律。

四、辨别证象

中医把千差万别的疾病按照取象比类的方法归纳为有限的几种"证象"。

中医通过望、闻、问、切四诊掌握了病人的各种病象，然后根据病位的深浅、病邪的性质与盛衰、人体正气的强弱等各方面的情况，进行综合分析，归纳为阴、阳、表、里、寒、热、虚、实八类不同证候，这就是著名的"八纲辨证"。

"八纲"是对各种复杂疾病所作的归纳，是中医特有的病理模型。"八纲"中有四对矛盾，即阴与阳、表与里、寒与热、虚与实，其中阴与阳是总纲，是主要矛盾，因此，"八纲"实为"二纲六要"。按阴阳可概括为"六要"，即表、热、实属阳，里、寒、虚属阴。

阴证、阳证是对疾病类别的区分，表证、里证是对病位深浅的区分，寒证、热证是对疾病性质的区分，虚证、实证是对邪正盛衰的区分。运用八纲辨证可以把错综复杂的临床表现归纳为四对纲领性证候，从而找出疾病的关键和要领。确定疾病的类型，以便预测疾病的发展，并最终治愈疾病。

在八纲辨证总纲下，中医还有脏腑辨证、经络辨证、六经辨证、卫气营血辨证、三焦辨证，这些都是八纲表里病位的具体深化。也就是以辨别病位为目的，以病因、病性为具体内容，来分辨疾病的证候。其中脏腑、经络辨证，重点说明疾病所在的"空间"位置，主要用于杂病；六经、卫气营血、三焦辨证，重点说明疾病的"时间"阶段、层次，主要用于外感病。

此外，还有病因辨证、气血津液辨证等，这些是八纲寒热、虚实辨证的具体深化，也就是以辨别疾病的病因、病性为目的，结合脏腑、经络等病变位置，来分辨疾病的证候。其中病因辨证重点说明六淫、疲劳等外邪致病，气血律液辨证主要分析气血津液失常的病理变化。

中医所辨的"证"，既不是症，也不是病。症指疾病的单个症状，病指疾病的过程与规律。而证则是各种症状、体征的综合，是对疾病所处的特定阶段的病因、病性、病位、病势等所作的总概括，又称证候或证象。

中医辨证的指导思想就是天人合一的整体全息观、变动不居的恒动观，依据的思维模式就是阴阳五行的象数符号模型，通过搜集、归纳、分析疾病的起因、过程、症状、环境等各种因素，即"象"，来辨别它们的内在联系和病证之间的相互关系，从而对疾病的证候进行判断，对疾病的本质加以认识。

第二节　治病大法

俗话说"秀才学医，笼中捉鸡"，其根本原因就是"秀才"本身已经具备了中国传统文化的修养和思维方式，"秀才"对中医的阴阳五行学说早就十分熟悉，只要记一些中药方剂，基本上就可以看病、治病了。

反过来说，不是"秀才"倒很难学好中医。看一看从 20 世纪中叶开始五十多年以来中医院校培养出来的中医师，真正成为中医大家的恐怕不是很多，当然这里的原因是多方面的，其中没有受到中国传统文化的熏陶、没有体悟中国传统思维的精髓，或许正是重要原因之一。

说到中医治病，其实关键就在于领悟这一套思维模式。《素问·阴阳应象大论》有一句话："治病必求于本。"这个"本"就是阴阳五行模式所反映的生命规律。

中医治病的手段主要是药物和针灸，它们的基本原理、指导思想又不能不从象数符号系统中去寻找根源。

一、中医治病的原则

"治病必求于本"，可以视为中医治病的总原则。

"本者，本于阴阳也。"清代医家张志聪的这个解释可谓一语中的。且不说人的生理、病理以阴阳为本，仅就治病之气味、用针之左右、诊别色脉、引越高下，皆不离阴阳之理。

金元四大家之一的朱震亨解释这句话时说："谓夫风热火之病，所以属乎阳邪之所客，病即本于阳，苟不求其本而治之，则阳邪滋蔓而难制。湿燥寒之病，所以属乎阴邪之所客，病即本于阴，苟不求其本而治之，则阴邪滋蔓而难图。诚能穷原疗疾，各得其法，万举万全之功，可坐而致也。"将疾病分为阳邪与阴邪两大类，治病就在于追究这个本原。人的疾病，或在表，或在里，或为寒，或为热，或感于五运六气，或伤于脏腑经络，皆不外乎阴阳二气。不仅病因分为阴阳两大类，而且病证也分为阴阳两大类，如表证里证、寒证热证、虚证实证，实际上都从属于阴证阳证。这个阴阳之本既是各种病邪发生因素的概括，又是各种病证变化过程的概括，既是疾病的根源，又是疾病的本质。

与"本"相对的是"标"，如果说"本"是疾病的本质，那么"标"就是疾病的现象。中医用本和标来分辨疾病的主次先后、轻重缓急。一般情况下，必须抓住疾病之本，针对引起疾病的根本原因进行治疗，而不能头痛医头，脚痛医脚，见热清热，见寒散寒，这样往往不能从根本上治愈疾病。中医治病要善于从复杂的表现中，透过现象抓住本质，抓住主要矛盾，解决根本问题。

"先治本后治标"也不是绝对的，中医在处理标本缓急时，还必须遵守"急则治其标，缓则治其本"的原则。疾病往往很复杂，有时非主要矛盾也可上升为主要矛盾，成为影响人体生命活动的关键。急症病人往往如此，这时要采用先治其标的方法。

中医治病还有"扶正祛邪""三因制宜""正治反治""协调阴阳"等原则。

扶正祛邪，就是扶助正气、驱除邪气。"正"与"邪"实际上就是"阳"与"阴"，是一对矛盾。任何疾病，无论轻重、缓急、长短，从根本上说，不外乎正（阳）邪（阴）双方的斗争。正邪双方斗争的结果，决定疾病好转还是恶化，所以必须考虑正邪（阴阳）两方面因素，既采用补气、补血、补阴、补阳一类扶助正气的药物，并配合适当营养和休息以增强体质，提高机体抗病能力，又采用发汗、清热、凉血、解毒、攻下、利水、清导、驱虫、活血化瘀一类攻逐邪气的药物或运用针灸等治疗方法，以消除机体内的毒性物质，恢复机体的阴阳平衡，达到邪去正复的目的。

　　三因制宜，就是根据天、地、人的变化情况，制定适宜的治疗方法，这体现了天人合一的整体思想。治病时不但要考虑病人的情况（如疾病症状、性别、年龄、职业等），还要考虑到自然环境、社会环境等因素，包括天体运动、时间推移、时令节气、物候变化、五方地域、地势高下、居住环境等。这种思想导致了中医时间医学、天文医学、物候医学、地理医学、环境医学的发达，与未来医学从生物医学模式向生物—心理—社会医学模式转换的大趋势不谋而合。

　　正治反治，是中医的正常治法与反常治法。正治就是以消除疾病征象为目的的治法。病人发寒，就用热法治疗；发热，就用寒法治疗。这就是寒者热之、热者寒之、虚者补之、实者泻之。而反治则相反，不是逆其征象而治，而是顺其征象而治，寒症反而用寒药，热症反而用热药，就是寒因寒用、热因热用、通因通用、塞因塞用。这是一种在特殊情况下采用的措施，如某些病情危重、复杂的患者，由于机体不能正常地反映邪正相争的病理变化，所表现的征象与疾病的本质不一致或相反，本来是寒症却表现为热象，这时如果还用寒药就会铸成大错。因此，所谓"反治"实际上是一种特殊的"正治"。

　　协调阴阳，与"治病求本"其实是一回事，只是换一个角度说一个道理。"求本"求的是"阴阳之本"，要求到这个本，就得协调。疾病就是阴阳不和、阴阳不调，具体表现有阴盛阳衰、阳盛阴衰、亡阴、亡阳等。《素问·生气通天论》说："故阳强不能密，阴气乃绝，阴平阳秘，精神乃治，阴阳离决，精气乃绝。"因此要"法于阴阳，和于术数"，"谨察阴阳所在而调之，以平为期"，要调整不平稳的、离决的阴阳，使之达到和谐、动态平衡的状态，疾病就痊愈了。

　　在这种治疗原则指导下，中医创立了汗、吐、下、和、温、清、消、补八法。在几千年的医疗实践中，中医以其独特的治则、治法，取得了令西方人也不得不佩服的疗效。

二、一草一木一太极

人时时刻刻都在与外界进行着能量交流，并通过新陈代谢，维持着人与环境和自身的平衡。在所有这些环节中，除呼吸之外，饮食最为重要。因此身体一旦发生病变，有针对性地选择药物作为饮食的替代和补充，便成为诸多治疗手段的首选。中国传统医学的药物治疗，对于入药材料的选择、药性的分析及功效原理的解释等，均受到了易学直接或间接的影响。或者说，易学在中药理论建立和实践两方面都起到了方法论的作用。

取象比类——中药体系的理论依据

《周易》的核心方法就是以象比附万物，其六十四卦能形象地反映各种事物。根据这一原则，古人把万事万物都融进一个以周易符号为核心的"象"的世界里，进而认为，在同一个象的类别之下，其性相通，尤其是矿物、植物、动物之间存在着互补关系。这便成为中药理论的基本指导思想，具体表现在四气五味、升降浮沉、归经以及功效等方面。

四气是指药物的寒、热、温、凉四种属性，五味是指药物的辛、甘、酸、苦、咸五种药味。但四气五味并非凭空产生，而是取象比类于四时五行的结果。如明代缪希雍认为："天布令，主发生，寒热温凉，四时之气行焉，阳也；地凝质，主成物，酸苦辛咸甘淡，五行之味滋焉，阴也。"（《神农本草经疏·序例》）即把四气当作天的阴阳，随四季而变化；五味由地所生，随五行属性而有分别。通过这种取象方式，将中药基本性质与产地和采收时间密切地联系起来，并以象为媒，纳入能囊括万事万物的巨大符号体系。

升、降、浮、沉是对中药属性变化规律的一种概括，升与浮是指向上、向外的作用，沉与降是指向下、向里的作用。清代吴瑭运用"象形"的方法来解释这种变化："盖芦主生，干与枝叶主长，花主化，子主收，根主藏，木也；草则收藏皆在子。凡干皆升，芦胜于干；凡叶皆散，花胜于叶；

凡枝皆走络，须胜于枝；凡根皆降，子胜于根。由芦之生而长而化而收，子则复降而升而化而收矣。此草木各得一太极之理也。"(《温病条辨·草木各得一太极论》)这说明中药的升、降、浮、沉与药用部位和质地轻重有着密不可分的关系。比如，花叶及质轻的药物，其性质多为升浮，如辛夷、荷叶、升麻等；籽实及质重的药物，其性质大都沉降，如苏子、枳实、熟地、磁石等。当然，这种取象比类的方式，仅是一般性原则，不排除某些药物具有特殊性。

中药的归经理论，主要依赖于五行思维。它与脏腑的取象比类相对应，指药物对人体某部分的选择性作用，包括诸脏腑及经络。李东垣对此简要地列出了纲领，如下：

> 东方甲风乙木，其气温，其味甘，在人以胆、肝应之。
>
> 南方丙热丁火，其气热，其味辛，在人以心、小肠、三焦、包络应之。
>
> 中央戊湿，其本气平。其兼气温凉寒热，在人以胃应之；己土，其本味咸，其兼味辛甘酸苦，在人以脾应之。
>
> 西方庚燥辛金，其气凉，其味酸，在人以大肠、肺应之。
>
> 北方壬寒癸水，其气寒，其味苦，在人以膀胱、肾应之。(《东垣试效方》)

此外，中药取象比类原则尤其体现在对中药功效的确定方面。据此原则，历代医家逐渐总结出中药功效与药物的形态、结构、部位、状态、质地、颜色和生态等因素的密切关系。例如根据中药形态确定功效时，吴瑭认为"盖鸡子黄有地球之象，为血肉有情，生生不已，乃奠安中焦之圣品"，故能"镇定中焦，通彻上下"(《温病条辨·下焦》)；在论述部位与功效时，张秉成说"皆用皮者，因病在皮，以皮行皮之意"(《成方便读》)；汪机则强调了虎胫的药效，"虎之强悍，皆赖于胫……故治脚胫无力用之"(《本草纲目》引《本草会编》语)。其他如以猪腰子补肾、以牛眼治眼、以猪膀胱治遗尿等，不胜枚举。此外诸如颜色、质地、生态、结构等一切可以通过直观把握的外显特征和内在属性，都可成为取象比类、认定药效的依据。

总之，医家以五行理论为纽带，为动物、植物、矿物和人建立了普遍联系，并在五气互补思想的指导下，建立了中药的理论模式。即使易学在早期很少直接参与中药理论的建构，但取象比类的易学思维和阴阳、四象、五行的模型，对于中药学体系的建立起到了方法论的指导作用。更何况，后来人们把八卦与五行相配，进而直接运用易理来分析药理，越到后来，这种联系就越密切，几近水乳交融。

中药法象——方剂制定的应用原则

《周易》八卦与五行的关系是：水对应坎卦，火对应离卦，金对应乾、兑两卦，木对应巽、震两卦，土对应坤、艮两卦。这种关系再与阴阳理论相配，就建立起相对完整的易学符号体系。这也为中医方剂学在实际应用中以卦象阐发药性、方义提供了方便。李东垣曾制有"药象阴阳补泻图"（见图 7-11），把中药的四气五味和升降浮沉的性能都用卦象、时间加以说明，使人一目了然。

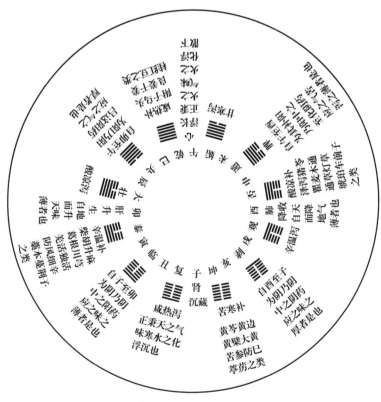

图 7-11　药象阴阳补泻图

　　此外，历代医家以易理直解方义，也成为方剂学的重要研究思路。直接采用卦象或卦爻辞进行命名的方剂很多，如太极丸、两仪膏、坎气丹、坎离丸、清震汤、贞元饮、巽顺丸、坤顺丹、丽泽通等。至于用卦象解释方义者更不鲜见，仅举数例如下：

　　坎离丸　其功用是滋肾水、泻心火、交通心肾，主治痨瘵、肾水不足、心火旺盛、虚烦不眠、腰膝酸痛等症。方名中的坎、离皆取自《周易》的卦名。在中医学中，心于五行属火，肾于五行属水。因离为火，坎为水，故离卦配心火，坎卦配肾水。这样，离与坎，也就是心与肾的关系，或水与火的关系。唐宗海在《医易通说》中说："日者，离之精，水者，坎之气，化生人物，全赖水火。盖乾南坤北，一交而变为坎离，所以后天功用，全在水火。人身心配离火，肾配坎水。"通过本方可使心火下降，肾水上济，促成心肾相交，故有坎离之谓。

　　交泰丸　交泰丸一方，主治心火偏亢、心肾不交所引起的不寐怔忡。交泰，语出自《周易·泰卦·象传》，"天地交，泰。后以财成天地之道，辅相天地之宜，以左右民"。泰的卦象是下乾上坤，乾为天，天在上而位居于下；坤为地，地在下而位居于上。这样天地交而能变通，故称为泰。本方用辛甘大热之肉桂，温补肾间命门相火，鼓舞肾水化气上升；用黄连之苦寒，直折心火上炎，引导心火下行。如此一补一泻，一清一温，调其坎离水火，或谓阴阳之升降，则水火既济，天地交泰，故名交泰丸。

　　巽顺丸　巽为八卦之一。《周易·说卦传》说，"巽，入也""巽为木，为风……为白""巽为鸡"。另外巽卦为巽下巽上，有卑顺之意。本方清热、降逆、止血，主治妇女倒经。方中茜根凉血止血，活血祛瘀；乌贼骨收敛止血；乌骨白毛鸡及鲍鱼均用于治妇女崩中。李时珍说："鸡属木，而骨反乌者，巽变坎也，受水木之精气，故肝肾血分之病宜用之。"三药入于鸡腹内焙干，用百劳水服用，有清热、降逆、止血之效。

　　清宫汤　"清宫"一语，出自《史记·孝文本纪》，意为清理宫室。本方则指清心。吴瑭曰："谓之清宫者，以膻中为心之宫城也。"他详细论述了本方各味对清心的作用："火能令人昏，水能令人清，神昏谵语，水不足而火有余，又有秽浊也。且离以坎为体，元参味苦属水，补离中之虚；犀角……亦能补离中之虚，故以二物为君。"此后他又论述了莲心、连翘、竹叶、麦冬等所起的辅助作用，认为它们"以散心中秽浊之结气，故以之为臣"（《温病条辨》）。本方虽不以卦象爻辞入名，却仍以易理解释方义，体现了易理在方剂学实践中的指导作用。

由此，我们可以看出，在中药学的实践中，易学最直观的应用首先就是方剂的命名，但这仅为表层现象；其次是以卦象配阴阳五行，作为解释方义的根据，但这也仍停留在对易学符号（语言）的应用层面。事实上，易学对中药最根本的影响在于方法论，即为中药学的建设提供了"取象比类"的研究方法及阴阳、五行、八卦等一整套符号模式。这种影响是深入骨髓的，甚至可以不留痕迹。一旦掌握了这一根本，理解了"一草一木一太极"的精义，那么蔚然壮观的中药宝库便可了然于胸。

三、时空支配下的针灸

中医以一根小小的银针，令世界惊叹。

针灸是西方接受中医的先导，以至于在相当多的西方人眼里，中医就是针灸。甚至不少西方国家的法律只承认针灸，而不承认中医中药。

针灸是神奇的。你头痛他可能会在你脚上扎一针，你肚子痛他可能会在你手上扎一针，结果就真的不痛了。你要动大手术甚至不需要打麻药，只要扎几针，你不仅手术时不痛，而且可以谈笑自如。

针灸的神奇或许在于经络，或许在于某一种时空力量……针灸取穴的方法多种多样，有一类方法是依据时间来取穴的，如子午流注、灵龟八法、飞腾八法……有一类方法是依据空间（局部全息元）来取穴的，如眼针、耳针、鼻针、手针、足针、脐针……

这些独特的针灸取穴法，均是对象数符号模型的应用。

子午流注

子午流注针法是一种按照治疗时间选取相应的五输穴和原穴进行针灸治疗的方法，为按时取穴法的一种。

子午流注思想源于《黄帝内经》和《周易》，具体方法形成于金元时期。金代何若愚《流注指微赋》，何若愚著、阎明广注《子午流注针经》等有详细介绍。

子午流注的理论依据是《周易》天人合一观、时空合一观，子午流注的理论基础是《周易》象数学。

所谓子午，即时间变化；所谓流注，即十二经脉气血运行的过程，以及在十二经脉的井、荥、俞（原）、经、合等特定腧穴上所呈现的气血盛衰变化状态。

人体中十二经脉的气血流注及其五输穴、原穴的气血盛衰情况，由于年、月、日、时等时间的变化而相应有所不同。子午流注就是根据这些原理，按时选取有关腧穴进行治疗的。

子午流注的开穴时间，是依据日、时的天干地支来计算的。

运用子午流注针法时，要在阳日、阳时开阳经之穴，阴日、阴时开阴经之穴，要将患者接受治疗的时间所代表的干支找出来。然后逐日按时取穴，选取十二经脉的六十六穴位。

天干、地支和脏腑、经络的相配关系可用两首歌诀表示。

一是天干与脏腑、经络相配。"甲胆乙肝丙小肠，丁心戊胃己脾乡，庚属大肠辛属肺，壬属膀胱癸肾脏，三焦亦向壬中寄，包络同归入癸方。"意为甲日属胆经，乙日属肝经，丙日属小肠经，丁日属心经，戊日属胃经，己日属脾经，庚日属大肠经，辛日属肺经，壬日属膀胱经、三焦经，癸日属肾经、心包经。一说丙日属小肠、三焦，丁日属心、心包（见表7-2）。

表7-2 天干与十二经相配表

日干	甲	乙	丙	丁	戊	己	庚	辛	壬	癸
经脉	胆	肝	小肠	心	胃	脾	大肠	肺	膀胱三焦	肾心包
井穴	足窍阴	大敦	少泽	少冲	厉兑	隐白	商阳	少商	至阴	涌泉

一是地支与脏腑、经络相配。"肺寅大卯胃辰宫、脾巳心午小未中，申膀酉肾心包戌，亥焦子胆丑肝通。"意为寅时肺经气旺，卯时大肠经气旺，辰时胃经气旺，巳时脾经气旺，午时心经气旺，未时小肠经气旺，申时膀

胱经气旺，酉时肾经气旺，戌时心包经气旺，亥时三焦经气旺，子时胆经气旺，丑时肝经气旺（见表7-3）。

表7-3　地支与十二经脉相配表

十二支	子	丑	寅	卯	辰	巳	午	未	申	酉	戌	亥
十二经	胆	肝	肺	大肠	胃	脾	心	小肠	膀胱	肾	心包	三焦

子午流注用的是五腧穴。五腧穴指井、荥、俞（原）、经、合，是十二经脉分布在肘膝以下的五类腧穴的统称。五腧穴描述了人体气血运行的情况。

井——象征经气如泉水初出的源头。

荥——指经气尚小，如涓涓流水的小溪。

俞（原）——指经气渐盛，如水流灌注。

经——指经气更盛，有如滔滔江水经过。

合——指经气充盛，并汇集在一起，有如江河归入大海。

古代医者认为，这些腧穴不但是经气出入、经血交流、阴阳交会之处，还是治疗各种疾病的针灸穴位。针灸学认为，人体周身三百六十六穴统于手足六十六穴，即十二经脉的五穴。

纳子法

纳子法又称纳支法，是按时辰的地支属性来选取十二经脉五穴和原穴，每天轮遍十二经脉的按时取穴法。其推算规则，以十二地支与十二经脉相配，配穴的运算周期为十二时辰。

纳子法取穴的具体方法如下：

时辰配经络取穴。不论何日何时，以一日十二时辰相配十二经脉来开穴，即以经脉经气流注时辰开穴。如足阳明胃经气血流注时辰为辰时（7～9时），此时可取足阳明胃经的腧穴治疗。再如肺经有病，可在寅时（3～5时）取肺经腧穴治疗。

明代杨继洲《针灸大成》说："人每日一身周流六十六穴，每时周流五穴。"明代李梴《医学入门》说："周身之三百六十六穴，统于手足六十六穴。"根据上述理论，将一个时辰两小时配合一经，如：寅时肺经流注，气血方盛，以五腧穴代表该经取穴，每隔二十四分钟流注一穴，如7时24分至7时48分取内庭穴，7时48分至8时12分取陷谷、冲阳穴，余下的依此类推。

近代针灸专家承淡安谈及子午流注针法时说："一天中以十二个时辰为主，每一个时辰配合一经，并不限定在某一时辰内应取某穴，仅是规定了某一时辰配合某一经，在这个时辰内，该经自起点、终点的各穴都可以适用。例如：'每朝寅时从中府起，循臂下行，至少商止。'"这就是说，每天的寅时从中府穴到少商穴，手太阴肺经十一个穴都可施行针灸，其他各时辰流注的经穴亦如此。

补母泻子取穴。此法根据《黄帝内经》"实则泻其子，虚则补其母"的原则，选取相应腧穴。实证时，在气血流注至患病经脉的时辰，取该经的子穴进行针灸（用泻法）；虚证时，在气血流过患病经脉的时辰，取该经的母穴进行针灸（用补法）；虚实不显著或补泻时辰已过时，则取患病经脉的本穴（与该经具有相同五行属性的五输穴）或原穴来进行治疗。

如肺经病（肺经在五行属金），实证可在寅时（一天中，气血流注至肺经最盛时）取子穴尺泽（属水、金生水），用针刺泻法；虚证可在卯时（一天中，气血刚流过肺经之时）取母穴太渊（属土、土生金），用针刺补法。如虚实之证不明显，或寅、卯时辰已过，则取经渠（属金）或太渊（原穴）来进行治疗（见表7-4）。

表7-4　补母泻子取穴法表

经别	五行	流注时辰	症候举例	补法		泻法		补泻时辰已注	
				母穴	时辰	子穴	时辰	本穴	原穴
肺	辛金	寅	咳喘、心烦、胸满	太渊	卯	尺泽	寅	经渠	太渊
大肠	庚金	卯	齿痛、咽喉及面口鼻疾	曲池	辰	三间	卯	商阳	合谷
胃	戊土	辰	腹胀、烦满、脚气	解溪	巳	厉兑	辰	三里	冲阳

续表

经别	五行	流注时辰	症候举例	补法		泻法		补泻时辰已注	
				母穴	时辰	子穴	时辰	本穴	原穴
脾	己土	巳	舌本强、腹胀满、体重、黄疸	大都	午	商丘	巳	太白	太白
心	丁火	午	咽干、舌痛、掌热	少冲	未	神门	午	少	神门
小肠	丙火	未	项强、颔肿、肩痛	后溪	申	小海	未	阳谷	腕骨
膀胱	壬水	申	头项、腰、背、腘、喘、痛、癫痫	至阴	酉	束骨	申	通谷	就骨
肾	癸水	酉	心悸、腰痛、少气	复溜	戌	涌泉	酉	阴谷	太溪
包络	君火	戌	痉挛、心烦、胁痛、妄笑	中冲	亥	大陵	戌	劳宫	大陵
三焦	相火	亥	耳聋、目痛、喉闭、癃闭	中渚	子	天井	亥	支沟	阳池
胆	甲木	子	头痛、胁痛、疟疾	侠溪	丑	阳辅	子	临泣	丘墟
肝	乙木	丑	胁痛、疝气、呕逆	曲泉	寅	行时	丑	大敦	太冲

纳甲法

纳甲法，又称纳干法，是根据针灸治疗的日、时天干属性来选取穴位进行治疗的方法。

纳甲法以一个时辰为取穴单位，10天轮遍六十六穴（十二经脉五输穴和原穴）。

取穴原则和方法是：阳日（日天干属阳）、阳时（时天干属阳）取阳经穴，阴日（日天干属阴）、阴时（时天干属阴）取阴经穴。在应用时，先推算治疗时的年、月、日、时的干支，然后结合十二经脉气血流注和井、荥、俞（原）、经、合穴五输穴五行相生规律而顺次取穴处方。临床应用的方法很多，较简单的是查表法。本法的取穴运算周期为10天（共120个时辰），其中60个时辰为主穴开穴时辰，共取72个穴位，60个时辰为主穴闭穴时辰。

为了扩大本法的应用范围，可采用合日互用法。具体方法是甲与己、乙与庚、丙与辛、丁与壬、戊与癸互为合日，在合日期间可以互相应用相同时辰的开穴。如甲日（阳日）的阴时无穴可开，可用己日相同时辰的开穴来代替；己日（阴日）的阳时无穴可开，可用甲日相同时辰的开穴来代替等。在正常情况下（阳日阳时、阴日阴时）所取定的腧穴称为主穴，而合日互用所取定的腧穴则称为客穴。

徐凤作有《子午流注逐日按时开穴歌》，如下：

甲日 { 甲日丑时去行间，卯神太溪大陵还；
巳时商丘尺泽未，中冲酉戌窍阴返。

乙日 { 乙日子时前谷荥，丘墟寅过陷谷关；
阳溪水流辰时过，午时委中巳归山。

丙日 { 丙日丑时太白冲，经渠卯到巳阴谷；
未时劳宫少泽申，内庭戌时得胜还。

丁日 { 丁日三间腕骨子，昆仑寅时阳陵辰；
中冲午时少泽未，大都酉亥太渊神。

戊日 { 戊日丑时复溜过，曲泉卯巳大陵弯；
厉兑午申二间是，束骨冲阳戌时还。

己日 { 己日子时阳辅来，小海寅辰支沟裁；
隐白巳时鱼际未，太溪白（太白）酉中封亥。

庚日 { 庚日丑时少海深，间使卯辰商阳寻；
通谷午时临泣是，合谷阳谷申戌分。

辛日 { 辛日戌时三里求，寅开天井少商卯。
然谷巳未太渊冲，酉开灵道亥阴陵。

壬日 { 壬日丑时曲泽云，寅时至阴侠溪辰；
阳池京骨后溪午，解溪申戌曲池云。

癸日　癸日子时关冲返，涌泉亥时流注还。

如甲日丑时（1～3时）开肝经荥穴，即行间穴；甲日卯时（5～7时）开心经俞穴，阴经无原穴则以俞穴代，这叫返本还原，故要开大陵和太溪穴；甲日巳时（9～11时）开脾经经穴即商丘穴；甲日未时（13～15时）开肺经合穴即尺泽穴；甲日酉时（17～19时）开心包经井穴即中冲穴；甲日戌时（19～21时）开胆经井穴即足窍阴穴。余下的依此类推。

养子法

养子法是养子时刻注穴法的简称，首见于金代何若愚撰、阎明广注的《子午流注针经》。养子是指五行母子相生；时刻是古人用铜壶滴漏将一日昼夜即十二个时辰分为百刻；注穴是指十二经脉气血各至本时所注，井、荥、俞、原、经、合共六十六穴。

此法逐时于经气注脏腑井荥之穴，每一时辰相生养子五度，各注井、荥、俞、经、合五穴，昼夜十二时辰气血运行过六十腧穴，时时有穴，日日相连，循环不息，每穴平均流注为24分钟。这与每一时辰气血通过一个腧穴的纳甲法有所不同。

养子时刻注穴歌诀曰：

> 甲时胆经井窍阴，相生小肠前谷荥。
>
> 又生胃经陷谷俞，返本还原丘墟注。
>
> 继生大肠阳溪经，合是膀胱委中穴。
>
> 乙时肝经井大敦，相生心经少府荥。
>
> 又生脾经太白俞，返本还原太冲注。
>
> 继生肺经经渠经，合是肾经阴谷穴。
>
> 丙时小肠井少泽，相生胃经内庭荥。
>
> 又生大肠三间俞，返本还原腕骨注。
>
> 继生膀胱昆仑经，合是胆经阳陵穴。
>
> 丁时心经井少冲，相生脾经大都荥。

又生肺经太渊俞，返本还原神门注。
继生肾经复溜经，合是肝经曲泉穴。

戊时胃经井厉兑，相生大肠二间荥。
又生膀胱束骨俞，返本还原冲阳注。
继生胆经阳辅经，合是小肠小海穴。

己时脾经井隐白，相生肺经鱼际荥。
又生肾经太溪俞，返本还原太白注。
继生肝经中封经，合是心经少海穴。

庚时阳明井商阳，相生膀胱通谷荥。
又生胆经临泣俞，返本还原合谷注。
继生小肠阳谷经，合是胃经三里穴。

辛时肺经井少商，相生肾经然谷荥。
又生肝经太冲俞，返本还原太渊注。
继生心经灵遵经，合是脾经阴陵穴。

壬时膀胱井至阴，相生胆经侠溪荥。
又生小肠后溪俞，返本还原池京骨。
继生胃经解溪注，合是大肠曲池穴。

癸时肾经井涌泉，相生肝经行间荥。
又生心经神门俞，返本还原太溪陵。
继生脾经商丘经，合是肺经尺泽穴。

阳干重见纳三焦，井荥俞经合相连。
关冲液门中渚是，阳池支沟天井穴。

阴干重见纳心包，井荥俞经合相连。
中冲劳宫大陵是，间使曲泉再周转。

如甲日甲戌时胆经气出窍阴穴为井，流至小肠经前谷穴为荥，注胃经陷谷穴为俞，返本还原丘墟穴为原，注大肠经阳溪穴为经，入于膀胱经委中穴为合而终，正是木火土金水相生五度一时辰流注五穴而止。

灵龟八法

灵龟八法是按日、按时、按卦取穴的方法，又称奇经纳卦法。此法运用九宫八卦原理，依据阴阳演变之道，结合人体奇经八脉气血的汇合，配合八个经穴及天干地支、河洛数字进行推算。它与子午流注法一样依据的是日、时的干支，不同的是，子午流注选取六十六穴，而灵龟八法只选取八穴，以八个穴位配合八卦，从八卦的阴阳演变决定按时取穴，取穴运算的周期为60天。

八卦九宫数

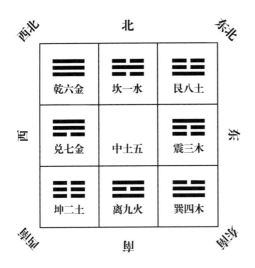

图 7-12　八卦九宫数图

八卦九宫数为戴九履一，左三右七，二四为肩，六八为足，五居中央。即离九坎一，震三兑七，坤二巽四，乾六艮八，坤又居五（见图 7-12）。

针灸治疗九宫数的计算方法为，由针灸治疗当时的日天干、日地支、时天干、时地支四个代表数值相加，得一和数，阳日将此和数被9除，阴日将此和数被6除，所得的余数（不是商数）就是九宫数。如恰能尽除，则阳日的九宫数是9，阴日的九宫数是6。其公式为（日干＋日支＋时干＋时支）÷9（阳）/6（阴）＝商……余数，所余数值相对的穴位便是要开的穴位。若除尽不余，阳日作九计，阴日作六计（见表7-5）。

表7-5 针灸治疗九宫数表

代表数值	日天干	日地支	时天干	时地支
10	甲、己	丑、辰、未、戌		
9	乙、庚	申、酉	甲、己	子、午
8	丁、壬	寅、卯	乙、庚	丑、未
7	丙、戊、辛、癸	子、巳、午、亥	丙、辛	寅、申
6			丁、壬	卯、酉
5			戊、癸	辰、戌
4				巳、亥

九宫、八卦与八会穴

八会穴就是八脉相通的八个穴位。它与八卦的配合是：乾配公孙，艮配内关，巽配临泣，震配外关，离配列缺，坤配照海，兑配后溪，坎配申脉（见表7-6）。其歌诀如下：

　　乾属公孙艮内关，巽临震位外关还，

　　离居列缺坤照海，后溪兑坎申脉联。

表7-6 九宫、八卦与八穴的配属关系表

八卦	九宫	八穴	八卦	九宫	八穴
乾	六	公孙	巽	四	临泣
坎	一	申脉	离	九	列缺
艮	八	内关	坤	二五	照海
震	三	外关	兑	七	后溪

当八卦用数字表示时，它与八会穴配合的歌诀如下：

　　坎一联申脉，照海坤二五，

　　震三属外关，巽四临泣数，

> *乾六是公孙，兑七后溪府，*
>
> *艮八系内关，离九列缺主。*

开穴法及临床运用

灵龟八法的开穴法即：求出针灸治疗时的九宫数，然后查出九宫数所对应的八会穴。

如乙丑日壬午时来诊，日天干为乙（9），日地支为丑（10），时天干为壬（6），时地支为午（9），以上四个数字（指括号内的数字）相加的和为34。乙日为阴日，用6除34得商数为5，余数为4，这个余数4即九宫数。该九宫数所代表的八卦为巽，代表穴是临泣，因此此时的灵龟八法选穴为临泣穴。

灵龟八法体现了八卦系统整体观思想。奇经纳卦图中的经卦按文王八卦方位排列，九数按洛书数图排列，文王八卦与洛书数图是象与数的对立统一。而将八会穴分属于文王八卦，是八卦古朴系统整体观的运用与发展。

此法日干配数包含着河图数的原理。日干之中，甲己化土，土的成数是十，因此甲己为十；乙庚化金，金的成数是九，因此乙庚为九；丙辛化水，水的成数是六，因离火中含坎水，故以火的成数七表示；丁壬化木，木的成数是八，因此丁壬为八；戊癸化火，火的成数是七，因此戊癸为七。日支之中，寅卯属木居东，为成数八；巳午属火居南，为成数七；辰戌丑未属土旺于四季，为成数十；申酉属金居西，为成数九；亥子属水属北，因离火含坎水，故取火的成数七。

而时干支配数则运用了老阳之数的计算原则，从甲或子数至第九数，分别为壬或申，壬与申为老阳之数的代表。任何一个干支的配合总是以该干支到壬甲的间隔数的成数来确定的。

飞腾八法

飞腾八法是根据时辰的天干属性选取八脉交经八穴进行针灸治疗的取

穴法。其取穴运算周期为五天。

本法与灵龟八法都选取八穴，不同的是，灵龟八法要考虑日和时的干支，而本法则不论日的干支，只以时辰的天干为主。

飞腾八法的歌诀如下：

> 壬甲公孙即是乾，丙居艮上内关然，
>
> 戊为临泣生坎水，庚属外关震相连，
>
> 辛上后溪装巽卦，乙癸申脉到坤传，
>
> 己土列缺南离上，丁居照海兑金生。

其时辰、八脉交经八穴及与八卦配属的关系如表7-7所示。

表7-7　时干、八卦与八穴配属关系

时干	八卦	开穴	时干	八卦	开穴
甲	乾	公孙	己	离	列缺
乙	坤	申脉	庚	离	外关
丙	艮	内关	辛	巽	后溪
丁	兑	照海	壬	乾	公孙
戊	坎	临泣	癸	坤	申脉

此法应用于临床时，在按时开穴时，常主客配合使用。如公孙合内关，申脉合后溪，照海合列缺，外关合足临泣。先针主穴，后针客穴。

飞腾八法的原理是纳甲说。所谓纳甲，是以月亮的晦朔盈亏以象八卦，再纳以天干，以此显示八卦消息的学说。东汉魏伯阳著《周易参同契》即采用纳甲之说以论炼丹之意。而飞腾八法的时辰、天干与八卦的结合，正是基于纳甲说而确立的。《此事难知》记载了以纳甲法作为针灸补泻的方法，谓"月晦前后各二日属坤，为癸乙，月缺，无泻；月望前后各二日属乾，为甲壬，月满，无补；初三日至上弦，属震仰盂，为庚；上弦日至月望，属兑上缺，为丁；月望日至下弦，属巽，为风，为辛；下弦日至月晦，属艮，纳雨，为丙"。

全息针法

全息针法指针刺人体全息元的方法。眼针以及耳针、鼻针、头面针、手针、足针、脐针等局部针疗法，都属于全息针法的范畴，又都依据后天八卦定位。笔者在《后天八卦与人体全息律》一文中已详尽论述，在这里只举眼针为例。

眼针疗法最早源于华佗的观眼识病法。辽宁中医学院名老中医彭静山依据后天八卦方位原理加以改进，去掉华佗八廓八卦眼睛经区中的命门，代之以三焦，其眼区八卦与脏腑经络的配合关系见表7-8。

表7-8 眼区八卦与脏腑经络配合表

乾	坎	艮	震	巽	离	坤	兑
肺	肾		肝		心	脾	
大肠	膀胱	上焦	胆	中焦	小肠	胃	下焦

眼针的穴位不另起名，根据观眼识病和经络分布的八个经区，穴位在眼眶外一周，距离眼球一横指之外，上眶在眉毛下际，下眶离眼眶边缘二分许，叫"眼周眶区穴"。

眼针疗法是一种有效的针刺疗法。其他局部针即全息针疗法，也都具有一定的治疗效果。

运八卦推拿法

除了针灸外，称得上神奇的还有中医的推拿按摩技术，其中与象数模型有关的就是运八卦的按摩手法，主要用于小儿推拿，明代以前即有所记载。陈氏《小儿按摩经》(载于明代杨继洲的《针灸大成》)，以八卦论述推拿部位及治疗范围。周子藩《推拿秘法》总结了八卦推拿术的规律。清代临床医生将其进一步完善、充实了八卦手掌推拿的理论和经验，《厘正按摩要术》《幼科推拿秘书》均有详细记载。

运八卦推拿法，是一种以后天八卦方位配属脏腑五行为原理进行推拿治病的方法。按八卦方位进行推拿，可以补泻脏腑虚实、调整脏腑气机、宣肺解表、安神定志、祛除邪气，从而治疗疾病。

运八卦推拿法将手掌按八卦方位划分脏腑，其手掌图分阳掌图与阴掌图。（见图7-13、图7-14）。

阳掌为手掌正面。掌心为内劳宫，上为离，下为坎，左为震，右为兑，左上为巽，右上为坤，左下为艮，右下为乾，称为内八卦。阴掌为手掌背面，掌背心为外劳宫，八卦位置与阳掌相同，称为外八卦。

阴掌图一般认为男当运左掌，女当运右掌。

揉外八卦，主凉，除脏腑秘结。运内八卦，以大指面自乾起，运至兑止，到离宜轻运，恐推运心火，余均从重，能开胸化痰。

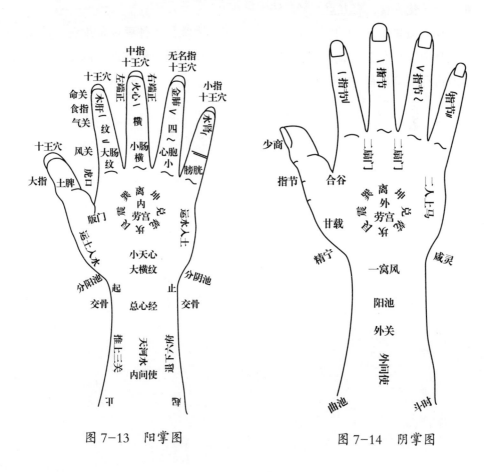

图7-13 阳掌图　　　　　图7-14 阴掌图

　　治疗心热痰迷，可用左手拿儿左手四指，掌心朝上，右手四指托儿手背，以大指自乾运起至震卦略重，又轻运七次为安魄，再自巽起推至兑四卦，照前七次为定魂；又自坤至坎七次，能退热；又自艮至离七次，能发汗；若咳嗽，自离运至乾七次，再坎离二宫直推七次，为水火既济。

　　治疗肾脾病，可用运水入土、运土入水法，即将儿手掌向上，医用右大指面，蘸葱姜汤，由肾水起，经乾坎艮三宫边过，至脾土止，为运水入土，治痢疾。由脾土起，经艮坎乾三宫边过，至肾水止，为运土入水，治泄泻。

　　治疗气闷满胀、乳食停滞等证，可从乾宫向兑坤小指边左旋到坎，归乾，为一运，其运离宫则从大拇指指甲上过去。此法开胸化痰，除气闷满胀。至于化乳食，有九重三轻之法。

　　运八卦推拿法的原理符合生物全息律。手掌是人体整体的缩影，能反映人体脏腑的信息，而八卦正是宇宙人体全息的时空结构图，因此，按照八卦进行推拿是有一定道理的。

第八章

运气——生命的预测

经常会听到这样的话："今天我运气不好，真倒霉。""希望你交上好运。"

"运气"是一个人命运、遭遇的代名词。

中医讲的运气虽然不是指这种个人时运，但却是讲天人大运的。

中医的运气，是五运六气的简称。运气学说，是我国古代研究天时气候变化以及这种变化对生物影响的一种学说。它以自然界的气候变化，以及生物体（包括人体在内）对这些变化所产生的相应反应作为基础，把自然气候现象和生物的生命现象统一起来，把自然气候变化和人体的发病规律统一起来，从宇宙的节律上预测气候变化对人体健康与疾病的影响。

运气学说，实质上也是对象数符号模型的运用，它以五行、六气、三阴三阳等理论为基础，以天干、地支等作为演绎的工具符号，来推论气候变化、生物的生化和疾病流行。它提出了"天六地五"的格局以及六气季节划分法。从黄道大寒点开始，每隔 $365\frac{25}{6}$ 天为一季，定量标定岁气的流变，是对象数符号模式的推进与发展。

运气学说的目的就是找到自然现象与生命现象共同的周期规律，从而摸索出周期性流行病、多发病的防治方法。天干、地支是运气的演算符号，天干、地支、干支组合，描述了 10（年）、12（年）、60（年）等周期，昭示了宇宙万物及人体生命的运动过程。

运气学说最早萌芽于战国末期，《吕氏春秋》中已有孟春、仲春、季春等分期及行夏令、秋令、冬令的认识，这是客运的源头。西汉初期成书的《淮南子·天文训》里已有了一年（主运）周期和十年、六十年（客运）周期的记述，它不但规定了客运的五个时段的长度，而且说明了每种运的特性。其后《黄帝内经·素问》对其进行改造修正，将五运与六气相互结合在一起，展示了宇宙生命的运气规律。

五运六气是古圣先贤借助古代天文历法对生命所进行的预测。《黄帝内经》很多篇章都反映了我国古代天文历法的成就，其中仅《素问》就有七篇大论，系统地论述了五运六气的理论。

第一节 《黄帝内经》的天文医学思想

《黄帝内经》蕴涵着较为丰富的古天文学内容，运用天文学知识说明医学原理，建构医学体系。

一、《黄帝内经》的宇宙结构学说及其医学意义

《黄帝内经》的宇宙结构学说

我国古代的宇宙结构学说，主要有盖天说、浑天说和宣夜说三种。

盖天说始于西周前期，主要记载于《周髀算经》。该说认为，宇宙天地的构形是天圆地方。天形如张盖，顶八万里而向四周下垂，日、月、五星在天穹上随天旋转；天如同一磨盘，被推着左转（从东向南向西），太阳和月亮在这个左转的磨盘上右行（从西向南向东）；天穹像一个斗笠，大地像一个倒扣着的盘子，北极是天的最高点，四周下垂；天穹上有日月星辰交替出没，在大地上产生昼夜的变化，昼夜变化是因为太阳早上从阳中出，而夜晚入于阴中。

浑天说始于战国时期，主要记载于东汉张衡的《浑天仪注》。该说认为天是一个浑圆的球，像一个鸡蛋。其中一半贮有水，圆形的地球浮在水面上，天之包地，犹壳之裹黄。中空的圆球如车毂辘般旋转，日、月、星辰附着在圆球的内壳上运行。周旋无终，其形浑浑。

宣夜说始于战国时代，主要记载于《晋书·天文志》。该说认为，天既不是一个蛋壳，也不是一个苍穹或圆面，而是无边无涯的空间。空间中充满了气，日月星辰飘浮在气中，它们的运动受到气的制约，气的作用和运动不是任意的，而是遵循一定的规则。

对于宇宙的结构，《黄帝内经》中有盖天说、浑天说和宣夜说的描述。《灵枢·邪客》说："天圆地方，人头圆足方以应之。"含有盖天说思想。《素问·五运行大论》说："帝曰：地之为下否乎？岐伯曰：地为人之下，太虚之中者也。帝曰：冯乎？岐伯曰：大气举之也。"认为大地悬浮于宇宙之中，但不是凭借水的作用托浮，而是依靠大气的力量支撑。此段既反映浑天说的思想，又含有宣夜说的成分。《素问·宝命全形论》说："天覆地载，万物悉备，莫贵于人，人以天地之气生，四时之法成。"有盖天说的成分，但主要是强调"气"的作用，因而含有宣夜说的思想。可以说《黄帝内经》的宇宙结构观主要是浑天说与宣夜说。

《黄帝内经》的宇宙结构学说的医学意义

《黄帝内经》认为太虚大气托举大地，因此按不同性质将太虚大气分为两大类，即阴气和阳气，阴阳二气形成了天地，即所谓"积阳为天，积阴为地""阳化气，阴成形""清阳为天，浊阴为地"（《素问·阴阳应象大论》）。认为天是清阳的聚积，由于阳气轻清，升散飞扬，不停地运动，因而没有形体；地是浊阴的堆积，由于阴气重浊，沉降凝结，静而固守，因而累积成为具有形体的大地。

由于《黄帝内经》强调大气贯穿于宇宙各处，包括人体内之脏腑经络，因而在它推步气的周日运行即推步太阳周日运行时，自然地将人体与宇宙结构联系起来，将人体气血运行与日行二十八宿直接联系起来。其太虚大气的运行规则，不仅用以描述昼夜、四季进程，而且用以描述对人的影响。《黄帝内经》认为人"以天地之气生"，太虚大气形成了天、地和人。太虚大气不仅作用于大地，而且作用于人，作用于大地的寒、暑、燥、湿、风、火六种阴阳程度不同的气也作用于人，以此可以推测人体得病的情况。

《黄帝内经》对于天文现象的描述往往带有占星术色彩。如《灵枢·九宫八风》的九宫八风图与西汉太乙九宫占盘格局大体一致。古代占星术用于医学，它不是从原始的前兆迷信中产生的，而是由具有丰富天文、气象知识的医学家创造出来的。其中有一部分古天文、历法、气象知识，也有一部分具有必然因果联系的征兆观，因而反映了人与自然密切相应的观点，这些都是我们应当继承的。

二、《黄帝内经》的天球思想及其医学意义

《黄帝内经》的天球思想与浑天说、宣夜说的宇宙观有密切关系。

中国天文学家假设天球上存在一些点和圈，把地球轴线无限延伸的线与天球的交点称为天极，其中轴线在北方上空与天球的交点称为北天极；地球赤道无限延伸的平面与天球相交的大圆圈称为天赤道；地球公转轨道平面无限延伸与天球相交的大圆圈称为黄道；地平面与天球相交的大圆圈称为地平圈。天赤道从东向西划分为十二个方位，以十二地支标记，称为十二辰。十二辰以正北为子，正东为卯，正南为午，正西为酉，向东、向南、向西依次是丑、寅、卯、辰、巳、午、未、申、酉、戌、亥。《灵枢·卫气行》中的"子午为经，卯酉为纬"说的就是这个。天球上有了这些基本的点和圈，天体的视位置和视运动才能得到精确的描述。

《黄帝内经》认为，天球是一个以地球为中心的球形天空，这个天球不是宇宙的界限，但是它的存在为观察天体的视位置和视运动提供了行之有效的天文背景。由于地球自西向东自转和公转，《黄帝内经》所涉及的天体在天球上呈现出两类运动：天球的周年视运动，其中二十八宿在赤黄道带、北斗七星在恒显圈内自东向西左旋，日月五星在黄道自西向东右旋；全部天体的周日视运动，自东向西左旋。

三、日月的运动及其医学意义

日月的运动

对于日、月和五星的运动，《素问·天元纪大论》表述为"七曜周旋"。七曜，即日、月和五星。七曜周旋，是指古人站在地球上所见到的日、月、五星等天体在黄道上的视运动。

太阳的视运动有周日视运动和周年视运动两种。太阳的周日视运动自东向南向西左旋，太阳的周年视运动自西向南向东右旋。《黄帝内经》对太阳视运动的描述是和昼夜四时相联系的。例如《灵枢·卫气行》所说的"昼日行于阳二十五周，夜行于阴二十五周"，是说太阳的周日视运动；《素问·阴阳应象大论》所说的"天有八纪"，是指太阳的周年视运动中，太阳在黄道上的立春、春分、立夏、夏至、立秋、秋分、立冬、冬至八个不同的位置而言。

月亮在空中的周期运动有两种，一种是月相的朔弦望晦变化，称朔望月周期；另一种是月球在恒星背景中的位置变化，即月球绕地球公转一周的运动，称恒星月周期。对于朔望月，《素问·八正神明论》提到"月始生""月郭满""月郭空"的月相盈亏盛衰变化。《灵枢·岁露》说"故月满则海水西盛""至其月郭空，则海水东盛"，已经认识到月亮是引起潮汐的主要因素。对于朔望月周期，《黄帝内经》没有明确论及，但《素问·六节藏象论》有"大小月"的记载。对于恒星月周期，《素问·六节藏象论》仅仅提供了"日行一度，月行十三度而有奇焉"的数据。"月行十三度而有奇"，即月亮每日在周天运行的度数。《黄帝内经》以周天为 $365\frac{1}{4}$ 度，每日行 $13\frac{7}{19}$ 度，则恒星月周期应该是 $365\frac{1}{4} \div 13\frac{7}{19} = 27.32$ 天。

日月的医学意义

《灵枢·岁露》说"人与天地相参也，与日月可相应也。"说明日月与人有密切关系。

日的医学意义，首先表现在太阳的能量对人体阳气的影响上。《素问·生气通天论》说："阳气者若天与日，失其所，则折寿而不彰。故天运当以日光明。是故阳因而上，卫外者也。"人体的阳气，就像天空中的太阳一样，具有维持生命机能、保卫机体和抗御外邪的作用。其次是形成与周日视运动相应的生理节律。该篇又说："故阳气者，一日而主外，平旦人气生，日中而阳气隆，日西而阳气已虚，气门乃闭，是故暮而收拒，无扰筋骨，无见雾露，反此三时，形乃困薄。"平旦、日中、日西、日暮，是根据太阳周日视运动的不同位置所确立的昼夜时间。当人体处在太阳周日视运动确立的不同时间时，人体中的阳气也随太阳所布阳气的变化而变化，白天阳气活跃于外，晚上阳气收敛于内。当阳气拒守于内时，不要扰动筋骨，不要接近雾露，避免邪气的侵袭，这是养生必须注意的基本法则。

月的医学意义，主要体现在月人相关的思想上。首先，月相盈亏的变化对人体血气、肌肉、经络的生理活动产生周期性的影响。《素问·八正神明论》说："月始生，则血气始精，卫气始行；月郭满，则血气实，肌肉坚；月郭空，则肌肉减，经络虚，卫气去，形独居。"《灵枢·岁露》进一步提出"故月满则海水西盛，人血气积……至其月郭空，则海水东盛，人气血虚"，从月相盈亏、月亮对地球的引潮现象考察了月对人的生理作用。其次，月相盈亏对人的发病有影响。《灵枢·岁露》的认识是月满之时"肌肉充，皮肤致，毛发坚，腠理郄，烟垢著。当是之时，虽遇贼风，其人浅不深"；至月郭（廓）空时，"其卫气去，形独居，肌肉减，皮肤纵，腠理开，毛发残，腠理薄，烟垢落。当是之时，遇贼风则其入深，其病人也卒暴"。临床诊治疾病或判断预后时，应该结合天时月相。为此，《灵枢·岁露》提出了"乘年之衰，逢月之空，失时之和"的"三虚"原则，逢三虚，则发病急暴，"其死暴疾也"。《素问·至真要大论》也指出，"遇月之空，亦邪甚也"。再次，月相盈亏，影响治疗效果。《黄帝内经》对此论述颇多。《素问·八正神明论》指出针刺的治疗原则是"月生无泻，月满无补，月郭空无治"，因为"月生而泻，是谓脏虚；月满而补，血气扬溢，络有留血，命曰重实；月郭空而治，是谓乱经"。针刺的具体手法中"以气方盛也，以月方满也，以日方温也"，故要"泻必用方"。对于针刺的用穴数也有明确的规定。《素问·刺腰痛论》说："以月生死为痏数。"王冰注曰："月初向圆为月生，月半向空为月死，死月刺少，生月刺多。"《素问·缪刺论》曰："月生一日一痏，二日二痏，渐多之；十五日十五痏，十六日十四痏，渐少之。"

五星的运动及其医学意义

五星指金、木、水、火、土五星，《黄帝内经》又称太白、岁星、辰星、荧惑、镇星。五星的视运动指观察者从地球上看行星在天球上的位置移动。《素问·气交变大论》论述了五星的视运动，认识到行星的视运动有徐、疾、逆、顺、留、守的运动变化规律，有"以道留久，逆守而小""以道而去，去而速来，曲而过之""久留而环，或离或附"三种运动轨迹，还论述了五星的亮度与颜色的变化，认为五星在运动轨迹的各个位置上，亮度和大小有着不同的变化，尤其是地外行星，在冲前后也就是逆行时，往往显得最亮。

《黄帝内经》认为，天上的五大行星是金、木、水、火、土五行应天之气的表征，直接影响人的五脏。《素问·金匮真言论》说"东方青色……其应四时，上为岁星""南方赤色……其应四时，上为荧惑星""中央黄色……其应四时，上为镇星""北方黑色……其应四时，上为辰星"，认为五大行星是由五行之气化成的。《黄帝内经》还认为，岁运和五大行星视运动有关。《素问·气交变大论》说："岁运太过，则运星北越；运气相得，则各行以道。"岁运太过，则主岁的运星向北偏行；如果没有太过与不及，就在正常轨道上顺行。不仅如此，岁运还与五大行星颜色的变化有关。《素问·气交变大论》说："故岁运太过，畏星失色而兼其母；不及，则色兼其所不胜。"五大行星的颜色有正常、兼其母和兼其所不胜三种颜色。如岁星为木行的青色，所谓兼其母的颜色，兼有水行的青黑色；所谓兼其所不胜的颜色，则兼有金行的白色。显然，这三种颜色都与岁运有关系，体现了五星对中医学的影响。

北斗星及其医学意义

北斗星由北方天空恒显圈内天枢、天璇、天玑、天权、玉衡、开阳、摇光七颗较亮的恒星组成，古人用假想的线把它们连接起来，像酒斗的形状，因此称为北斗。其中天枢、天璇、天玑、天权四星组成斗身，叫斗魁，又称璇玑；玉衡、开阳、摇光三星组成斗柄，叫斗杓，又称玉衡。天枢、天璇两星之间划一条连线并延长五倍处，便是北极星，北极星又称"北辰"，是北方的标志。北极星居中，北斗星自东向西运转于外，旋指十二辰。北斗星主要用来指示方向，确定时节（见图8-1）。

《黄帝内经》中多处提到北斗星和北极星的名称。《灵枢·九宫八风》有

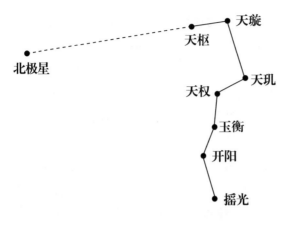

图 8-1　北斗星、北极星

"太一""招摇"的记载，"太一"即北极星，招摇指北斗星的斗柄。《素问·天元纪大论》还有"九星悬朗"的说法。公元前 2000 年前，北斗星靠近北极，北斗七星连同斗柄延伸下去的玄戈（牧夫座 λ）、招摇（天龙座 λ）都在恒显圈内，故称九星悬朗。《黄帝内经》还有北斗星围绕

北极星回转不息的描述，如《灵枢·九宫八风》描述"太一"依次移居九宫，实际上说明了北斗星围绕北极星回转不息，旋指十二辰的运动。

北斗星的医学意义，首先是以北斗指向推知四时阴阳变化来解释六经证候的病理机转。如《素问·脉解》说："太阳所谓肿腰脽痛者，正月太阳寅，寅太阳也，正月阳气出在上而阴气盛，阳未得自次也，故肿腰脽痛也。"正月为一年之首，太阳为诸阳之首，故正月属于太阳，而月建在寅，是阳气升发的季节，但是阴寒之气尚盛，阳气当旺不旺，病及于经，因此腰肿、臀部疼痛。其次，以北斗指向推知四时气候变迁、八方气象变化对人体的影响。如《灵枢·九宫八风》说："太一移日，天必应之以风雨，以其日风雨则吉，岁美民安少病矣。先之则多雨，后之则多旱。"太一从一宫转向下一宫的第一天，也就是节气交换的日子，如果风调雨顺，则年景必然谷物丰收，民众安居，很少疾病。假若交节之前有风雨，是气候有余，就会多雨；假若交节之后多风雨，是气候不足，就会多旱，雨、旱天气人就多病。

二十八宿及其医学意义

古天文学为了观测日、月、五星的运行，确定了二十八群恒星标志，称为二十八宿（见图 8-2）。二十八宿不仅和四象结合，并且和五色、五方、五行相结合，东方苍龙，包括角、亢、氐、房、心、尾、箕七宿；南方朱雀，

包括井、鬼、柳、星、张、翼、轸七宿；西方白虎，包括奎、娄、胃、昴、毕、觜、参七宿；北方玄武，包括斗、牛、女、虚、危、室、壁七宿。《黄帝内经》中已有记载。《灵枢·卫气行》说："天周二十八宿，而一面七星，四七二十八星，房昴为纬，虚张为经。"二十八宿的划分，主要是以土星的视运动作为依据的。《素问·八正神明论》说："星辰者，所以制日月之行也。"这个"制日月之行"的星辰就是分布在赤黄道上的恒星群。此外，又根据木星十二年一周天，每年行经一次，在赤黄道上自西向东把二十八宿重新划归为十二次。十二次的名称是星纪，玄枵、娵訾、降娄、大梁、实沈、鹑首、鹑火、鹑尾、寿星、大火、析木，与二十八宿具有对应的关系。此外，二十四节气与十二次的形成有渊源，二十四节气基于十二次产生。

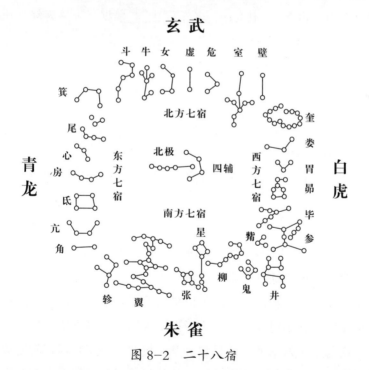

图 8-2 二十八宿

二十八宿的医学意义，首先是依据二十八宿确定人身经脉长度、营卫行度。《灵枢·五十营》说："气行十六丈二尺，气行交通于中，一周于身，下水二刻，日行二十五分。"根据日行二十八宿，经过十二时辰，水漏下一百刻，卫气行身五十周，呼吸一万三千五百息以及一息脉行零点六尺（1

尺≈0.3米）的基本数据，推算人身二十八脉的总长度为十六丈（1丈≈3.3米）二尺，日行一宿卫气行度为一点八周、水下一刻卫气行度为零点五周。其次，根据二十八宿确立十干统运原则。十干统运，又称中运、岁运，通主一年的气运，是推算客运的基础。十干统运的规律是"甲己之岁，土运统之；乙庚之岁，金运统之；丙辛之岁，水运统之；丁壬之岁，木运统之；戊癸之岁，火运统之"（《素问·天元纪大论》）。古人仰观天象，发现丹天、黅天、苍天、素天、玄天五色之气横贯周天二十八宿，而二十八宿又与天干地支方位对应，根据五色之气所在的宿位便可以确定十干统运的原则。

《黄帝内经》是以虚宿为冬至，反映的是夏代的天象。《素问·脉解》说："太阴子也，十一月万物气皆藏于中"，张介宾注"阴极于子，万物皆藏，故曰太阴子也""一阳下动，冬至候也"。根据"子午为经"和"虚张为纬"的说法，《黄帝内经》的冬至点在虚宿。根据《黄帝内经》的天象，二十八宿、十二次、二十四节气具有反旋的对应关系。

第二节 《黄帝内经》的历法医学思想

把年、月、日、时等计时单位按照一定的法则进行编排以便记录和计算较长的时间序列，这种法则叫历法。年、月、日等时间需要借助天体的运动测定，而天体的运动只有基于恒星的背景才能显现出来。制定历法也必须以恒星背景作为时间标尺。为了提供太阳运行的准确标尺，古天文学又把十二次与二十八宿的具体星象分开，按照木星实际运行的度数，将天球赤黄道带自西向东划分为十二次。从按具体星象区划天空上升到按无形的标志点均匀区划天空，抽象的天度和十二次开始具有时间标尺的作用，并使年、月、日的计算进入量化的阶段。至此，观象授时退出历史舞台，历法的时代真正到来。

古人以昼夜交替的周期为一日，以月相变化的周期为一月（现代叫朔望月），以寒来暑往的周期亦即地球绕太阳一周的时间为一年（现代叫太阳年）。以朔望月为单位的历法是阴历，以太阳年为单位的历法是阳历。我国古代的历法不是纯阴历，而是阴阳合历。我国夏代已产生天干十进制记日法，殷商已使用干支记日法、朔望记月法，战国有古六历（古四分历），西汉有太初历、三统历，东汉有四分历（后汉四分历）。《黄帝内经》采用四分历、八节历，并发明了五运六气历。

一、四分历

四分历以一回归年等于 $365\frac{1}{4}$ 日，因岁余四分之一日而得名。四分历又用朔望月来定月，用闰月的办法使年的平均长度接近回归年，兼有阴历月和回归年双重性质，属于阴阳合历。以岁实（也叫岁周，相当于回归年）为 $365\frac{1}{4}$ 日，朔策（也叫朔实，相当于朔望月）为 $29\frac{499}{940}$ 日，通过置闰月来调整岁实与朔策的长度，是一种既重视月相盈亏，又照顾二十四节气，年、月、日均依据天象的历法。

《黄帝内经》实行的也是四分历，采用岁实为 $365\frac{1}{4}$ 日的数据。《素问·六节藏象论》有两段重要的论述，"故大小月三百六十五日而成岁，积气余而盈闰矣""五日谓之候，三候谓之气，六气谓之时，四时谓之岁"。"大小月"的大月为 30 日，小月为 29 日，朔策为 29.5 日，一年计有 354 日或 355 日，属于以十个朔望为标度的太阴历。其中又有二十四节气与气候、物候变化相符，以表示一年之中生物的生化节律。《黄帝内经》的历法不仅具有岁实四分之一这个斗分，而且是以建寅为正，与《历术甲子篇》的四分法一脉相承。

二、八节历

八节历法在《易经》的时代大约还没有确立，但在《易传》的时代可能已经相当成熟。《史记·律书》详细讲了这种八节历法，它以八方风为引，附以星宿、月份、律名、干支等。这八方风为主的历法本质上只是八节历法的详细安排。卢央教授认为《灵枢·九宫八风》里记载了八节历法，并详细介绍了这一历法①。

《灵枢》第77篇《九宫八风》说："太一常以冬至之日，居叶蛰之宫四十六日，明日居天留四十六日，明日居仓门四十六日……明日居新洛四十五日，明日复居叶蛰之宫，日冬至矣。"就是说冬至太一居叶蛰宫，过了46天……太一就到了天留宫等。与八卦对应起来，叶蛰宫就是坎卦所在宫，天留宫就是艮宫，仓门宫就是震宫等；与节令对应，叶蛰宫对应冬至，天留宫对应立春，仓门宫对应春分等。

《灵枢·九宫八风》还进一步记载了太一运行的细节，说："太一日游，以冬至之日，居叶蛰之宫。数所在日，从一处至九日，复返于一，常如是无已，终而复始。"就是说太一除了每46日（或45日）居于八宫之一外，还要每天游一宫。太一运行的路线分为两种，一种是太一环行九宫的路线，一种是飞行九宫的路线。《灵枢·九宫八风》属于飞行九宫的路线，是说太一日游，若第一日在叶蛰坎一宫，第二日就游到玄委坤二宫，第三日就游到仓门震三宫，第四日游到阴洛巽四宫，第五日至中内招摇宫，第六日至新洛乾六宫，第七日到仓门兑七宫，第八日到天留艮八宫，第九日到上天离九宫，然后第十日回到叶蛰宫。第十一日又在玄委坤二宫……第十九日再回叶蛰坎一宫。由此可以推出第28日、第37日、第46日太一都在叶蛰宫，于是太一就会"明日居天留宫46日"。

通过西汉占盘与《灵枢·九宫八风》的比较研究，可以看出，《灵枢·九宫八风》的古天文学内容具有占星术性质。

1977年7月，在安徽省阜阳县汝阴侯墓中发现了两个占盘，其中一个为太乙九宫占盘，是西汉初年的文物，与《灵枢·九宫八风》的九宫八风图酷似（见图8-3）。

据《后汉书·张衡传》注引，太乙九宫占法是先把天盘上的一君对准地盘上的冬至点，

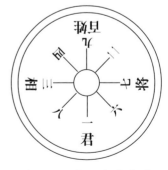

图8-3　太乙九宫占盘

---

① 卢央：《易学与天文学》，中国书店出版社，2003年。

第二日把二宫转到冬至点，第三日把三宫转到冬至点，第四日把四宫转到冬至点，第五日以一宫转达到冬至点，六、七、八、九日各依次行六、七、八、九宫到冬至点，第十日又周而复始。从太乙九宫占盘的使用可以推测《灵枢·九宫八风》的占星方法，这就是《灵枢·九宫八风》所说的"数所在日，从一处至九日，复反于一"。从一宫转到另一宫，则以一君对准地盘上的相应节气，然后以同样方法移日。运占过程中，太一游日有占，太一徙日有占，太一游宫有占。《灵枢·九宫八风》将古代占星术用于医学，讲八方风来会伤害人体的内外部位。可见太乙九宫占盘是占吉凶，而《灵枢·九宫八风》主要占人体和岁时。

九宫八风除去占测的部分外，其主要内容就是将一年的历日压缩在一个图中表示出来。如果所在之日在阴洛宫，即是在立夏之后，那么再看其日游，就可确定所在日太一居何宫。或者反过来，知道太一在何宫，就可反推出所在日距立夏之日数。将二分二至和中宫特别加以点明，就是在使用九宫八风图时，有几个明显的标志点可以作为校准之用。太一在八宫的移徙并没有涉及中宫。但在太一日游中，每一个节令有五次徙入中宫，并且说"是故太一入徙立于中宫，乃朝八风，以占吉凶也"。这说明，设立中宫是用八卦纪日的一个必要的补充，能使八卦纪日法有效地被运用。

《易纬·乾凿度》对这种八卦历作了一种解释："易，一阴一阳，合而为十五之谓道。阳变七之九，阴变八之六，亦合于十五，则象变之数若一。阳动而进，变七之九，象其气之息也。阴动而退，变八之六，象其气之消也。故太一取其数以行九宫，四正四维，皆合于十五。"郑玄对此也进行了解释。太一的运行实际上就是《灵枢·九宫八风》中太一日游的运行路线，但强调整个九宫是具有立体形状的。这个立体形状的九宫可能是对苍穹形的天体的描绘。

三、五运六气历

《黄帝内经》对历法的贡献在于首次独创了五运六气历。下节将详细介绍。

四、《黄帝内经》历法的医学意义

《黄帝内经》五运六气历认为，作用于大地的寒、暑、燥、湿、风、火六种气，不是完全"迟疾任情"的，而是分为有规则的六步。六步气与五行相配应，厥阴配风木，少阴配君火，太阴配湿土，少阳配相火，阳明配燥金，太阳配寒水。这样六步配上五行，就形成了一个五行相生的节令推移规则，就完成了一年太虚大气对大地作用的运转，也就是太阳周年视运动的过程。五运和六气相配合，按照其属性关系可分为相生、相克、同化等，就同化而言，又有太过、不及、同天化、同地化等差别。《黄帝内经》运气历的主要目的是根据气候变化规律推知对人体的影响。比如由客主加临可推测该年四时气候变化是否正常、人体是否得病，如果客主之气五行彼此相生或相同，称为"气相得"，则气候和平，人不病；如果客主之气五行相克，称为"不相得"，则气候反常，人体致病。依据司天、在泉之气，可预测生物的胎孕或不孕、人体的发病或不病。如岁厥阴天之年，人们多发胃脘心部疼痛，上撑胀两胁，咽膈不通利，饮食不下，其病的根本在于脾脏，如果冲阳脉绝，则是死证，不能救治。又如《灵枢·九宫八风》的八方之风，其中"虚风"是中医病因学说的内容之一。以黄道标度日月运行节律，将黄道划分为不同的节点系统，这些节点是太阳在黄道上的特定位置，用以司天地之气的分、至、启、闭，由此定出四时、八正、二十四节气历法，反映天地阴阳之气的消长气数和生命活动的节律，推测人体脏腑气血盛衰变化的规律。

人体的生命活动存在于时空之中，与时间节律有着密切的联系，表现为生命活动的日节律、月节律和年节律。对此，《黄帝内经》有精辟的论述。例如，人体生命活动的日节律，《素问·生气通天论》有"故阳气者，一日而主外，平旦人气生，日中而阳气隆，日西而阳气已虚，气门乃闭"的描述；人体生命活动的月节律，《素问·八正神明论》有"月始生，则血气始精，卫气始行；月郭满，则血气实，肌肉坚；月郭空，则肌肉减，经络虚，卫气去，形独居"的描述；人体生命的年节律，《素问·四气调神论》有"夫四时阴阳者，万物之根本也。所以圣人春夏养阳，秋冬养阴，以从其根。故与万物沉浮于生长之门"的描述。"以从其根"，道出了历法对于中医学理论的重要意义。

第三节 《黄帝内经》五运六气历

　　《黄帝内经》独创了五运六气历，它也属于阴阳合历，以天干地支作为运算符号进行推演，阐明六十甲子年中天度、气数、气候、物候、疾病变化与防治的规律，从时空角度反映天地人的统一。《黄帝内经》运气历采用十天干与十二地支相配以记年、月、日、时的方法，以十天干配合五运推算每年的岁运，以十二地支配合六气推算每年的岁气，并根据年干支推算六十年天时气候变化及其对人体生命活动的影响。

　　卢央教授通过深入研究，发现了《黄帝内经》五运六气历法的秘密，其研究已经撰成《易学与天文学》一书，该成果居于同类研究领先地位。本节主要引述卢央先生的研究成果。

　　卢央先生认为："五运六气历"的基础与"九宫八方图"不尽相同，主要在于，不是直接与八卦八节相联系，而是与八节的三倍即二十四节气关联。但要注意，二十四节气是一年内各时间周期的标志点，其所在宫位仍用八卦八节来表示，且八节自身也是二十四节气的一部分，四立二分二至都属于二十四节气。

　　五运六气历将一年分为六步，也称六气，每一步气占二十四节气中的四个节气。每年的六步气是：

　　　　第一步气始于大寒，历经立春、雨水、惊蛰；

　　　　第二步气始于春分，历经清明、谷雨、立夏；

　　　　第三步气始于小满，历经芒种、夏至、小暑；

　　　　第四步气始于大暑，历经立秋、处暑、白露；

　　　　第五步气始于秋分，历经寒露、霜降、立冬；

　　　　第六步气始于小雪，历经大雪、冬至、小寒。

然后又进入次年的第一步气大寒。

五运六气历划分的原则是"分则气分，至则气至"，表示气数与天度相对应。由上述六步气中二十四节气的分布可以看出，各步气的起始点均为中气，第二和第五步气正是春分和秋分。春分是第一步气与第二步气的分界，秋分是第四步气与第五步气的分界。如果将第一步气至第三步气看作上半年，第四步气至第六步气看作下半年，则第二步气和第五步气分别为上半年和下半年的中间，春分和秋分二分点就分别是上半年和下半年的分界线，这叫"分则气分"。二十四节气在六步气的分布中，上半年阳气当令时，阳气鼎盛的极点是夏至；下半年阴气当令时，阴气鼎盛的极点是冬至。夏至和冬至分别为阴气增长和阳气增长的起点，说明"至"是阴阳气到了极点，这叫"至则气至"。至点不在第三步气和第六步气最后，而居于中间，表示了这两步气是阴阳二气由小至极而又返还的标志点。

五运六气历的每一步气占四个节气的长度大约是 60 天，取 60 天的理由是与六十干支对应。《素问·六节藏象论》中说："天以六六为节，地以九九制会，天有十日，日六竟而周甲，甲六复而终岁，三百六十日法也。"实际上是将太阳在天球上的视运行转化为气的运行，气的运行按《周易·系辞传》所说，"变动不居，周流六虚"，分为六步。

《黄帝内经》所说的寒暑燥湿风火六气，与五运六气的六气是相对应的，其对应关系见表 8-1。

表 8-1　六气对应表

五运六气之序	六气	历经节气	阴阳名称
第一步气	风	大寒—立春—雨水—惊蛰	厥阴
第二步气	火	春分—清明—谷雨—立夏	少阴
第三步气	暑	小满—芒种—夏至—小暑	少阳
第四步气	湿	大暑—立秋—处暑—白露	太阴
第五步气	燥	秋分—寒露—霜降—立冬	阳明
第六步气	寒	小雪—大雪—冬至—小寒	太阳

　　由此表可看出，《黄帝内经》把节气、三阴三阳、寒暑燥湿风火和五运六气历了严密的对应，表明它虽采用气的运行说，但将气按阴阳分类之后，使气的运行规律与太阳的视运行规律同步，这就使得宣夜说的大气宇宙理论不仅能定性地解释大气，而且能定量地描述大气的运行状况。《周易》学中的阴阳、气和以日月为典型的阴阳之道都在这里得到了具体的体现。

　　为什么分为六气？笔者认为这可能和古天文学的"七衡六间"有关（见图 8-4）。七衡六间是指太阳在不同月份运行的七条轨道和六道间隔。

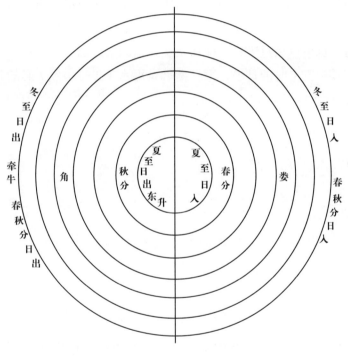

图 8-4　七衡六间图

　　卢央教授考证了《周髀算经》的七衡六间学说。《周髀算经》建立在"立竿见影"的观测基础之上，以圭表观测太阳影长为主，而其建构的宇宙天地模式正是七衡六间。《周髀算经》记载："凡为日月运行之圆周，七衡周而六间，以当六月节。"七衡是七条太阳在不同月份的视运行轨道，因此七衡看起来是七个同心圆。相邻两圆之间有一道间隔，故有六间。这七个不同的圆，最内的一个称为"极内衡"，而最外的一个称作"极外衡"。极内衡是夏至时太阳的运行轨道，极外衡是冬至时太阳的运行轨道。《周髀算经》给出的极内衡的直径为 23800 里（1 里 =0.5 千米），而极外衡的直径是 47600 里。这两者的差值恰好是内衡的直径，即外衡直径为内衡直径的一倍，可以据此求得这七衡各衡之间的平均距离，即每相邻两衡之间为 $3966\frac{2}{3}$ 里。《周髀算经》正是取这个平均距离作为两衡之间的宽度。

外衡为冬至日道，中衡为春分、秋分日道，内衡为夏至日道。由夏至的极内衡日道起算，第二衡就是大暑（六月中气）时的日道，第三衡就是处暑（七月中气）时的日道，如此推算到最外衡，就是冬至（十一月中气）时的日道。也可以反过来推，即从冬至日道的最外衡起算，第二衡就是大寒（十二月中气）时的日道，第三衡就是雨水（正月中气）时的日道，一直推到最内衡的夏至时的日道（见表 8-2）。

表 8-2　各中气在七衡的分布

大暑（第二衡）	处暑（第三衡）	秋分（第四衡）（中衡）	霜降（第五衡）	小雪（第六衡）
夏至（极内衡）				冬至（极内衡）
小满（第六衡）	谷雨（第五衡）	春分（第四衡）（中衡）	雨水（第三衡）	大寒（第二衡）

从上面可知，从内衡到第二衡间的距离是 $3966\frac{2}{3}$ 里，则其直径为 $27766\frac{2}{3}$ 里。其中要特别提出的是"中衡"，中衡就是春分和秋分时的日道，是从夏至起算的第四衡，也是从冬至起算的第四衡，故称为中衡。中衡的直径是 238000+$3966\frac{2}{3}$ ×3=357000 里。七衡六间是《周髀算经》用来描述各月太阳每日绕地运行的几何图形。若稍做推算，则外衡周长为内衡周长的两倍（按古人"周三径一"的法则推算，极外衡周长是 1428000 里，极内衡周长是 714000 里），因而冬至日太阳运行的速度是夏至日太阳运行速度的两倍。确实，众所周知，地球绕太阳公转是在一个椭圆轨道上，由于太阳居于地球公转轨道的一个焦点上，因此由开普勒第二定律可知，地球在

轨道上运转的速度是有变化的，只是没有《周髀算经》给出的变化那么大，而且地球在轨道上运行速度较大时，也确实是在冬至点附近，而不是在夏至点附近。

《黄帝内经》认为，作用于大地的寒暑燥湿风火六种气，不是完全"迟疾任情"的，而是有一定的规则，就是六步。第一步气从大寒开始的时刻，作用于大地，这步气是风气，在阴阳层次上称为厥阴，作用于大地约 60 天（四个节气）。然后就是第二步气（春分开始这步气，春分是当太阳从黄道由南向北运动，横过赤道圈时所在点），开始作用的是火气，在大气阴阳上称为少阴，起作用亦为 60 余天。而后就让位于第三步气少阳暑，起始点是小满中气，这时太阳已在赤道北。暑和火都是热，但少阴火偏于温暖，少阳暑就偏于暑热。因而《黄帝内经》称少阴火为少阴君火，称少阳暑为少阳相火，似乎是说君火属于王道类型，相火则属霸道类型。第四步气是从大暑开始，为太阴湿土之气当令。当暑天极热时，常常出现暴雨或大雨，这往往是在秋季来临之前会出现的现象。太阴湿土之气当令的季节是《黄帝内经》特有的，称为长夏。第五步气是阴明燥金之气当令的季节，这时表现为秋高气爽，从秋分开始。秋分在天文上是太阳从赤道以北到赤道以南的转折点，也就是太阳在黄道上由此向南越过赤道的那一点。第六步气是太阳寒水当令的季节，从小雪开始，到大寒结束，又重新开始第一步气厥阴风木当令的季节。

第四节　五运与六气

五运，就是木、火、土、金、水五行五方之气的运动。它既用以说明形成气候变化的地面因素，同时也是古代用以解释宇宙与人体生命运动变化规律的一个哲学概念。

六气，即风、寒、暑、湿、燥、火六种气候变化要素。

五运六气学说，就是运用五运和六气的运动节律及其相互化合，来解释、预测天体运动对气候变化以及对生物和人类的影响。

五运以纪年的十天干作为推演工具，推算出该年的岁运、主运、客运。十天干代表十年，十年为一个周期，每年分为五时，五时各由木、火、土、金、水五运统管。

六气以纪年的十二地支为推演工具，推演出该年的主气与客气。十二地支代表十二年，十二年为一周期，每年分为六时，六时各由风木、君火、相火、湿土、燥金、寒水六气统管（见表8-3）。

从而可判断任何一年的任何一季（时）属于什么运、什么气。由"运气"可以知道这时的气候特征，如是湿土，则多雨、潮湿、暑湿，人易得湿病，湿邪重浊，水湿伤脾，易发肿胀，湿土克水，易发肾病。

表8-3　十天干、十二地支代数关系表

代数	1	2	3	4	5	6	7	8	9	10	11	12
天干	甲	乙	丙	丁	戊	己	庚	辛	壬	癸		
地支	子	丑	寅	卯	辰	巳	午	未	申	酉	戌	亥

五运和六气往往要配合起来看，因为五运和六气是相互化生的。五运是形成气候变化的地面因素，六气是形成气候变化的天体因素。五运化生六气，六气化生五运。五运就是来自地面五方的五种气流运动，概括起来不外乎来自东、南、中、西、北五个方位。而五方生五气，五行临御五方，合应五时，并化生在天的风、热、湿、燥、寒五气，风、热、湿、燥、寒为五时的主气，反映一年中气候的变化。在天的五气又化生在地的木、火、土、金、水五行。（见图8-5）

这种化生关系，《黄帝内经》称之为"在天为气，在地成形"。实质上，这是一种形与气的化生关系。所谓形，指看得见的物质；所谓气，指看不见的物质。一切形，一切事物的产生、发展与消亡，都是气的聚合、化散运动。气充盈于天地上下，四方之间。

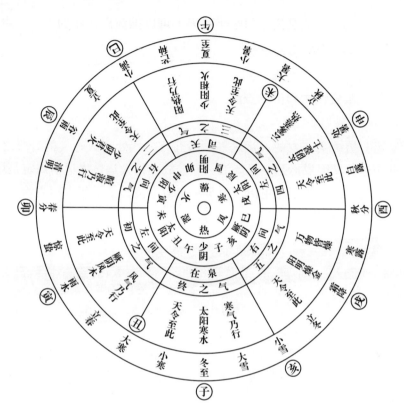

图 8-5 五运六气枢要图

五气（六气）和五行（五运），分之则二，合之则一。化气为风、热、湿、燥、寒，成形为木、火、土、金、水。形气相感，形化气，气成形，形为阴，气为阳，阴阳的对立统一运动推动事物不断发展。

五运六气与人体的关系十分密切。自然界有五运六气的变化，人体有五脏六腑六运的变化。

人体的生命活动与自然界相应、相参，自然界的气候变化取决于五运六气的运动，人的生理、病理变化取决于五脏六腑、六经之气的运动。

一、主运和客运——从天干纪年上预测

五运的推算，要依据五行配天干的方法，以纪年的天干及其阴阳属性

作为推演工具。也就是说，用纪年的天干可以推演出该年的岁运、主运、客运以及五运之气的太过、不及。

预测一年气候变化大趋势的岁运

岁运，指统主一岁的五运之气。因五行之气处于天地气的升降之中，故又称中运；又因岁运是一运统治一岁，故亦称大运。岁运的规定是甲己年土运主治，乙庚年金运主治，丙辛年水运主治，丁壬年木运主治，戊癸年火运主治。（见表8-4）

表8-4　岁运的规律

年干	甲己年	乙庚年	丙辛年	丁壬年	戊癸年
五运	土运	金运	水运	木运	火运

也就是说甲年、己年（公历以4、9结尾的年，如1994年、1999年、2004年、2009年）一整年都是由土运统治，乙年、庚年（公历以5、0结尾的年）由金运统治，丙年、辛年（公历以6、1结尾的年）由水运统治，丁年、壬年（公历以7、2结尾的年）由木运统治，戊年、癸年（公历以8、3结尾的年）由火运统治。每一年的气候大致上都体现了年运特征。

至于这种规定的理由，《黄帝内经》用"五气经天"说加以解释，明代张介宾则用"正月建干""五行相生而化"加以解释。[1]

预测一年五时气候正常变化的主运

主运，是指主管一年五时和五方正常的气候变化。岁运所规定的一年气候特征毕竟太粗糙，于是以主运来补充。它将一年分为五时，每一时（73日5刻）由一运主管，从第一时到第五时依次为木运、火运、土运、金运、水运（五行相生次序）主管，这个次序每年都不变化（若随年变化则为客运）。

---

① 张其成：《易经应用大百科》，东南大学出版社，1994年。

初运木运，在大寒节当日交运；二运火运，在春分后十三日交运；三运土运，在芒种后十日交运；四运金运，在处暑后七日交运；五运水运，在立冬后四日交运。五运分主五时，是一年气候的常规，五运轮转，周而复始。主运与每年的天干地支无关（见图8-6）。

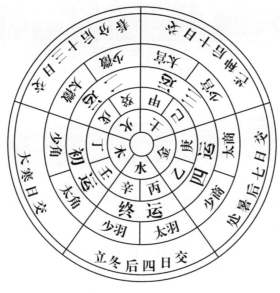

图 8-6　五运主运图

主运交运的时间指主运从何时起运，何时相交于下一运，是根据二十四节气的时序，按三百六十五日有奇进行推算的。

如初运木，于大寒节当日起，至春分后十三日止。二运火，于春分后十三日起，至芒种后十日止。三运土，芒种后十日起，至处暑后七日止。四运金，于处暑后七日起，至立冬后四日止。五运水（终之运）于立冬后四日起，至小寒末日止（见表8-5）。

表8-5　五运主运交运日期表

五运次序	五支名称	起运日期	止运日期	主运天数	气候所主
初	木	大寒当日起	春分后十三日	七十三天零五刻	风温
二	火	春分后十三日	芒种后十日	七十三天零五刻	火热

171

五运次序	五支名称	起运日期	止运日期	主运天数	气候所主
三	土	芒种后十日	处暑后七日	七十三天零五刻	暑湿
四	金	处暑后七日	立冬后四日	七十三天零五刻	凉燥
终	水	立冬后四日	小寒末日	七十三天零五刻	冷寒

主运分主五时是固定不变的，但主运五步的太过、不及则有变化。推算的步骤如下。

五音建运

五音，即角、徵、宫、商、羽。角为木音，徵为火音，宫为土音，商为金音，羽为水音。

五音建运，就是以五音为符号，建于五运（主运）之上，根据五音的太、少，来推求主时五运的太过和不及。

甲己土运，其音为宫；乙庚金运，其音为商；丁壬木运，其音为角；丙辛水运，其音为羽；戊癸火运，其音为徵。

春令木运属于角，夏令火运属于徵，长夏土运属于宫，秋令金运属于商，冬运水运属于羽，岁岁相同，年年如此。

太少相生太，即太过，有余；少，即不及，不足。五音建五运，五运的十干分阴阳，凡阳干的都属于太，阴干的都属于少。

如甲己土运，甲为阳土为太宫，己为阴土为少宫；乙庚金运，乙为阴金为少商，庚为阳金为太商；丙辛水运，丙为阳水为太羽，辛为阴水为少羽；丁壬木运，丁为阴木为少角，壬为阳木为太角；戊癸火运，戊为阳火为太徵，癸为阴火为少徵。

十干分阴阳，五音分太少，依循十干的顺序，也就是太少相生的顺序（见图 8-7）。

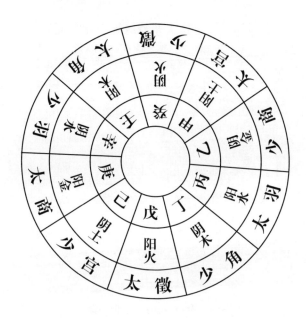

图 8-7　五音建运太少相生图

五步推运

五步推运指推出初运是太角还是少角，其他各运是太还是少，以确定主运各自是太过还是不及。

五步推求的方法为，以当年年干的属太（阳干）属少（阴干），逐步上推至角（依循五音建运太少相生图），便可得出初运是太角还是少角，然后循太少相生而定二运、三运、四运、终运的太、少。

如甲年为阳土，岁运属太宫用事。即从太宫本身上推，生太宫的是少徵，生少徵的是太角，则甲年主运的初运为太角，太少相生，二运为少徵，三运为太宫，四运为少商，终运为太羽。

己年为阴土，岁运属少宫用事。即从少宫本身上推，生少宫的是太徵，生太徵的是少角，则己年主运的初运为少角，太少相生，而终于少羽。余下的依此类推（见表8-6）。

表 8-6　主运五步推运太少相生表

年干	初运　　　　　二运　　　　　三运　　　　　四运　　　　　五运
甲	木→太生少→火→少生太→土→太生少→金→少生太→水
乙	木→太生少→火→少生太→土→太生少→金→少生太→水
丙	木→太生少→火→少生太→土→太生少→金→少生太→水
丁	木→少生太→火→太生少→土→少生太→金→太生少→水
戊	木→少生太→火→太生少→土→少生太→金→太生少→水
己	木→少生太→火→太生少→土→少生太→金→太生少→水
庚	木→少生太→火→太生少→土→少生太→金→太生少→水
辛	木→少生太→火→太生少→土→少生太→金→太生少→水
壬	木→太生少→火→少生太→土→太生少→金→少生太→水
癸	木→太生少→火→少生太→土→太生少→金→少生太→水

注：有□的为太，没有□的为少

可见，主运的太过、不及，是五年一转，十年一个周期，各年主运的太过、不及，与该年岁运的太过、不及是一致的。如戊年岁运为火运太过，则该年主运二运火运也是太过。故可得出一个简便的方法，先看该年的主运与岁运是一致的，再前后太少一推便可得。

交运时刻

五运的交运时刻是不同的。主运五步分主五季，是每岁的常令，其各年交运的时刻则随年支的不同而不同（见表8-7）。

申子辰、寅午戌为六阳年，申为阳金，子为阳水，辰戌为阳土，寅为阳木，午为阳水，乃五行阳支所属。巳酉丑、亥卯未为六阴年，巳为阴水，酉为阴金，丑未为阴土，亥为阴水，卯为阴木，乃五行阴支所属。凡阳年的初运，均起于阳时，因此申子辰三阳年，均起于寅时（寅属于阳支），而寅午戌这三阳年的初运，都起于申时（申为阳支）；阴年的初运均起于阴时，因此巳酉丑三阴年都起于巳时（巳为阴支），亥卯未三阴年的初运都起于亥时（亥为阴支）。统观六阴六阳，十二年中所交司的时刻，从寅到丑顺序而下，和一年的月建次序完全吻合。

表 8-7　五音交运时刻表

五音交运节日	申子辰年	巳酉丑年	寅午戌年	亥卯未年
	时刻	时刻	时刻	时刻
初运有：大寒日	寅初初刻起	巳初初刻起	申初初刻起	亥初初刻起
二运微：春分后十三日	寅正一刻起	巳正一刻起	申正一刻起	亥正一刻起
三运宫：芒种后十日	卯初二刻起	午初二刻起	酉正二刻起	子初二刻起
四运商：处暑后七日	卯正三刻起	午正三刻起	酉正三刻起	子正三刻起
五运羽：立冬后四日	辰初四刻起	未初四刻起	戌初四刻起	丑初四刻起

预测一年五时气候不同变化的客运

客运指往来不定之运。因其十年内年年干支、运气不同，如客之往来，故名。

客运与主运相同点有二：一是都以五运分主一年五时，每运主七十三日零五刻；二是都循五行相生之序，太少相生，五步推运。它们的不同之处在于客运随着岁运而变，不同于主运的初木、二火、三土、四金、五水，年年不变。

主运与当年天干无关，客运则与当年天干有关。

客运的推算方法以当年的岁运为初运，依照五行太少相生的顺序分作五步，行于主运之上，逐年变迁，十年一个周期。

如甲己年属土运，甲年为阳土，为太宫；己年为阴土，为少宫。逢甲年便以太宫阳土为初运；太少相生，土生金，则少商为二运；少生太，金生水，则太羽为三运。太生少，水生木，则少角为四运；少生太，木生火，则太徵为终运。逢己年便以少宫阴土为初运；少生太，土生金，则太商为二运；太生少，金生水，则少羽为三运；少生太，水生木，则太角为四运；太生少，木生火，则少徵为终运。凡乙、庚、丙、辛、丁、壬、戊、癸诸年，均如此太少相生。十年一司令，而轮转十干，周而复始（见图8-8）。

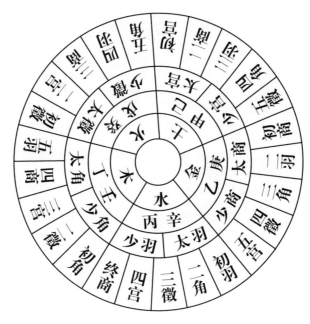

图 8-8　五运客运图

从推算方法上也可看出客运与主运的异同点：阴阳干互为起运，太少相生，五行顺序，五步推移等，都是相同的。唯主运年始于春角，终于冬羽，万年不变；而客运必须以本年的岁运为初运，循五行次序，太少相生，十年之内，年年不同，十年一周，周而复始。

二、主气与客气——从地支纪年上预测

六气是从我国气候区划、气候特征角度研究气候活动的概念。六气与三阴三阳相合，具体为风化厥阴，热化少阴，湿化太阴，火化少阳，燥化阳明，寒化太阳。

六气是以当年纪年的地支来推求的，这就叫地支纪气。

十二地支配六气为子午配少阴君火，丑未配太阴湿土，寅申配少阳相火，卯酉配阳明燥金，辰戌配太阳寒水，巳亥配厥阴风木。（见表8-8）

表8-8　十二支配天气表

十二支	子午	丑未	寅申	卯酉	辰戌	巳亥
三阴三阳	少阴	太阴	少阳	阳明	太阳	厥阴
六气	君火	湿土	相火	燥金	寒水	风木

预测一年六时气候正常变化的主气

主气，又称地气，主时之气，主管一年的正常季节性气候变化。一年分为六个阶段（每阶段为四个节气、六十天八十七刻半），六个阶段依次由厥阴风木、少阴君火、少阳相火、太阴湿土、阳明燥金、太阳寒水六气主管。年年如此，不随年地支的不同而改变。

第一阶段，厥阴风木为初之气，斗建从丑中到卯中，即大寒到春分，相当于十二月中到二月中；第二阶段，木生火，少阴君火为二之气，斗建从卯中到巳中，即春分到小满，相当于二月中到四月中；第三阶段，君相同气相随，少阳相火为三之气，斗建从巳中到未中，即小满到大暑，相当于四月中到六月中；第四阶段，火生土，太阴湿土为四之气，斗建从未中到酉中，即大暑到秋分，相当于六月中到八月中；第五阶段，土生金，阳明燥金为五之气，斗建从酉中到亥中，即秋分到小雪，相当于八月中到十月中；第六阶段，金生水，太阳寒水为终之气，斗建从亥中到丑中，即小雪到大寒，相当于十月中到十二月中。（见图8-9）。

六气主时，主管季节性正常气候的变化，还必须得到下承之气（即相抑制之气）的抑制，如春季厥阴风木主令，必得下承燥金之气的抑制，才能保持气候湿和而不致太亢。

如果主时之气过于亢盛，则会造成灾害病殃。

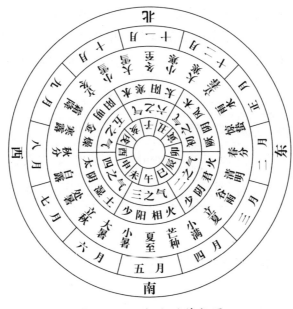

图 8-9　六气主时节气图

预测一年六时气候不同变化的客气

客气，又称天气，是天阳之气本身的盛衰变化，也就是三阴三阳之气。

客气与主气的相同点是两者都将一年分六步走。其不同点是主气属于地气，地为阴主静，始于春木，终于冬水，年年不变；客气属于天气，天为阳主动，随纪年地支的变化而变化。

客气六气的次序与主气六气的次序稍有不同，为先阴后阳，即一阴厥阴风木，二阴少阴君火，三阴太阴湿土，一阳少阳相火，二阳阳明燥金，三阳太阳寒水。

客气六气分布于上下左右，互为司天，互为在泉，互为间气，构成司天、在泉、四间气的六步运行，表示六年一个周期的变化。

司天

司天，就是轮值丰司天气之令。凡主岁的气为司天。

司天之气居上之位，即正南之位，具体指正南方主气的三之气上。它的轮值是依据年地支推算的。

凡逢子午年则为少阴君火司天，丑未年则为太阴湿土司天，寅申年则为少阳相火司天，卯酉年则为阳明燥金司天，辰戌年则为太阳寒水司天，巳亥年则为厥阴风木司天。

在泉

在泉，与司天相对的气。位置在正北，即在主气的终之气上。

子午少阴君火与卯酉阳明燥金相对，二者互为司天在泉；丑未太阴湿土与辰戌太阳寒水相对，二者互为司天在泉；寅申少阳相火与巳亥厥阴风木相对，二者互为司天在泉。

由于客气是以阴阳为序，所以轮值的司天在泉总是一阴一阳、二阴二阳，三阴三阳相对，反之阳气司天也是一样。

司天和在泉，是值年客气在这一年主事的统称。司天主管上半年，在泉则主管下半年。

间气

间气，即四间气，指客气中除司天、在泉以外的其余四气。司天、在泉的左右，都叫间气。间气主要是纪客气六步的。

由于司天、在泉的南北方位不同，因而有司天的左间、右间和在泉的左间、右间不同。司天的左间，在主气的四之气上；右间，在主气的二之气上。在泉的左间，在主气的初之气上；右间，在主气的五之气上。

如果应值司天之气不足，不能按时主值，叫不迁正；如果旧的司天之气太过，应让位而仍在原位，叫不退位。例如巳亥年厥阴风木司天，如果风木之气太过，留而不去，至次年在气候变化及其他方面仍然出现厥阴风木的特点，这就是厥阴风木不退位。在这种情况下，左右间气自然也应升不升，应降不降，会导致整个客气的规律失常。

客主加临——从客气与主气的配合上预测

客主加临就是每年轮值的客气六步分别加在年年不变的主气六步之上。

临，就是会合的意思。

加临的方法是将司天之气加于主气的三之气上，在泉加于主气的终之气上，其余四个间气依次相加。

以卯酉年阳明燥金司天的客主加临情况为例（见图 8-10），只要把图中客气圈逐气向右移动一格（图中阴影部分可以转动），就是各年的客主加临图。卯酉年客气阳明燥金司天（即三之气），少阴君火在泉（即六之气）。具体地说如下：

> 初气的主气为厥阴风木，客气则为太阴湿土。
>
> 二气的主气为少阴君火，客气则为少阳相火。
>
> 三气的主气为少阳相火，客气则为阳明燥金。
>
> 四气的主气为太阴湿土，客气亦为太阳寒水。
>
> 五气的主气为阳明燥金，客气则为厥阴风木。
>
> 六气的主气为太阳寒水，客气则为少阴君火。

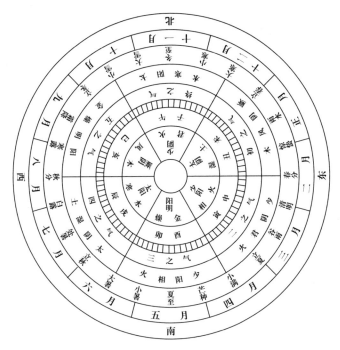

图 8-10 （卯酉年）客主加临图

主气居而不动，为岁气之常；客气动而不居，为岁气之暂。如果主气经常制胜短暂的客气，客气就会无从司令。因而宁使客气制胜主气，毋使主气制胜客气。也正因为客气的时间短暂，它虽制胜主气，但转眼就会过去。

第五节　运气同化——从五运与六气的同性配合上预测

五运，是在地的五方气流；六气，是在天的五时主气。气候变化，关系到天气和地气的升降运动。六十干支纪年中，主运客运、主气客气除了有生克关系外，还有五行属性相同的关系，称为"同化"。

所谓同化，指运和气属于同类而同其施化，它们遇着同一性质的变化，所以同一气象的反应必然加强。如木同风化，火同暑热化，土同湿化，金同燥化，水同寒化之类。而在运气中，又有太过、不及、同天化、同地化等差别。

运同司天之化的，其太过、不及各有三个类型；运同在泉之化的，其太过、不及，亦各有三种类型。同化主要表现在以下五个方面。

一、天符——岁运与司天相同

天符，是指岁运之气与司天之气的五行属性相符合。如土运之岁，上见太阴；火运之岁，上见少阳、少阴；金运之岁，上见阳明；木运之岁，上见厥阴；水运之岁，上见太阳。

这里的土运、火运等指岁运。上见，即司天之气。土运之岁，上见太阴，即己丑、己未年，土湿同化。火运之岁，上见少阳、少阴，即戊寅、戊申、戊子、戊午年，火与暑热同化。金运之岁，上见阳明，即乙卯、乙酉年，金燥同化。木运之岁，上见厥阴，即丁巳、丁亥年，木风同化。水运之岁，上见太阳，即丙辰、丙戌年，水寒同化。六十年中，形成天符的有十二年。

二、岁会——岁运与岁支相同

岁会，是岁运与岁支的五行属性同属相会，即一年的岁运之气与岁支之气相同。

丁卯年，丁岁木运，寅卯五行属木，是谓木运临卯；戊午年，戊岁火运，巳午五行属火，是谓火运临午；甲辰、甲戌、己丑、己未年，甲己岁土运，辰戌丑未五行属土，是谓土运临四季；乙酉年，乙岁金运，申酉五行属金，是谓金运临酉；丙子年，丙岁水运，亥子五行属水，是谓水运临子。六十年中，形成岁会的有八年。

三、同天符——岁运太过与在泉相同

同天符，指岁运太过之气（阳年）与客气在泉之气相合而同化。

甲辰、甲戌，岁土太宫，太阴湿土在泉，土湿同化；庚子、庚午，岁金太商，阳阴燥金在泉，金燥同化；壬申、壬寅，岁木太角，厥阴风木在泉，风木同化。这六年，岁运太过与在泉之气同化，都属同天符。《素问·六元正纪大论》称之为"下加"。所谓下加，指在泉之气，因为司天之气在上，岁运之气居中，在泉之气位于下，所以叫下加。

四、同岁会——岁运不及与在泉相同

同岁会，指岁运不及之气（阴年）与客气在泉之气相合而同化。

癸巳、癸亥、癸卯、癸酉，岁火少徵，巳亥少阳相火在泉，卯酉少阴君火在泉，是皆同气相化合；辛丑、辛未，岁水不及，太阳寒水在泉，水寒同化。这六年，岁运不及与在泉之气相化，均属同岁会。

五、太乙天符——岁运与司天、岁支相同

太乙天符，指既是天符，又是岁会。

在六十年中，有戊午、乙酉、己丑、已未四年属太乙天符。例如戊午年，既是"火运之岁，上见少阴"的天符，又是"火运临午"的岁会，因此属太乙天符，也就是司天之气、岁运之气、岁支之气三者的会合。

第六节　运气的预测与诊疗应用

运气学说通过阐发气候变化的因素及规律，说明气候变化的德化政令对生物、人体的影响，因而根据运气规律可以预测气候的变化、人体及生物的发病等情况，从而应用于气候预测、人体预测与疾病诊治等领域。

一、五运预测与应用

五运主五时常与变，对人及生物有德化之常与灾害之变的影响，且具有规律性。

五运主岁，有平气、太过、不及的不同。

平气

平气指气候和平，既不太过，也无不及。平气之年，气候和平，生化正常，疾病很少流行。平气有以下两种情况。

一是运太过而被抑制，运不及而得资助。所谓抑制、资助是指当年轮值的司天之气，或地之四方正气与运的生克关系。如戊辰年，岁运火运太过，太阳寒水司天，水克火，火运太过，得司天之气的抑制，即是平气之

年。又如辛亥年，岁运水运不及，但亥子属水，水运不及，得北方亥水的资助，也是平气之年。

一是交运的日干和时干与运同属相合。如丁亥年，木运不及，如交运日的日干或时干为壬（如壬寅、壬戌等），这就形成运与日干或时干同属相合，便是平气之年。

太过

太过即五运之气太过而有余。

凡阳干之年，均属运气太过之年。例如甲己土运，甲为阳土，因此凡逢甲年，为土运太过之年。则六十年中，凡甲子、甲戌、甲申、甲午、甲辰、甲寅六甲之年，都是岁运土气太过之年。余六丙、六戊、六庚、六壬之年，亦均为太过之年。

岁运太过，影响人体病变的规律是，除致使本脏生病外，还可引起本脏所克之脏的病变。

不及

不及指五运之气不足而衰少。

凡阴干之年，均为运气不及之年。如甲己土运，己为阴土，因此凡逢己年为土运不及之年。则六十年中，凡己巳、己卯、己丑、己亥、己酉、己未六己之年，都是岁运土气不及之年。余下六丁、六己、六辛、六癸之年，亦均为不及之年。

岁运不及，影响人体病变的规律是，除致使本脏病变外，还会引起所克之脏的病变，并出现胜复之气。

胜气，为胜运之气。如岁木不及，燥金大行，燥金克岁木，燥金即是胜木运的胜气。复，即复气，报复之气。如木运不及，胜木运的燥金大行，不及的木运就会产生相生的火气来报复燥金之气。这种抑制胜气的相生之气，就是复气。复气产生以后，因为它能抑制胜气，所以复气对生物的生化、人体的病变，都能产生一定的影响。如木运不及，胜气燥金大行。复气火气就来报复，于是炎暑流火，湿性燥金，柔脆草木焦槁，下体再生，病为寒热、疮疡、痤痈。复气一般是岁运不及而产生的，但太过之运也能产生复气。这种复气往往是由于太过之运失去了正常的性能（亢盛所致），至其胜己之时令，产生复气。

五运之气，被胜制后，由于抑郁过极，则有复气发作，称郁发之气。如木胜制土，土气抑郁过极而发，此时，山岩深谷都会震动，雷声鸣于天地气交，埃尘昏暗而黄黑，湿土之气蒸发，化为白气，疾风暴雨飘动于高山深谷之间，大雨击石向空飞溅，洪水暴发，河流漫涨，水退之后，田野的土石好像放牧的马。土的报复之气发作之后，化气始得以敷布而云雨及时，万物才能生长化成。因此人们多病于心腹胀满，肠鸣而频频下利，甚至心痛胁胀，呕吐霍乱，痰饮泄泻，浮肿身重。

二、六气预测与应用

主气正变与胜复

六气正常变化，表现为厥阴所至为和平，少阴所至为暄（温暖），太阴所至为埃溽（潮湿），少阳所至为炎暑，阳明所至为清劲，太阳所至为寒雾。

主气还有太过、不及的变化。主岁之气如果时令至而气不至，为不及；如果时令未至而气已至，为太过。

主时之气太过，使其所胜之气发生变化，其病也在所胜之脏。

推测所胜之气的方法是清气大来，为金气胜；热气大来，为火气胜；寒气大来，为水气胜；湿气大来，为土气胜；风气大来，为木气胜。

清气大来，燥金之气胜，金克木，故风木受邪而病在肝。其余义均同。

六气主岁之气，虽然始于厥阴风木，终于太阳寒水，年年不变，为一年中温热凉寒正常的主时之气，但其淫胜即能影响气候变化，也能导致人体疾病的发生。如厥阴之胜，则耳鸣目眩，愦愦欲吐，胃鬲如寒，大风数举，倮虫不滋，肤胁气并，化而为热，小便黄赤，胃脘当心而痛，上支两胁，肠鸣飧泄，少腹痛，注下赤白，甚则呕吐，鬲咽不通。

有胜气必有复气。在胜气到来之时，复气就已萌芽；胜气一完结，复气就开始。复气的盛衰随胜气盛衰而定，疾病也会随之变化。

客气司天在泉与客主加

依据司天、在泉之气，可预测生物的胎孕或不孕、人体的发病或不病。

如厥阴司天之年，则风气淫其所胜，天空尘浊不清，风起云涌扰动不宁，冬季行春温之令，流水不能结冰，蛰虫不去伏藏。人们多脘胃、心部疼痛，上撑胀二胁，咽膈不通，饮食不下，舌本坚硬，食则呕吐、冷泻、腹胀、便溏、泄、瘕，小便不通。其病的根本在于脾脏，如果冲阳脉绝，则是死证，不能救治。

厥阴在泉之年，风淫过甚，则地气不明，原野昏昧，草提早吐秀。人们多战栗恶寒，时喜伸欠，心痛而有胀满感，两侧胁肋拘急不舒，饮食不下，膈咽不通，食则呕吐，腹胀多噫气，全身沉重乏力，大便或放屁后觉得轻快。

司天、在泉之气，能使人五脏相应发病，但由于受着天气的制约，人身脏气上从于天气，故也会出现某脏应当发病而不病，或脏气应当相应起作用反而不起作用的情况。

主气固定不动，客气逐年流转，以客气加于主气之上，这样上下相交，客主加临，主司气候的变化。在客主加临的顺序上，如果加临之气与主气是五行相克的，就会使人生病。如君火和相火，上加于下为顺，下加于上为逆，逆为克贼，亦可致病。

客主加临，有胜气而无复气，客气胜为顺，主气胜为逆。如厥阴司天，客气胜则耳鸣掉眩，甚则咳；主气胜则胸胁疼痛，舌难以言。厥阴在泉，客气胜则于关节不利，内为痉强拘瘛，外为行动不便；主气胜则筋骨振摇强直，腰腹时痛。

运气配合的预测与应用

五运，五岁一周期；六气，六年一周期。天地之气相感，运气上下相临，则产生三十年一纪、六十年一周的德化政令变化。

五运与六气动静相召，上下相临，发生同化。也就是风温之气，与春天的木气同化；热曛昏火之气，与夏天的火气同化；燥清烟雾之气，与秋天的金气同化；云雨昏埃之气，与长夏的土气同化；寒霜冰雪之气，与冬天的水气相化。

《素问·六元纪大论》记载了三十年运气同治与六十年运气合治的情况。《素问·气交变大论》和《素问·六微旨大论》还对六十年运气发病的关系，天符岁会与发病的关系等做了较详细的论述。

五运——风、火、湿、燥、寒，六气——风、火、暑、湿、燥、寒。两者比较，六气比五运多一暑字。

风、火、暑、湿、燥、寒，在正常情况下，为"六淫"邪气，能致病。

风　春季的主运与主气。

五运，主运初之运，由大寒当日交，至春分后十三日止，共七十三天零五刻，主风木之气。客运中运，逢六壬年，是中运风木太过之岁。逢六己年，是中运湿土不及，土运不及木来兼化，故六壬年与六己年均为风木之气盛而流行。五运小运为丁壬年初之运，丙辛年二之运，乙庚年三之运，甲己年四之运，戊癸年五之运，皆为风气胜行之时。

六气，主气初之气由大寒到春分，共六十日又八十七刻半，是厥阴风木当令之时。六气客气逢巳亥年是厥阴风木司天，寅申年是厥阴风木在泉。客气的六步为丑未年初之气，子午年二之气，巳亥年三之气，辰戌年四之气，卯酉年五之气，寅申年六之气，均为厥阴风木之气所主。在正常情况上，草木生荣，气候温和，生肝濡目滋养于筋；在反常的变化中，则为风邪，是人致病的原因。

风为阳邪，其性开泄，主汗出皮痒。风善行数变，主串痛。风动荡不宁，主眩晕、震掉、抽搐。风为百病之长，百病以风为先导。风木克土易伤于脾。

火与暑　夏季的主运与主气。由春分后十三日开始，至芒种后十日（七十三日零五刻）是主运的第二运，是火热之气当令之季。逢六戊年，则是以火为中运。太过的火热之气统主一年。逢六乙年则以金为中运，金运不及则火来克之，故六乙年皆为火热之气流行。客运小运为戊癸年初运，丁壬年二运，丙辛年三运，乙庚年四运，甲己年五运，皆为土运。

由春分到小满是主气的第二气，以少阴君火当令，气候由温转热。由小满到大暑，是主气的第三气，少阳相火当令，气候由热转为火暑。

逢子午年是少阴君火司天，寅申年则是少阳相火司天，卯酉年少阴君火在泉，巳亥年少阳相火在泉。客气的六步为寅申年初之气、丑未年二之气、子午年三之气、巳亥年四之气、辰戌年五之气、卯酉年六之气，皆为少阴君火；辰戌年初之气、卯酉年二之气、寅申年三之年、丑未年四之气、子午年五之气、巳亥年六之气，皆为少阳相火。

在正常的情况下，其应夏，其令热，其候炎暑，其脏心，其物脉，其养血。火暑之气的太过、不及是谓淫邪。由于火邪、暑邪的性质特点有别，因此人体致病也有不同的特征表现。

火为阳邪，炎上灼外。火性浮动，扰乱神明，火热内炎损耗津液，火热生风动血，火旺克金易伤于肺。

暑邪独见于夏季。夏末秋初是暑湿当令之时，故暑多挟湿。暑性升散，易伤津耗乏。暑多挟湿，缠绵难愈。

湿　长夏的主运与主气。夏末秋初，湿气盛行之季，由芒种后十日开始，至处暑后七日（七十三日零五刻），为主运的第三运。逢六甲年，则以土为中运，湿土之气统管一年的气运。六辛年是水运不及，则土来克之。五行的小运为甲己年初运，戊癸年二运，丁壬年三运，丙辛年四运，乙庚年五运，皆为土运。

由大暑到秋分是主气的第四气（六十日又八十七刻半），是太阴湿土当令，气候由火热转化为暑湿。

逢丑未年则是太阴湿土司天，辰戌年太阴湿土在泉。客气的六步为卯酉年初之气，寅申年二之气，丑未年三之气，子午年四之气，巳亥年五之气，辰戌年六之气，皆为太阴湿土之气所主。

在正常情况下，其应长夏，其类土，其候溽蒸，其令湿，其脏脾，其养肉。土湿之气的太过则为湿邪，于人致病则有湿的症状表现。湿邪重浊，主头身困重，下窍秽浊，湿性粘滞，损伤阳气，阴遏气机，水湿伤脾，易发肿胀。湿土克水，易发肾病。

燥　秋令的主运和主气。气运清肃、干燥，万物应之坚敛。主运为第四运，由处暑后七日开始，至立冬后四日止（七十三日零五刻），是秋燥当令之季。逢六庚年，则以金运为中运，是燥金太过之气运统管全年。逢六丁年是木运不及则金来兼化，亦是燥气流行。客运的小运为乙庚年初运，甲己年二运，戊癸年三运，丁壬年四运，丙辛年五运，皆为金运。

主气，五之气由秋分至小雪（六十日八十七刻半），是阳明燥金当旺之时，气候凉爽、干燥。逢卯酉年，则是阳明燥金司天；子午年阳明燥金在泉。客气的六步为巳亥年初之气，辰戌年二之气，卯酉年三之气，寅申年四之气，丑未年五之气，子午年六之气，皆为阳明燥金之气为主。

在正常情况下，天清地彻，气候干燥、清爽。其气清，其性刚，其用散落，其化坚敛，其类金，其候清彻，其令燥，其脏肺，其主鼻，其应秋，其养皮毛。燥金之气太过，则为淫邪。在临床上，根据燥邪的性质特点辨识燥邪为病。燥邪盛则干，耗伤津液，出现干燥津枯的病症。燥易伤肺；燥金克木，易生肝病。

寒　冬令的主运与主气，其气运严寒冷冽。《素问·四气调神大论》说："冬三月，此谓闭藏，水冰地坼，无扰乎阳。"

主运为终之运，由立冬后四日起，至大寒日止（七十三日零五刻），是冬寒当令之季。逢六丙年则是以水运太过为中运，六癸年火运不及则水来克之，故丙、癸十二年，是寒水统管一年的气运。其客运的小运为丙辛年初运，乙庚年二运，甲己年三运，戊癸年四运，丁壬年五运，皆为寒水运。

主气，终之气由小雪到大寒（六十日又八十七刻半），是太阳寒水当旺之时。逢辰戌年是太阳寒水司天，丑未年太阳寒水在泉。客气的六步为子午年初之气，巳亥年二之气，辰戌年三之气，卯酉年四之气，寅申年五之气，丑未年六之气，皆为太阳寒水。在正常的情况下，气候寒冷，流水结冰。寒水的太过则为淫邪。

寒为阴邪，易伤阳气。寒性收引，可使机体拘急、蜷缩、痉挛、疼痛。寒性凝滞，使血液不通，阳气闭阻。寒为热病之因，寒邪外入，则有恶寒发热之症。寒水克火而发心痛。

第七节　对运气的评价

以干支所表述的五运六气，反映了古人对于天时、气候、生命、疾病的规律的认识，说明这种规律具有节律性、周期性特征，宇宙万物的生命变化是循环不已、周而复始的。

应当指出，干支与气象变化、人体发病之间并没有必然的联系，姑且不考虑不同地区的气象变化不可能相同这一因素，单就以干支推测天气变化这一点而论也是站不住脚的。干支仅仅是反映了宇宙万物的各种运行周期，干支所表述的各个周期只是与天时气象变化周期有宏观上、整体上的相似性。运气学说关于气候周期的论述是建立在长期的天文气象观测基础上的，干支只是纪年的符号，不能由此误认为纪年的干支与气候变化存在必然的对应关系。

近年来一些学者对历史气象资料、灾害资料等进行整理统计，以验证运气学说推测气候变化的准确率，结果却大相径庭。有人得出结论，黄河中下游（郑州地区）用运气推测的气象情况与过去年份实际气象资料的符合率高达98.3%，而其他地区符合率在50%以上（刘玉芝、王渭川）；公元前193年~公元4年，各类灾害与运气理论对照符合率达86%（石可镂）。有人却得出相反结论，河南三千年来的气象资料，与运气学说推断的气象，符合率最高为21.4%，近五百年来，旱涝气象与运气推断的最高符合率在昆明为50.6%，因而运气学说不能预测长期气象（张年顺）。

还有一些学者对运气学说推测疾病发生与流行的科学性进行研究，结论也存在较大差异。有人认为符合率为83.3%，有人认为符合率很低。

之所以有以上不同结论，主要原因在于研究者所采用的研究方法不一致，所收集的历史资料不一致。从总体情况看，对于气象资料、灾害资料、流行病资料的收集还远远不够，样本代表性差，结论缺乏统计学意义。再说，以过去已发生的历史资料推算运气方法的符合率，这种方法论证强度和可信度都很低。应当采用的方法是用运气的方法推测未来气象变化和可能发生的疾病，统一观测气象指标和病例指标，在有代表性的区域同时进行观测和临床研究。

任应秋先生在《五运六气》中说，要根据不同的时间、空间以及不同的地方、环境，辩证地运用，不能一成不变地用以说明一切，甚至代替一切，如果这样做，都是错误的。而且尽管《素问》几篇大论里阐述运气綦详，然亦一再谆谆告诫我们，不能机械地运用运气学说，如《素问·六元正纪大论》说："四时之气，至有早晏，高下左右，其候何如？岐伯曰：行有顺逆，至有迟速……故至高之地，冬气常在，至下之地，春气常在，必谨察之。"《素问·五常政大论》说："是以地有高下，气有温凉，高者气寒，下者气热。"《素问·至真要大论》说："胜复之动，时有常乎？气有必乎？岐伯曰：时有常位，而气无必也。"这都说明因时因地的不同，而气候迥异，怎能一概而论呢？

看来，对运气学说的肯定或否定还为时过早，还有待系统的研究与实践。

第八节　SARS 与运气学说

2003 年，一场 SARS 疫情惊动了全世界。

SARS——传染性非典型肺炎，是当时全新的传染病，这是一次重大的公共卫生事件，是一次典型的生物危害。世界卫生组织将其命名为 SARS，主要是基于病原体为新型的冠状病毒，对其分型及何时流行什么型等问题尚不清楚。国内某些专家认为此病与一般的非典型肺炎不同，且传染性极强，病原体不是一般非典型肺炎的病原体，故称为传染性非典型肺炎。

从 2002 年 11 月 16 日，中国广东发现第一例 SARS 病例，到 2003 年

5月21日后，新发病例渐减，这场瘟疫才基本得到控制。其中2003年2月至5月为中国非典高发时段。

SARS流行时期的气候有两个特点：一是降雨量多。中国中央气象台资料显示，中国2002年冬及2003年春降雨量偏多，一些地区出现了持续阴雨或阴雪寡照天气。2002年12月，中国大部分地区出现持续性降雪天气，均达到或接近50年来12月份连续降雪日数的极值；2003年1月，南方出现同期罕见的大范围雨雪天气；2003年2月，华北南部到江南北部先后出现降雪天气。2003年1月1日至4月中旬，北京的降水量达到354.1mm，仅3月份就降雨33mm，2003年春季的降雨量是常年平均值的近7倍。二是气温起伏大。2002年冬至2003年春气温时高时低，变化剧烈，主要疫区华南西部春季气温较常年偏低，而中国大部地区气温仍比常年偏高。

让我们来看一看2002—2003年的运气特点。2002年为农历壬午年，2003年为农历癸未年。《素问·六元正纪大论》指出"凡此少阴司天之政……五之气……其病温""凡此太阴司天之政，气化运行后天，阴专其政，阳气退辟，大风时起，天气下降，地气上腾，原野昏霧，白埃四起，云奔南极，寒雨数至""二之气……其病温厉大行，远近咸若"。《素问·气交变大论》则指出"岁火不及，寒乃大行"，壬午年为"五之气"，癸未年为"二之气"，中国SARS初发时间2002年11月正是壬午年五之气——秋分（2002年9月23日）至小雪（2002年11月22日）期，盛行时段是壬午年终之气——小雪至大寒（2003年1月23日）、癸未年初之气——大寒至春分（2003年3月21日），高峰时段是癸未年二之气——春分至小满（2003年5月21日）。

SARS以发热为重要特征，属于中医学温病范畴。SARS发病规律和温病基本一致。其初发于2002年（壬午年）11月16日，"木主丁壬"，即壬午年为木运之年，而壬为阳干，故为木运太过之年。"岁木太过，风气流行"，提示该年气候以风气太盛为特征。壬午年司天之气为少阴君火，在泉之气为阳明燥金，因此全年气候特点是风气太盛，上半年木火相煽，偏湿热；下半年木金加临，则多燥。其阶段气候中"五之气"和"终之气"时段，"凡此少阴司天之政……五之气，畏火临，暑反至，阳乃化"，"其病温"；"终之气，燥令行"，"寒气数举而则霧雾翳"（《素问·六元正纪大论》)。即五之气时段阳明燥金被少阳相火加临，易发温病；"终之气"时段被太阳寒水和阳明燥金加临，气候寒燥。

对比气象资料，2002 年中国的实际气候特点是上半年多风多热，而冬季寒冷干燥，与上个冬季相比，气温平均下降 1.5 摄氏度，而且冬季冷暖交替明显，气温变化剧烈。12 月下旬不少地方的气温出现了历史同期的最低值或次低值，而广东地区受到多年未遇的寒流侵袭。运气分析表明，在五之气阶段易发温热疫病，而 SARS 初发恰是在这一时段的 11 月 16 日，提示此时段是 SARS 的孕育阶段。据报道，引起 SARS 的冠状病毒在寒冷的环境下存活时间更长，而随着温度的升高，病毒存活能力显著下降。中国 2002 年冬季的寒冷天气为冠状病毒的突变及繁殖提供了气候条件。

SARS 爆发期间，很多专家用运气学说进行分析和预测，往往比较准确。事后，多学科的专家进行了总结和探讨，给我们留下了很多宝贵的资料。(如《中国 SARS 流行规律与五运六气相关性回顾分析》，孙万森等，中国中医急症，2004 年 11 月第 13 卷 11 期；《103 例 SARS 患者发病的中医时间和运气学说特点》，刘敏雯等，中国中西医结合急救杂志，2003 年 7 月第 10 卷第 4 期；《运气学说对中医药辨治 SARS 的启示》，顾植山，中华中医药杂志，2005 年第 20 卷第 5 期)。根据这些资料总结如下。

《素问遗篇》中有"三年化疫"的理论，按此理论，根据 2000 年的气象情况，即可预见到 2002—2003 年将发生"金疫"——肺性疫病的大流行。《素问遗篇·刺法论》说"假令庚辰刚柔失守"，"三年变大疫"；《素问遗篇·本病论》中更具体指出，"假令庚辰阳年太过……虽交得庚辰年也，阳明犹尚治天……火胜热化，水复寒刑。此乙庚失守，其后三年化成金疫也，速至壬年，徐至癸未，金疫至也"。这两段话的意思是，假若庚辰年的年运"刚柔失守"，表现为天气干燥，气温偏高，并出现寒水来复的变化，此后三年可化生大疫，化生的大疫名"金疫"。快到壬午年，慢到癸未年，"金疫"就来了。2000 年正好是经文提到的庚辰年，该年出现全国大面积干旱，年平均气温偏高，而 11 月份又出现月平均气温 20 年最低的现象，符合"庚辰刚柔失守"的运气特点。按"三年变大疫"之说，正好应该在 2003 年发生疫情。经文说："三年化成金疫也，速至壬午，徐至癸未，金疫至也"。广东最早发现 SARS 在 2002 年壬午年，北方大规模流行在 2003 年癸未年，而且经文明言发生的是"金疫"——肺性疫病，预见的准确性已超出一般想象。

SARS 暴发流行于 2003 年癸未年春季，"火主戊癸"，即癸未年为火运之年，而癸为阴干，故癸未年为火运不及之年。该年司天之气为太阴湿土，在泉之气为太阳寒水，而"岁火不及，寒乃大行"，"凡此太阴司天之政，气化运行后天，阴专其政，阳气退辟，大风时起，天气下降，地气上腾，原野昏霜，白埃四起，云奔南极，寒雨数至"。因此，癸未年的基础气候是全年气温较低，上半年由于太阴湿土司天，故雨水偏多，下半年太阳寒水在泉，故气温偏寒。其阶段性气候中"初之气"的主客气均为厥阴风木，但由于岁火不足，故木土之气郁结，即"风湿相搏"；"二之气"的主客气均为少阴君火，二火加临，火偏盛，气温升高。从现有的气象资料可知，中国 2003 年前半年的气候特点是雨量多，气温变化大，波动大，与运气理论所示一致。这种气候特点为 SARS 病毒肆虐创造了极好的条件，据报道，气温相对较低，空气湿度相对较大时，有利于 SARS 病毒的扩散与传播。

运气学说对 2003 年疫病高峰和消退时间的论述为：癸未年是 SARS 集中爆发流行的年份，其发生时段是春季。此时段正好吻合"二之气"时段即春分至小满时段（3 月 21 日～5 月 21 日）。《素问·六元正纪大论》说："凡此太阴司天之政……二之气，大火正……其病温厉大行，远近咸若"，即"二之气"时段有瘟疫流行，实际这一时段所发病例占全部病例的 80%以上，5 月 21 日之后新发病例每日仅数例，表明运气理论对瘟疫流行时段的预警是相当准确的。清代治疫名家余霖的《疫疹一得》曾观察到，癸未年的疫病流行"自二月春分节起，至四月（农历）立夏终止"。2003 年立夏在 5 月 6 日，该日报告 SARS 病例数出现明显回落；"二之气"结束在 5 月 21 日，SARS 得到基本控制。北方 SARS 暴发的高峰周期与运气学说的论述基本一致。

SARS 源于中国南方广东地区，广东正处于古代洛书九宫图中的九宫之位，为离位，居南方。运气学说发源于中国中原地区，古以中原地区为中心，全国地分九州，广东属于九州之扬州。古人认为"伏明之纪，灾于九；癸未、癸丑岁，灾九宫"。就是说各种灾害包括瘟疫，可能源于南方离位，扩散至九州，这与流行病学资料高度相符。由于社会交往和人员流通，出现了 SARS 迅速在全球 29 个国家和地区流行的局面，正应了《素问·六元正纪大论》中癸未年"二之气"时段"其病温厉大行，远近咸若"之说。

中国 SARS 疫情酝酿、暴发、流行的时间、暴发流行的区域、流行时的气候特点与运气理论所警示的内容高度吻合，提示气运变化即气候变化决定 SARS 的发生、流行和控制，同时也表明运气学说对传染病有很高的预警价值。

运气理论对温病、流行病的论述，对我们的重大警示，还在于其对每年易发温病的时段都有推论。按此理论，癸未年 2003 年"四之气"阶段（即大暑至秋分日时段）可能发生温热病，甲申年 2004 年大寒至春分时段（1 月 21 日～3 月 20 日）可能有温病发作和流行。因为在几个六十年甲子周期之前的康熙四十一年壬午年（1702 年）、四十二年癸未年（1703 年）、四十三年甲申年（1704 年）曾出现过"三年化疫，山东六府瘟疫盛行太甚"的景象。这也是一些专家认为的 SARS 可能于 2003 年冬和 2004 年春再次流行的依据之一。对比流行病学资料，加上对 SARS 防治工作的极端重视，2003 年冬和 2004 年春，SARS 没有在中国流行，但 2003 年冬，美国 45 个州出现人流感大暴发，2004 年春，以亚洲地区为主出现禽流感大暴发，使运气理论不仅在中国，而且在世界范围内得到了验证。

运气理论中关于温病瘟疫的警示性论述，来自长期的实际观察，是中国古代医家伟大智慧的结晶，尽管其预言未必皆准确无误，但绝不是凭空推论。

当代那些手持"科学"大棒对中医学随意打压的所谓科学家，应该发扬科学精神，实事求是，正视运气学说的价值，加强对运气学说的深入研究，使运气理论不断丰富提高、发扬光大，更好地造福世界，造福人类。

第九章

医易会通的历史

中医学理论体系的形成与发展与《周易》有密切的关系。在《周易》与《黄帝内经》成书以前，医术与卜筮是原始宗教用来除病消灾、避凶祈福的重要手段，原始巫术中包含着医术。医与巫在上古很长一段时期是共存并称的，称为"巫医"，大约在春秋时期才开始分开。成书于西周前期的《易经》主要是占筮活动的资料记载，成书于汉代的《黄帝内经》则是巫医分开后医学理论的集大成者。

而《易经》在成书过程中，也吸收了当时的一些医疗实践方面的资料。在卦爻辞中多次出现表示"病"义的"疾"字，如豫卦六五爻"贞疾，恒不死"，损卦六四爻"损其疾，使遄有喜"，遁卦九三爻"系遁，有疾厉"，鼎卦九二爻"我仇有疾"等。此外艮卦的卦爻辞可以视为古人意守内视的养生方法，为中医养生学的萌芽；咸卦可以视为以石针疗疾的情状，因为在马王堆帛书中"咸"作"钦"，"钦"与"针"同声相转，因此咸卦六爻辞是记载石针针刺不同部位的情状的。

第一节　先秦时代借卦象说病象

从《易经》成书以后到《黄帝内经》成书以前，这段时间里，易与医的会通仅仅表现为用个别卦象说明某些疾病的原因。据《左传·昭公元年》记载，医和在论述晋侯的疾病时说，"疾不可为也，是谓近女室，疾如蛊"；"淫溺惑乱之所生也。于文，皿虫为蛊；谷之飞亦为蛊；在《周易》，女惑男，风落山，谓之蛊。皆同物也"。这只是一种浅层面的附会，至于医和所讲的"天有六气，降生五味，发为五色，徵为五声，淫生六疾"的医学理论，则未同《周易》相联系。

自从战国时期《易传》成书以后，《周易》由迷信转变为理性、由巫术转变为哲学，其"阴阳""太极""道""神""数"等范畴及思维方式、哲学理念等，对《黄帝内经》尤其是隋唐以后的医学产生了深刻影响。

第二节 《周易》与《黄帝内经》

在《周易》与《黄帝内经》有没有关系的问题上，存在肯定与否定两派不同的观点，肯定派认为两者有密切关系，这种关系主要表现为《周易》对《黄帝内经》有重要的影响；否定派认为两者没有什么关系。笔者属于肯定派，试从以下几个方面加以论述。

一、两书的成书年代

让我们首先看一看这两本书在成书年代上有没有先后之分，即有没有前者对后者发生影响的可能性。在两书形成年代问题上，学术界观点不尽相同。《周易》一书分为"经文"和"传文"。经文（即狭义的《易经》）由卦爻象、卦爻辞组成；传文由《彖传》（上下）、《象传》（上下）、《文言传》、《系辞传》（上下）、《说卦传》、《序卦传》、《杂卦传》十篇七种组成，故又称"十翼"。《易经》和《易传》的成书时代并不相同。《汉书·艺文志》提出关于《周易》成书的"人更三圣，世历三古"说，即上古伏羲画八卦；中古周文王演为六十四卦，并作卦辞和爻辞；下古孔子作《易传》。东汉经师又提出周公作爻辞说，被宋代朱熹概括为"人更四圣"。以上两说均认为经文作于上古、中古，传文作于下古。对于《易经》作者和成书年代的传统观点，"五四"以后，学术界普遍提出反对意见，理由是卦爻辞中讲到的历史人物和历史事件有的出于周文王、周公之后。顾颉刚认为《易经》是西周初叶掌卜筮之官所作，陈梦家认为是殷之后遗民所作，郭沫若认为是楚人馯臂子弓所作，日本人本田成之亦认为是楚人所作，李镜池认为是周王室太卜、筮人所作。关于成书时间，顾颉刚、余永梁认为是西周初期或前期；李镜池始认为是西周初期，后认为是西周晚期；陈梦家认为是西周；郭沫若认为是战国初期；本田成之认为是战国晚期。近代大多数学者认为，《周易》卦爻辞的基本素材是西周初期或前期的产物，因其所提到的历史人物和事件均不晚于西周初期，因而成书时间应当不晚于西周前期。

关于《易传》的作者和年代，《史记》《汉书》等均认为是春秋时代孔子所作，宋代欧阳修《易童子问》始怀疑《系辞传》为孔子作，清代崔述进而怀疑《彖传》《象传》为孔子作。近现代大多数学者认为"十翼"均非孔子所作，但也有人认为《易传》确为孔子所作。随着当代学者对马王堆帛书本《易传》的考释，赞成《易传》为孔子所述、门人整理者有所增加。其成书年代有战国说、战国初年说、战国末年说、秦汉之际说等几种。郭沫若认为《说卦传》《序卦传》《杂卦传》是秦以前作品，《彖传》《系辞传》《文言传》是秦时荀子门徒所作，《象传》又在《彖传》之后（《周易之制作时代》）。李镜池认为，《彖传》《象传》成书于秦汉间，《系辞传》《文言传》成书于汉昭、宣之间，《说卦传》《序卦传》《杂卦传》成书于昭、宣之后，宣、元之间（《周易探源》）。张岱年认为，《易大传》的成书年代应在《道德经》之后、《庄子》以前，其中《系辞传》是战国中后期作品，《象传》较《彖传》稍晚（《论〈易大传〉的著作年代与哲学思想》）。多数学者认为《易传》成书于战国时代，但对各篇形成的具体年代又有不同意见。

关于《黄帝内经》的成书年代，主要有战国说、西汉说、东汉说等。主战国说者如北宋程颢《二程全书》、明代方以智《通雅》、清代魏荔彤《伤寒论本义》等，均否定《黄帝内经》为上古黄帝手笔，而主张为战国时期成书。现代学者任应秋将《黄帝内经》的内容与战国时代的《周礼》相比较，将《素问》的韵文文体与先秦的韵文文体相比较，认为《黄帝内经》为战国时书。[①]主西汉说者，大多从《黄帝内经》的语言风格上进行推断。如宋代聂吉甫认为是西汉初淮南王刘安所作，明代吕复认为《黄帝内经》的学术思想虽出自先秦战国，但其文字成书则系西汉学者所为。现代有学者认为，《素问·上古天真论》中"昔在黄帝……成而登天"这段文字，引用自《史记·五帝本纪》及《大戴礼记·五常德》，故其成书当在司马迁之后。也有学者根据字义进行推断，如"豆"字在先秦为盛物工具，而《黄

---

① 任应秋：《〈黄帝内经〉研究十讲》，载《内经研究论丛》，湖北人民出版社，1982年。

帝内经》中的“豆”字均为“豆子”之义，故其成书年代应主要在汉代。[1]主东汉说者，主要依据1973年出土的马王堆汉墓帛书《阴阳十一脉灸经》和《足臂十一脉灸经》，认为既然《黄帝内经》晚于这两篇西汉的帛书，应形成于东汉。笔者赞同西汉说，无论是从其语言文字的运用特征，还是从其阴阳五行理论框架的成熟、定型程度看，均应成书于西汉，而且可能是在汉武帝之后，即在董仲舒“阴阳五行”“天人感应”的大一统思想推广之后。虽然《黄帝内经》是战国先秦至西汉的医学总汇，非一人一时所作，但最后的成书时间是在西汉，有的篇目如“七篇大论”可能出现在东汉甚至更晚。由此可见，《易经》的成书时间早于《黄帝内经》数百年，《易传》也早于《黄帝内经》上百年，从时间上看，《易经》《易传》对《黄帝内经》产生影响是完全有可能的。

二、文字引用情况

再来看看这两本书在文字上有没有引用与被引用的情况，即两者有没有发生关系的实然性。否定派的基本依据为，《黄帝内经》没有一处提到《易经》《周易》或《易传》，没有一处引用《易经》的卦爻符号、卦爻辞，亦没有一处明显的、完整的《易传》引语。

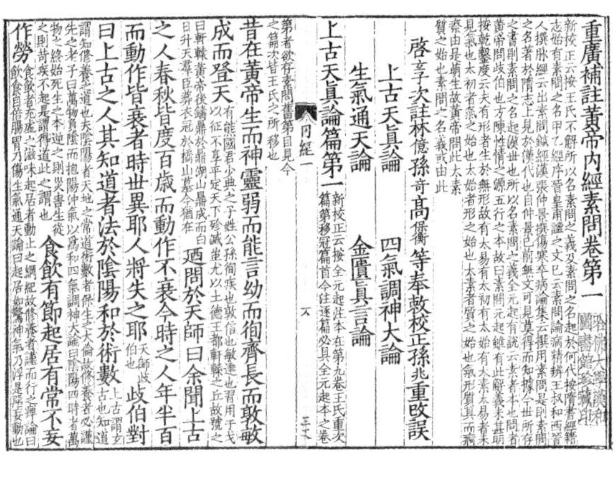
重廣補註黃帝內經素問卷第一

（新校正云按王氏不解所以名素問之義及素問之名起於何代按隋書經籍志始有素問之名甲乙經序晉皇甫謐之文已云素問論病精辨王叔和西晉人撰脈經云出素問鍼經漢張仲景撰傷寒卒病論集云撰用素問是則素問之名著於隋志上見於漢代也自仲景已前無文可見莫得而知據今世所存之書則素問之名起漢世也所以名素問之義全元起有說云素者本也問者黃帝問岐伯也方陳性情之源五行之本故曰素問元起雖有此解義未甚明按乾鑿度云夫有形者生於無形故有太易有太初有太始有太素太易者未見氣也太初者氣之始也太始者形之始也太素者質之始也氣形質具而痾瘵由是萌生故黃帝問此太素質之始也素問之名義或由此）

啓玄子次註林億孫奇高保衡等奉敕校正孫兆重改誤

上古天眞論　四氣調神大論

生氣通天論　金匱眞言論

上古天眞論篇第一（新校正云按全元起注本在第九卷王氏重次篇第移冠篇首今注逐篇必具全元起本之卷第者欲存素問舊第目見今之篇次皆王氏之所移也）

昔在黃帝生而神靈弱而能言幼而徇齊長而敦敏成而登天（有熊國君少典之子姓公孫徇疾也敦信也敏達也習用干戈以征不享平定天下殄滅蚩尤以土德王都軒轅之丘故號之曰軒轅黃帝後鑄鼎於鼎湖山鼎成而白日升天羣臣葬衣冠於橋山墓今猶在）迺問於天師曰余聞上古之人春秋皆度百歲而動作不衰今時之人年半百而動作皆衰者時世異耶人將失之耶（天師岐伯也）岐伯對曰上古之人其知道者法於陰陽和於術數（上古謂玄古也知道謂知修養之道也夫陰陽者天地之常道術數者保生之大倫故修養者必謹先之老子曰萬物負陰而抱陽沖氣以爲和四氣調神大論曰陰陽四時者萬物之終始死生之本逆之則災害生從之則苛疾不起是謂得道此之謂也）食飲有節起居有常不妄作勞（食飲者充虛之滋味起居者動止之綱紀故修養者謹而行之痺論曰飲食自倍腸胃乃傷生氣通天論曰起居如驚神氣乃浮是恃妄動也）

图9-1 《黄帝内经·素问》

诚然，现存《黄帝内经》中没有卦爻象、卦爻辞，但《黄帝内经》八十一篇中却有至少两篇相对完整地引用了《易传》。一篇是《素问·天元纪大论》（见图9-1），另一篇是《灵枢·九宫八风》。

[1] 钱超尘：《“豆子”与〈内经〉》，《北京中医学院学报》1982年第3期。

　　《素问·天元纪大论》中有一段鬼臾区回答黄帝的话："太虚寥廓，肇基化元，万物资始，五运终天，布气真灵，揔统坤元，九星悬朗，七曜周旋，曰阴曰阳，曰柔曰刚，幽显既位，寒暑驰张，生生化化，品物咸章。"文中"肇基化元，万物资始，五运终天，布气真灵，揔统坤元"，乃化用自《周易》乾、坤二卦《彖传》中的"大哉乾元，万物资始，乃统天"和"至哉坤元，万物资生，乃顺承天"。"曰阴曰阳，曰柔曰刚"出自《周易·说卦传》"立天之道，曰阴与阳；立地之道，曰柔与刚"。"生生化化，品物咸章"化用咸卦《彖传》和《周易·系辞传》"万物化生"以及乾、坤卦《彖传》中的"品物流形""品物咸亨""品物咸章"。《素问·天元纪大论》在解释阴阳变化时说："阴阳不测谓之神，神用无方谓之圣。"也是引用并化裁自《周易·系辞传》的"阴阳不测之谓神"和"故神无方而易无体"。

　　《灵枢·九宫八风》记述"太一"以冬至之日居叶蛰（坎）宫，然后依次是立春居天留（艮）宫、春分居仓门（震）宫，立夏居阴洛（巽）宫、夏至居上天（离）宫，立秋居玄委（坤）宫，秋分居仓果（兑）宫，立冬居新洛（乾）宫，每居一宫均为四十六日。将九宫（中宫为招摇，不用）与八方、八卦、八风、九数（中数为五）相配，其中九数的排列就是宋人阮逸、朱熹、蔡元定所谓的"洛书"。九宫、九数的排列至迟在西汉初年就已定型（只是当时并未被称为洛书）。在战国后期成书的《周易·说卦传》中，已有以八卦配八方的记载，即震东、巽东南、离南、坤西南、兑西、乾西北、坎北、艮东北，这就是北宋邵雍所谓的"后天文王八卦"方位。由此可见，《灵枢·九宫八风》关于八卦九宫的位序受到了《周易·说卦传》的影响。（见图9-2）

　　诚然，在《黄帝内经》八十一篇中，《素问·天元纪大论》为后出者，《灵枢·九宫八风》又并不重要，以此两篇的引

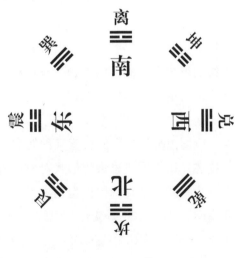

图9-2　文王八卦方位图

文情况实难证明全书与《周易》的关系。然而，如果从《黄帝内经》采用的基本概念以及思维方式上进行考察，那么理由就充分了。

三、阴阳思维方式

任何一个理论体系都是由基本概念、范畴组成的。要考察《周易》和《黄帝内经》这两本书的理论体系究竟有没有关系，必须首先对其基本范畴进行分析。两者共同的基本范畴主要有阴阳、五行、气、神、象、数等。这些基本范畴构成了《周易》和《黄帝内经》的理论基础。至于两者各自特有的范畴，如《周易》的卦爻、乾坤，《黄帝内经》的藏象、经络、证候等，从本质上看，均可以从上述共同范畴中找到思维基础或同质内涵，如卦爻、乾坤与阴阳同质，藏象、经络、证候等中医范畴虽然有医学的特定内涵，但其理论基础正是阴阳、五行、象、数。

"阴阳"是《周易》的最基本范畴和理论精髓。虽然《周易》经文没有出现阴阳二字。但《周易》卦爻的最基本符号"▬""▬▬"却反映了上古先民的阴阳观念。阴阳范畴集中体现了《周易》的思维方式。考察《黄帝内经》与《周易》在阴阳思维方式上是否一致，是判断两者有无关系的重要依据。笔者认为《黄帝内经》与《周易》都采用了阴阳的思维方式，这种思维方式又可称为象数思维方式或太极思维方式。

象数—阴阳思维方式的特点是，以阴阳卦象为思维出发点和先验模型，以取象、运数为思维方法，以具有转换性能的象数、义理两种信息系统为思维的形式和内涵，以外延界限模糊的"类"概念对指谓对象及其发展趋势作动态的、整体的把握和综合的、多值的判断。从本质上说，这种思维方式是一种"模型"的思维方式。

所谓模型，是人们按照某种特定的目的而对认识对象所作的一种简化的描述，用物质或思维的形式对原型进行模拟所形成的特定样态。模型可以分为物质模型与思维模型两大类。阴阳象数是一种思维模型，而不是物质模型。《周易》用卦爻作为思维模型，卦爻最基本的符号是阳爻"▬"和阴爻"▬▬"，阴阳爻的三次组合构成八卦（$2^3=8$），阴阳爻的六次组合构成六十四卦（$2^6=64$），六十四卦也可视为八卦的两两相重构成（$8^2=64$）。

六十四卦是《周易》的基础模型，这个模型不仅包含六十四卦的卦象符号，而且包括它的排列次序。卦爻辞及《易传》则可视为对这个模型的文字解说或内涵阐发。乾坤卦爻既有生成论意义，也有结构论意义，是象数思维的基点。其余六十二卦可视为乾坤二卦的交合与展开。六十四卦是宇宙生命变化规律的完整的符号系统，也是理想的符号模型。阴阳思维体现以下特征，重整体、轻个体，重类比、轻分析，重动态功能、轻实体结构，重直觉体悟、轻实证量化，重程式循环、轻创造求异。

《黄帝内经》虽未采用卦爻模型，但却采用了阴阳思维模型。在《黄帝内经》中，无论是作为生理学、病理学基础的藏象学说、经络学说，还是作为诊断学、治疗学基础的四诊、八纲、证候、本标、正邪等学说，均是阴阳思维方式的反映。中医说到底就是"法于阴阳，和于术数"（《素问·上古天真论》），就是"谨察阴阳所在而调之，以平为期"（《素问·至真要大论》）。"中"实际上就是对阴阳的调中。《黄帝内经》遵循阴阳思维模型，一开始就没有走向机械、分析之路。《黄帝内经》将人看成一个有机的开放的系统，而不将其视为不断分割的机体。在人体这个系统中，小时空对应天地大时空，对应天时、物候、方位及万事万物，这种对应是由象数模型决定的。因此人体和整个宇宙在中医看来都是很容易把握的，只要用这个模型去推测、比拟就可以了。

《黄帝内经》同样把阴阳视为天地万物的本原和主宰。

> 《素问·阴阳应象大论》："阴阳者，天地之道也，万物之纲纪，变化之父母，生杀之本始，神明之府也。"
>
> 《素问·四气调神大论》："夫四时阴阳者，万物之根本也。"
>
> 《素问·天元纪大论》："夫五运阴阳者，天地之道也，万物之纲纪，变化之父母，生杀之本始，神明之府也。"

无论是四时阴阳（或阴阳四时）还是五运阴阳，都归结为阴阳，阴阳才是天地万物的根本。《黄帝内经》正是将阴阳视为解释生命的最高范畴，人体的生理、病理，一切器官、功能、活动、病变都可用阴阳加以描述。

> 《素问·阴阳应象大论》："天地者，万物之上下也；阴阳者，血气

之男女也；左右者，阴阳之道路也；水火者，阴阳之征兆也；阴阳者，
万物之能始也。"

《黄帝内经》认为天地、上下、男女、左右、水火都不过是阴阳的代
称，还从人体的生命现象出发，认为"阳化气，阴化形。寒极生热，热极
生寒，寒气生浊，热气生清"，"清阳出上窍，浊阴走下窍；清阳发腠理，
浊阴走五脏；清阳实四肢，浊阴归六腑。水为阴，火为阳。阳为气，阴为
味。味归形，形归气；气归精，精归化"。不仅将脏腑、气形、气味、上窍
下窍、腠理五脏、四肢六腑等作了阴阳分类，而且还说明了阴阳之间可以
互相转换。

《周易》和《黄帝内经》对阴阳的基本属性、功用，阴阳之间的对立、
和谐统一、运转变化的关系进行了十分详尽的说明。从某种意义上说，《周
易》就是关于宇宙阴阳的哲学，《黄帝内经》就是关于人体阴阳的科学。明
代张介宾将医与易的关系概括为"欲该医易，理只阴阳"（《类经附翼·医易
义》)，可谓透辟。

当然，《黄帝内经》中的阴阳，除基本特质与《周易》相同外，还有特
殊的医学含义。此外，在阴阳的进一步分析上，也与《周易》有所不同，
《周易》是"一分二"，在阴阳基础上分出四象（即太阳、少阳、太阴、少
阴），再分出八卦；而《黄帝内经》是"一分为三"，在阴阳基础上分出三
阴三阳。《黄帝内经》有系统的三阴三阳记载，三阴三阳的名称是太阳、少
阳、阳明、太阴、少阴、厥阴。与二阴二阳相比，在太阳、少阳中增加了
阳明，在太阴、少阴中增加了厥阴。三阴三阳划分的依据是阴阳之气的多
少、盛衰。《素问·至真要大论》指出，"阴阳之三也，何谓？岐伯曰：气
有多少，异用也"。气的多少、盛衰的不同，对生命的作用也不同，因此
就用三阴三阳来表示。可见三阴三阳是标记气的数量、层次的符号，而气
又是宇宙生命的本质和精神实在，因而三阴三阳实际上与一阴一阳、二阴
二阳一样，都是生命的符号。在《黄帝内经》等几部经典中，三阴三阳共
有二十九种排序，按其内涵可分为九大类，即经脉生理特定性及其层次类、
经脉长短浅深和血气盛衰类、病理反映类、脉诊部位类、日周期类、旬周
期类、年周期类、六年至十二年周期类以及其他类[1]。如果说以二为基数的

---

① 王玉川：《运气探密》，华夏出版社，1993年，6—9页。

阴阳范畴更适用于表现天道的话，那么以三为基数的阴阳范畴则更适用于表现人道、表示人的生命活动、生命规律。

《黄帝内经》与《周易》的关系是深层次的，对此不必要也不可能加以否认。思维方式层面的这种关系，在两书的其他基本概念和范畴上也有具体的体现。

四、五行理论框架

五行是《黄帝内经》重要的范畴和理论框架，而在通行本《周易》中却没有五行的记载。否定派据此认为《周易》与《黄帝内经》无关。诚然，通行本《周易》未提及五行，但帛书本《周易》却提到了。

1973 年湖南长沙马王堆三号汉墓出土了《易经》和《易传》。《易传》有六篇即《二三子》《系辞传》《易之义》《要》《缪和》《昭力》，其中提到"五行"一词有三次，即《二三子》提到两次，《易之义》提到了一次，此外《要》提到了水火金土木一次。

> 《二三子》第十二、十三行："圣人之立正（政）也，必尊天而敬众，理顺五行，天地无困，民□不渗（？），甘露时雨聚降，剽（飘）风苦雨不至，民心相以寿，故曰番（蕃）庶。"[1]
>
> 《二三子》第十九行："囚德也天道始，必顺五行，其孙贵而宗不屃（？灭）。"[2]
>
> 《易之义》十三行："子曰：五行□□□□□□□□□□□用，不可学者也，唯其人而已矣。"[3]
>
> 《要》二十一行、二十二行："故易又（有）天道焉，而不可以日月生（星）辰尽称也，故为之以阴阳；又（有）地道焉，不可以水火金土木尽称也，故律之以柔刚……又（有）人道焉，不可以父子君臣

---

[1] 陈松长、廖名春：《帛书〈二三子问〉、〈易之义〉、〈要〉释文》，《道家文化研究》第三辑，上海古籍出版社，1993 年。

[2] 同上。

[3] 同上。

夫妇先后尽称也，故为之以上下……又（有）君道焉，五官六府不足
尽称之，五正之事不足以至之……"①

关于《二三子》与《要》的成书年代，已有不少学者作了研究，一般
认为成书于战国时期，是不同于通行本的另一种《易传》传本。

对五行的考释，出现了不同观点。有人认为《二三子》和《易之义》
中的五行并不指《要》的"水火金木土"，而是指"天地民神时"，理由主
要是"水火金木土"在《要》中是讲"地道"的，而五行在《二三子》中
每与"顺"连用，是讲天道、人道的，因而两者并不相同②，此说似可商
榷。笔者认为，水火木金土五行在战国及以前不仅指地道，而且也指天道、
人道。五行指地道，如《史记·天官书》所说"天有五星，地有五行"，《左
传》中更有大量记载，如《左传·襄公二十七年》"天生五材，民并用之"，
《左传·昭公二十五年》"则天之明，因地之性，生其六气，用其五行"，《左
传·昭公三十二年》"故天有三辰，地有五行，体有左右，各有妃耦"。《国
语》也有多处记载，如《国语·鲁语》说"及地之五行，所以生殖也"，《国
语·郑语》说"故先王以土与金木水火杂，以成百物"。然而"五"也可指
天道、人道，甚至可以说五行原本就是出于定星历、正天时的需要而创立
的，如《史记·历书》"盖黄帝考定星历，建立五行"，《管子·五行》"昔黄
帝以其缓急作五声……然后作立五行，以正天时"。而《左传·昭公二十九
年》"故有五行之官，是谓五官"，则是指人事。由此可见，先秦木火土金水
五行概念所指范围很宽，涵盖天、地、人三才之道。

《二三子》中的"理顺五行""必顺五行"前面各有"尊天而敬众""与
天道始"，显然五行是就天道、人道而言的。《易之义》虽阙字过多，但从后
句"不可学者也，唯其人而已矣"，似可推测也是言天人之道的。这也正体
现了该两篇"顺天应人"的思想，其中的五行应当就是《要》篇中的"水
火金木土"，而不是从文中抽取出来的"天地民神时"。这一点还可从《要》

① 陈松长，廖明春：《帛书〈二三子问〉、〈易之义〉、〈要〉释义》，《道家文化研究》第
三辑，上海古籍出版社，1993 年。
② 邢文：《马王堆帛书〈周易〉与五行说》，《中国古代思维模式与阴阳五行说探源》，
江苏古籍出版社，1998 年，330 页。

中得到证明。《要》在讲君道时，用了"五官六府""五正之事"，其"五官"当指"五行之官"，"五正"当指"五行之正"，即《左传·昭公二十九年》所谓的"故有五行之官，是谓五官……木正曰句芒，火正曰祝融，金正曰蓐收，水正曰玄冥，土正曰后土。""六府"亦与五行有关，正如《左传·文公七年》所谓"水火金木土谷，谓之六府"。由此可见，帛书《易传》的五行即指水火金土木。值得注意的是，帛书已开始出现以五行解《周易》的倾向，虽然还没有达到以阴阳解《周易》那样的系统性，但这种阴阳、五行、卦爻结合的论理和思维方式，对汉代及其后易学家产生了重大影响，易学家最终成为汉代以后中国学术史上五行学说的主要阐发者。

再回过头来看看通行本《易传》，虽然没有明言五行，但不能说没有五行的丝毫影响。如《周易·系辞传》言"天数五，地数五，五位相得而各有合""三与五，同功而异位。三多凶，五多功，贵贱之等也"，表明以五为贵的思想。再譬如《周易·说卦传》在阐述八卦的取象时说"乾为金""巽为木""坎为水""离为火"，已经明言这四卦的五行属性，至于其他四卦也隐含了五行属性，如"坤为地""艮为山"，地、山皆属土；兑"为毁折……为刚卤"隐含有金的属性；震"为决躁……为蕃鲜"，隐含有木的属性。《周易·说卦传》还将八卦对应了八方，从文献上考察，五方观念是五行的源头之一，五方早期即有了五行的属性。由此推测，八卦依据其方位也可确立其五行属性，不过这一点，通行本《易传》中并没有展开。

司马迁《史记·太史公自序》说："《易》著天地阴阳四时五行，故长于变。"明确指出《易》蕴含阴阳五行之理。《易传》与五行的关系，应当引起我们的注意。当然，即使承认《周易》言五行，也不能由此将五行看成《周易》的专利，更不能将《易传》看成五行的最早文献记载。事实上，五行的观念起源很早，至迟在上古三代就已经形成。五行一词最早出现在《尚书》的《夏书·甘誓》和《周书·洪范》两篇中，《虞书·大禹谟》只提到五行名目"水、火、金、木、土，谷，惟修，正德、利用、厚生，惟和"，但没有提到五行一词。

从文义上看，《夏书·甘誓》和《同书·洪范》所指的五行并不相同。前者五行当指五种德行；后者指水火木金土五种物质，即五材。五材，又指五种功能属性。

《黄帝内经》是将五行作为五种功能属性加以运用的，如：按照五行将人体生理器官分为肝、心、脾、肺、肾五大功能系统，建立了藏象学说，《素问》的《金匮真言论》《灵兰秘典论》《六节藏象论》《五脏生成论》以及《灵枢》的《本神》《五味》等篇章对此做了系统论述。依据功能属性原则，将人体器官、情志以及自然界的时间、空间、气候、声音等各种因素归为五类，一一与五脏发生联系，五行、五脏成为人体生命乃至于宇宙万物的核心。

这种以五行整体划分、类属人体生命及自然万物的思维方法就是取象的方法，与《周易》对阴阳八卦划分、归类世界的方式一样，都体现了"天人相应""天人合一"的整体观念和全息思想，也都反映了两者重道轻器、重功能属性轻实体结构的思维倾向。

五、象数思维模型

象数思维模型体现了《周易》的基本思维方式，它以卦爻象与天地数、大衍数为思维的模型，上文所述的阴阳即是象数思维的模型之一，此外五行也开始成为《易传》（尤其是帛书《易传》）的思维模型。战国时代的《管子》阴阳五行四篇及邹衍则将阴阳与五行有机地结合在一起，形成了阴阳五行的思维模型，是对《周易》阴阳思维的发展。《黄帝内经》正是在这个模型的指导下成书的。

如果仅就易的数模型而言，《易经》有爻题之数九、六（九为阳，六为阴），有爻位之数（由下往上依次为初、二、三、四、五、上）；《易传》有天地之数、大衍之数、乾坤策数。天地之数为"天一，地二，天三，地四，天五，地六，天七，地八，天九，地十。天数五，地数五，五位相得而各有合。天数二十五，地数三十，凡天地之数五十有五，此所以成变化而行鬼神也"。天数为奇数，为阳数一、三、五、七、九；地数为偶数，为阴数二、四、六、八、十。天数五个数相合为二十五，地数五个数相合为三十，天地数总和为五十五。

大衍之数为"五十，其用四十有九，分而为二以象两，挂一以象三，揲之以四以象四时，归奇于扐以象闰，五岁再闰，故再扐而后挂……是故四营而成易，十有八变而成卦"。大衍之数是指演算成卦之数，总数为五十（一说应为天地之合数五十五），用数为四十九，不用数（即太极数）为一，分二数指天地，挂一数（即分三）为天地人三才，揲四数为春夏秋冬四时，归奇数为闰月（五年中有两个闰月），四营数指演算著策的四个步骤（即分二、挂一、揲四、归奇），十八变数是指完成一个六爻卦的变化数（每一爻要经过三次四营，六爻共十八次）。

乾坤策数为"乾之策二百一十有六，坤之策为百四十有四，凡三百有六十，当期之日。二篇之策万有一千五百二十，当万物之数也"。乾之策数指乾卦六阳爻的策数，每一阳爻记为九，九是四营三变后所得到的三十六数除以四而得（36÷4=9），因而三十六即是每一阳爻的策数，六阳爻总策数为二百一十六（36×6=216）；坤之策数指坤卦六阴爻的策数，每一阴爻记为六，策数是二十四（24÷4=6），六阴爻总策数为一百四十四（24×6=144）。乾坤两卦的总策数为三百六十（216+144=360），正是一年三百六十日之数。《周易》上下二篇共六十四卦、三百八十四爻（64×6=384），阴阳爻各半，阳爻一百九十二乘以阳爻的策数三十六得六千九百一十二（192×36=6912），阴爻一百九十二乘以阴爻的策数二十四得四千六百零八（192×24=4608），六十四卦三百八十四爻总策数与万物之数大约相等，为一万一千五百二十（6912+4608=11520）。

此外《易传》还有很多有关数的记载，如"极其数""错综其数""逆数""参天两地而倚数"等。可见《周易》是一种象与数合一的思维方式。

《黄帝内经》继承了这一思维方式，以象数模型为依准，建构了生理、病理、诊疗的理论体系。

男女生长周期

《素问·上古天真论》有一段论述男女生长发育周期的话："女子七岁，肾气盛，齿更发长；二七而天癸至，任脉通，太冲脉盛，月事以时下，故有子；三七，肾气平均，故真牙生而长极；四七，筋骨坚，发长极，身体盛壮；五七，阳明脉衰，面始焦，发始堕；六七，三阳脉衰于上，面皆焦，发始白；七七，任脉虚，太冲脉衰少，天癸竭，地道不通，故形坏而无子也。丈夫八岁，肾气实，发长齿更；二八，肾气盛，天癸至，精气溢泻，阴阳和，故能有子；三八，肾气平均，筋骨劲强，故真牙生而长极；四八，筋骨隆盛，肌肉满壮；五八，肾气衰，发堕齿槁；六八，阳气衰竭于上，面焦，发鬓颁白；七八，肝气衰，筋不能动，天癸竭，精少，肾脏衰，形体皆极；八八，则齿发去。"认为男子以八岁为周期，女子以七岁为周期。后代医家如王冰、张介宾等认为男子少阳之气，故配以少阴之数八；女子为少阴之气，故配以少阳之数七。唐宗海认为七、八为洛书数，洛书配文王八卦，兑数为七，艮数为八，兑为少女，则其数七；艮为少男，故其数八。从男子与女子生长发育的实际情况看，男子约在十六岁（二八）、女子约在十四岁（二七）性成熟，男子约在六十四岁（八八）、女子约在四十九岁（七七）生殖能力衰退，可见男子以八岁为周期、女子以七岁为周期，是有一定道理的。

至于洛书配文王八卦之说，较之少阳、少阴之数更应引起重视。虽然将戴九履一、左三右七、二四为肩、六八为足、五居中央的九数排列图式称为洛书是北宋的事，但九数的这种排列图式，至迟在西汉初年就已经存在，安徽阜阳双古堆西汉汝阴侯墓出土的太乙九宫占盘可以证明。

《管子·幼官》《礼记·月令》《吕氏春秋》等，均记载了古代的明堂九室（九宫）制度，但未说明九室所配的数字。《大戴礼记·明堂》则配上九个数字："明堂者，古有之也，凡九室……二九四七五三六一八。"可见汉代虽然未称九数图为洛书，但九数（九宫）的排列模型已经形成。另外，《周易·说卦传》中已记载了八卦的排列方位（邵雍称为文王八卦或后天八卦）。《灵枢·九宫八风》则将九宫数与八卦结合在一起，其中艮（少男）为八，兑（少女）为七。因此《素问·上古天真论》的作者很可能将男女生长发育的实际情况与少男（艮）为八、少女（兑）为七的象数模式联系起来考虑，最终确定了男子以八为周期、女子以七为周期的人体生长周期规律。

七损八益

《素问·阴阳应象大论》："能知七损八益，则二者可调，不知用此，则早衰之节也。"什么是七损八益？前人说法不一。

王冰解释说："阴七可损，则海满而血自下；阳八宜益，交会而泄精。"意为女子以七为纪，月经宜于按时而下；男子以八为纪，精气宜于充满。

张介宾解释说："七损者，言阳消之渐；八益者，言阴长之由也。"

王冰和张介宾的解释并不完全相同，在七八配阴阳上也不相同，王冰说阴七阳八，张介宾言阳七阴八。从《黄帝内经》原文看"七损八益"是讲调阴阳的养生方术的。究竟什么是七损八益？这个谜直到1973年马王堆汉墓的发掘才解开，马王堆竹简《天下至道谈》记载了男（阳）女（阴）相合的"七孙（损）""八益"。"七孙（损）"为"一曰闭，二曰泄，三曰渴（竭），四曰勿，五曰烦，六曰绝，七曰费"，"八益"为"一曰治气，二曰致沫，三曰智（知）时，四曰畜气，五曰和沫，六曰窃（积）气，七曰寺（待）赢，八曰定顷（倾）"。[1]而且有一段与《素问·阴阳应象大论》非常相近的关于人（主要是男人）四十岁以后身体机能衰退的描述，从而强调男女房事要注意节制，要按七损八益的方法行房事。所谓八益是指将气功导引与两性交媾相结合的八种方法，所谓七损是指男女交合时不恰当的、能造成房室损伤的七种情况。由此可见《黄帝内经》的七损八益与象数思维关系并不很密切。

五脏之数

> 东方青色，入通于肝，开窍于目，藏精于肝……其数八……南方赤色，入通于心，开窍于耳，藏精于心……其数七……中央黄色，入通于脾，开窍于口，藏精于脾……其数五……西方白色，入通于肺，开窍于鼻，藏精于肺……其数九……北方黑色，入通于肾，开窍于二阴，藏精于肾……其数六。（《素问·金匮真言论》）
>
> 敷和之纪，木德周行……其脏肝……其数八。
>
> 升明之纪，正阳而治……其脏心……其数七。
>
> 备化之纪，气协天休……其脏脾……其数五。

---

[1] 周一谋等：《马王堆医学文化》，文汇出版社，1994年，345页。

> 审平之纪，收而不争……其脏肺……其数九。
>
> 静顺之纪，脏而勿害……其脏肾……其数六。(《素问·五常政大论》)

将五脏与五数相配，肝配八，心配七，脾配五，肺配九，肾配六。为什么要这么配？应该说这是象数思维的产物。

近年来一些医易研究者认为五脏所配的五数是河图之数，此说法值得商榷，因为《周易》以及先秦很多古籍虽然提到了河图洛书，但并没有指明河图洛书究竟是什么东西或什么图形，将河图洛书说成是数字排列的九数图、十数图，是北宋的事。虽然如此，但也不可否认九数图（即后人所称的洛书）至迟在秦汉之际就已经有了，而十数图（即后人所称的河图）则至迟在西汉前期就已经有了，只是当时还没有被称为河图洛书罢了。西汉扬雄（公元前53年—公元18年）在《太玄》中列有《玄图》，即是十数图。十数图实际上是五行生成数图，其依据是《尚书·洪范》"一曰水，二曰火，三曰木，四曰金，五曰土"及《周易》天地之数"天数五，地数五，五位相得而各有合"，由此而确立五行生成数：天一生水，地六成之；地二生火，天七成之；天三生木，地八成之；地四生金，天九成之；天五生土，地十生之。其实早在战国中期成书的《管子》[1]中就已经有了五行生成数的萌芽，《管子》有四篇是论述阴阳五行的，就是《幼官》《四时》《五行》《轻重己》，其中《管子·幼官》（含《幼官图》）就清楚地记载了五时、五色、五味、五声、五气与五数的配应。

> 五和时节，君服黄色，味甘味，听宫声，治和气，用五数。
>
> 春……八举时节，君服青色，味酸味，听角声，治燥气，用八数。
>
> 夏……七举时节，君服赤色，味苦味，听羽声，治阳气，用七数。
>
> 秋……九和时节，君服白色，味辛味，听商声，治湿气，用九数。
>
> 冬……六行时节，君服黑色，味咸味，听徵声，治阴气，用六数。

实际上五数反映了五行的度数，土为五（尚未用十）、木为八，火为七，金为九，水为六，是五行生成数的早期阶段，除土为五外，其他四行

---

① 白奚：《稷下学研究》，三联书店，1998年，246页。

之数就是五行的成数。《黄帝内经》与《管子·幼宫》五数完全相同。可见《周易》《尚书》及《管子》阴阳五行四篇的象数模型对《内经》产生了重要影响。

此外《素问·五常政大论》还记载了另一种五脏之数："委和之纪……其脏肝……眚于三。""伏明之纪……其脏心……眚于九。""卑监之纪……其脏脾……其眚四维。""从革之纪……其脏肺……眚于七。""涸流之纪……其脏肾……眚于一。"其配属为肝三，心九，脾四，肺七，肾一。这种数实际上是九宫之数，三为震宫木，故配肝；九为离宫火，故配心；四为指中宫通四方，为土，故配脾；七为兑宫金，故配肺；一为坎宫水，故配肾。

由此可见，《黄帝内经》采用了易道象数思维方式。我们虽然不能断言五行生成数与九宫数就是先秦的河图洛书，但也不能就此否定五行生成数与九宫数是西汉或者汉代以前形成的一种象数思维模型。同样，虽然不能断言《周易》就是取法于河图洛书，但也不能就此否认《周易》与五行生成数、九宫数这种象数思维有着密切的关系。应该说以《周易》为代表的先秦古籍（包括《尚书》等）影响并促成了这种象数思维方式，而这种象数思维方式又影响并促使《黄帝内经》的理论体系形成。

天地之至数

《黄帝内经》多次提到"天地之至数""天地之大数"。如《素问·三部九候论》："天地之至数，始于一，终于九焉。一者天，二者地，三者人，因而三之，三三者九，以应九野。故人有三部，部有三候，以决死生，以处百病，以调虚实，而除邪疾。"《灵枢·九针论》："九针者，天地之大数也，始于一而终于九。故曰：一以法天，二以法地，三以法人，四以法时，五以法音，六以法律，七以法星，八以法风，九以法野。黄帝曰：以针应九之数奈何？岐伯曰：夫圣人之起天地之数也，一而九之，故以立九野，九而九之，九九八十一，以起黄钟数焉，以针应数也。"《素问·六节藏象论》："夫六六之节，九九制会者，所以正天之度，气之数也。"

可见《黄帝内经》所谓的"天地之至数"（大数）是指一至九数，而且重视一、三、六、九等数。这与《周易》和《道德经》不无关系。《易经》

以六为阴爻数、以九为阳爻数，九和六成为阳和阴的代称。古人认为自然数起于一而终于九，超过九就是零的增加。《周易》崇阳抑阴，故有崇九倾向。张介宾解释九的重要性时说："如《易》有太极，是生两仪，两仪生四象，四象生八卦，而太极运行乎其中，阳九之数也……故以天而言岁，则一岁统四季，一季统九十日，是天数之九也。以地而言位，则戴九履一，左三右七，二四为肩，六八为足，五位中宫，是洛书之九也。以人而言事，则黄钟之数起于九，九而九之，是九九八十一分，以为万事之本，是人事之九也。九数之外是为十，十则复变为一矣。"（《类经·脉色类》）

在《周易》看来，数是表象的，因此一为太极，二为天地，三为三才（天地人），四为四时、四象，五为五位、五行，六为六爻、六位、六虚，八为八卦，九为阳爻……《周易》重视数，以数定象，因数明象，创立数象合一的思维模型。受此思维影响，《黄帝内经》以五为五时、五方、五音、五色……六为六节、六律、六经……七为七星……八为八风、八方……九为九野、九州、九宫……

《道德经》也重视数，其论述宇宙生成法则时说"是故道生一，一生二，二生三，三生万物"，创立一、二、三的生成序列，而与《周易》一、二、四的生成序列交相辉映，共同形成中国文化的数思维传统。

《黄帝内经》依据数思维模型，对生命现象、天人现象进行阐述。《素问·三部九候论》将人体分为上中下三部，分别对应天人地，三部又各分出三部："上部天，两额之动脉；上部地，两颊之动脉；上部人，耳前之动脉。中部天，手太阴也；中部地，手阳明也；中部人，手少阴也。下部天，足厥阴也；下部地，足少阴也；下部人，足太阴也。"三三得九，共为九部。将人体分为九部是为了诊断疾病。《素问》所谓的"六六制节，九九制会"是指天度以六六为周期，六个六十甲子为一年；气数以九九为周期，气有三阴三阳，三而成天，三而成地，三而成人，三而三之，合则为九，故在地有九野、九州，在人有九窍、九藏。此外《黄帝内经》还将针具、针法等等分为九种，将全书分为九九八十一篇……

三阴三阳是《黄帝内经》的最大发明，这与《周易》的"兼三才而两之""六位而成章"以及《道德经》"三生万物"的象数思维模型不能说毫无关系。

六、结论

《周易》与《黄帝内经》有着密切的关系。《周易》成书早于《黄帝内经》，《黄帝内经》个别篇章有引用《易传》的情况，表明《周易》对《黄帝内经》有影响，更重要的关系体现在思维方式层面。《周易》的思维方式可以归结为阴阳（象数）思维方式，它是《黄帝内经》理论体系形成的基础。

承认《周易》对《黄帝内经》的影响，并不是排斥先秦诸子典籍对《黄帝内经》的影响，反而更体现了这种影响。因为《易经》是先秦儒、道、阴阳等各家的总源头，《易传》是先秦儒道各家的总汇合，《周易》集中代表了先秦各家的思维方式。

作为《黄帝内经》理论基础的阴阳范畴，其最早的文献记载并不是《周易》。也就是说阴阳的"发明权"或"专利"并不属于《周易》，但《易经》卦爻却是阴阳观念的最早符号记载，而且在先秦时代，还没有任何一部书像《周易》这样集中系统地论述阴阳理论。作为一部阴阳思维方式和哲学理念集大成的专著，它对《黄帝内经》的影响就不仅是可能，而且是必然的了。

五行是《黄帝内经》理论的另一重要范畴。通行本《易传》虽未明言五行，但已隐含重五的观念和以五行解《易经》的趋势；帛书本《易传》则开始以五行解《易经》，其五行指水火金土木而不是指天地民神时。但因为《周易》不仅没有五行的"发明权"或"专利"，而且还不是系统论述五行的专著，因此在五行学说方面，它对《黄帝内经》的影响较小。

象数模型是《周易》的基本思维模型，《黄帝内经》依照这一模型建构了中医生理、病理、诊治理论体系。以数模型为例，《黄帝内经》以八、七为周期论述男女生长节律，以五行生成数与九宫数论证五脏学说，以天地之至数论述三部九候、九窍、九脏、九针，以六位数论述三阴三阳……象数模型对《黄帝内经》影响较大。

因此，研究《周易》与《黄帝内经》的关系，对中医学的意义在于：有助于认识中医理论体系形成的过程，有助于认识中医学的思维特征和理论实质，从而为中医学的发展提供借鉴。对于此项研究，切不可进行无谓的比附和任意的拔高。

第三节 《周易》与隋唐医学

隋唐医家开始自觉而系统地引《周易》入医，以《周易》象数义理解释并发展中医学理论体系，主要代表人物是杨上善、孙思邈、王冰。

一、杨上善《黄帝内经太素》

杨上善，隋唐之际人，尊奉儒道佛，主张三教诠衡，既是一位哲学家，又是一位医学家。其代表著作是《黄帝内经太素》（以下简称《太素》），第一次将《黄帝内经》作了类编，并继南朝全元起之后，对类编后的《黄帝内经》进行注释。杨上善深受汉代易学——《易纬》和孟京学派的影响。（见图9-3）

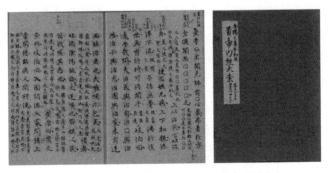

图9-3 杨上善《黄帝内经太素》影抄本

太易生万物，无形生有形

杨上善在《太素·设方·知针石》中说："从道生一，谓之朴也。一分为二，谓天地也。从二生三，谓阴阳和气也。从三以生万物，分为九野四时日月，乃至万物。"认为道是万物的本原、宇宙的起始，是至高无上的，这个道就是"太初之无"，《太素·藏府之一》说："太初之无，谓之道也。"杨上善将老子的道与《易纬》的太易结合起来。道是无形的，太易是未见气者，也是无形者。

《易纬·乾凿度》提出宇宙演化的四阶段之说："故曰有太易，有太初，有太始，有太素也。太易者，未见气也；太初者，气之始也；太始者，形之始也；太素者，质之始也。"太易是无形阶段，太初、太始、太素是有形阶段；太易阶段气未产生，其余三阶段气、形、质开始产生。郑玄注："太易，无也；太极，有也。太易从无入有。"可见太极即太初，是元气"浑沦"阶段。《易纬·乾凿度》认为："既然物出，始俜太易者也。太易始著，太极成；太极成，乾坤行。"说明宇宙是从虚空的太易中产生的，虚空生元气（太极），元气分阴阳二气（乾坤）。这是对《道德经》"道生一，一生二"和《易传》"是故《易》有太极，是生两仪"的融会贯通，只是还没有明确提出《道德经》的道就是《易传》的易，就是无。

而杨上善则明确指出"太初之无，谓之道也"，太初之无就是太易，太易就是道，太易是无形的，是宇宙万物的本原。

太极为元气，合和化万物

杨上善认为由太易（道）生出的一，是"一气"，就是混沌之气，就是元气。这也是受《易纬》的影响。《易纬·乾凿度》说"一气分为霡，是上圣凿破虚无，断气为二，缘物成三，天地之道不霡"，是说一气可以分出万物，其过程是一生二，二成三，三生万物。《易纬·乾凿度》又说"易始于太极，太极分而为二，故生天地"，可见一就是太极，太极就是元气。元气化生阴阳二气，阴阳二气和合产生万物。

杨上善在《太素·人合》中说："一气离为阴阳，以作生养之本，复分四时，遂为生长收藏之用，终而复始，如环无端，谓之常也。"有形的宇宙发生是一气（太极）→阴阳→四时→万物。杨上善吸收了《易纬》的观点，以未见气的、无形的"太易"（道）为最高本原，为宇宙的最高本体；以气始生而未分的"一气"（太极、元气）为次高本原，为有形宇宙的始点。

太极之气是怎样化生万物的呢？杨上善认为是太极之一气分为阴阳二气，阴阳二气的应合、合和化生了万物。这与《道德经》"万物负阴面抱阳，冲气以为和"、《易传》"天地氤氲，万物化醇；男女构精，万物化生"以及《易纬》"物有始有壮有究……乾坤相并俱生"的思想一脉相承。《易纬·乾凿度》认为，任何物体都是由气、形、质三要素组成的，换句话说，气、形、质的组合才构成了万物。太初（太极）阶段的气指原始材料，太始阶段的形指具有形体的东西，太素阶段的质指事物的本质属性。这三者共同构成混而未分的"浑沦"（这三个阶段共同构成有形的阶段，成为无形的"太易"之后的阶段），"炁形质具而未离，故曰浑沦。浑沦者，言万物相浑成而未相离"。

杨上善继承这一思想，在气、形、质与万物的关系上，认为"万物各受一形，自万物一形之外，从于六合苞裹之内，皆是天地为其父母，变化而生，故万物皆与天地之气应而合也"。万物由气的应合而各得一形，万物皆来源于天地之气（即阴阳二气）。人也是二气相合的产物，《太素·诊候之一》说，"天与之气，地与之形，二气合之为人也""故形从地生，命从天与。是以人应四时天地，以为父母也"。

物与人皆以阴阳二气为父母，物性与人性相契合，杨上善由此提出了"和性"的范畴，并认为和性是至真之道，是最高的原则。《太素·设方》说："针法存身和性，即道德者也……故理身理国，动摇应和，尽和群生之情，斯乃至真之道也。"如果违背了和性，出现了过和偏的情况，则必须治理，在国家就要以仁义之道进行治理，在身体就要以针灸进行治疗，从而使之达到"尽和群生之性"即和性的境界。可以说，"和"是《周易》追求的至高境界，《易传》强调"保合太和，乃利贞"，杨上善将它巧妙地运用到治疗上，多次指出治疗五脏之病"不可独用"，而要刚柔相应，使之恢复中和之性。

阴阳化寒暑，消息为虚实

杨上善依据汉代象数易学卦气学说，对《黄帝内经》的天人相应、四时五脏的理论进行了发挥。汉代孟京学派提出以卦爻配属四时、十二月、二十四节气、七十二候的卦气说，其中以震离兑坎四正卦主管春夏秋冬四时，以十二消息卦（即十二辟卦）主管一年十二个月，以六十卦或六十四卦主管一年三百六十五日（孟喜以每卦主管六日七分，京房除八个卦外其余每卦主管六日七分）。卦气说反映了当时天文历法学的成就①。《黄帝内经·素问·咳论》早就提出"人与天地相参""五脏各以其时受病"。杨上善借助汉代象数易学理论，进一步阐明了自然界气候变化与人体阴阳虚实的对应关系，他在《太素·设方》中说："十二爻寒暑之气，十一月阳气渐息，阴气渐消；至四月阳气在盈，阴气正虚。至五月阴气渐息，阳气渐消；至十月阴气在盈，阳气正虚。阴阳即为寒暑者也，盈虚以为虚实者也。人亦如之，消息盈虚，有虚有实。"在另一篇《太素·合人》中说："十二爻应十二月"，这里所谓的"十二爻寒暑之气"的消息盈虚，是采用了"十二消息卦"的原理。

十二消息卦为䷗（复）、䷒（临）、䷊（泰）、䷡（大壮）、䷪（夬）、䷀（乾）、䷫（姤）、䷠（遁）、䷋（否）、䷓（观）、䷖（剥）、䷁（坤），分别代表农历十二个月，依次为十一月、十二月、一月、二月、三月、四月、五月、六月、七月、八月、九月、十月。杨上善的十二爻就是指十二月消息卦，十二月消息卦表明阴阳消长的过程，从十一月（复）冬至一阳生，以后阳气逐渐上升、阴气逐渐消退，至四月（乾）阳气达到鼎盛，至五月（姤）阴气逐渐上升、阳气逐渐消退，至十月（坤）阴气达到鼎盛。天道的阴阳消长变化必然要反映到人体生命活动之中。杨上善认为，春夏秋冬四时之变会引起人体相应的病变，如冬月受寒多伤阴，夏月受暑多伤阳，其原因就是阴阳至极则反。就消息卦而言，《太素·杂病》指出"十一月极寒，一阳爻生，即寒生热也；五月一阴爻生，即热生寒也"。十一月是阴爻极盛之后一阳来复（复），五月是阳爻极盛之后一阴来交（姤），分别是寒生热与热生寒的转折点。

杨上善还在《太素·经脉之一》中将中医三阴三阳十二经脉与十二消息卦结合起来，如"十一月一阳生，十二月二阳生，正月三阳生。三阳生寅之时，其阳已大，故曰太阳也……五月盛阳，一阴爻生，即是阳中之阴

① 张其成：《易符与易图》，中国书店出版社，1999年，47页。

也"，以此解释太阳、阳明。十二经脉的偏盛偏衰造成的病理变化也与十二月（十二卦）的阴阳盛衰有关，"十一月有五阴爻，故阴气盛也。太阴在内，所以为下也；阳明居外，所以为上也。阳明之正，上入腹里，属胃散之脾，上通于心，故阳明络属心者也。寒气先客胃中，复有厥气从胃上散，其厥气复出胃之中上口，胃以连心，故曰上走心为噫也。"认为"上走心为噫"病，是由于太阴经阴气偏盛，加上寒气犯足阳明胃，阳明又络心，因此阴气侵犯心经而导致噫症，而这一切都是从复卦（十一月）阴爻与阳爻的力量对比的结果（一阳对五阴）来说明的。

此外，杨上善还常常以卦象来说明病证、病机。如以 ䷊（泰）与 ䷋（否）说明癫狂病，"三阳爻与三阴爻争，而三阳俱胜，尽在于头，为上实；三阴从下，即为下虚，于是发病"。所谓上实下虚即为 ䷋（否）卦，为阴阳不相交之象。在正常情况下，人身太阳经的阴阳之气是上下贯通的，即为 ䷊（泰）卦，而在反常情况下，三阳（阳气）实于上而不下，三阴（阴气）盛于下而不上，阴阳不交，阳热偏胜而上扰神明，于是癫狂病发作。

二、孙思邈《千金方》

孙思邈是唐代一位著名道士兼医学家，崇尚易学，其《千金要方》《千金翼方》不仅多次提到"易称""易曰"，而且在《千金要方·大医习业》中明确提出"周易六壬，并须精熟，如此乃得为大医"。明代张介宾将孙思邈的名言概括为"不知《易》，不足以言太医"。可见孙思邈十分重视易学对中医学的作用。（见图9-4）

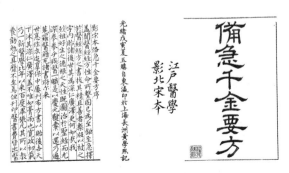

图9-4 《备急千金要方》

孙思邈的医易思想可以用一气、二阴阳、三才来概括。

所谓"一气"，是指孙思邈继承了易家和道家气一元论的传统，在论述人体生命现象、病理变化及炼养身体时均以气为最高范畴。他认为人由气化生，"人者，禀受天地中和之气"（《千金要方·治病略例》），"气化则人育，伊人禀气而存"（《千金翼方·序》），"人生天地气中"（《千金翼方·养性》）。疾病是由气的异常而发生，"一气不调，百一病生"（《千金要方·诊候》），"气竭则身死"（《千金要方·养性》）。要使身体健康长寿，关键在于养性，而养性，关键在于"爱气""调气"，他还具体介绍了调气的方法。

所谓"二阴阳"，是指孙思邈遵循易道阴阳对待统一、相摩相荡的原理，以阴阳分析生命现象和规律。如他认为人的出生是阴阳相感的结果，《千金要方·妇人方》说"阴阳调和，二气相感，阳施阴化，是以有娠"。人的五脏经络生理是阴阳的反映，人的病理变化也是阴阳失去平衡、阴阳失去调节的结果，因此养生（包括养性、房事等）也要力求阴阳的"升降相因""动静相配""开阖相济"，这样才能维持人的生命机体的动态平衡。

所谓"三才"，是指孙思邈以《周易》"三才合一"思想为指导，从天地之道推论及人道，以阐明人体生理、病理、诊疗及养生原理。他在《千金要方·治病略例》中提出"夫天布五行以植万类，人禀五常以为五脏，经络腑输，阴阳会通"，"天有寒暑，人有虚实；天有刑德，人有爱憎；天有阴阳，人有男女"，在《千金翼方·养性》中提出"一体之盈虚消息，皆通于天地"。因此无论治疗还是养生，都要遵循天人相应的原则，如用针之法，《千金要方·针灸》说"呼吸应江汉，补泻校升斗，经纬有法则，阴阳不相干。震为阳气始，兑为阴气终，坎为太玄华，离为太阳精，欲补从卯南，欲泻从西北，针入因日明，针出随月光"，把针灸与时令、方位等结合起来，体现了"唯人最贵""人天合一""人天相应"的思想。

三、王冰《重广补注黄帝内经素问》

王冰是唐代中期的医学家，弱龄即仰慕三圣——伏羲、神农、黄帝之道，以三圣之书为言大道，三圣之书可推为《易经》《神农本草经》《黄帝内经》。王冰的主要贡献是整理、注释《黄帝内经·素问》，并补入了"运气七篇大论"。从其注释和"运气七篇"看，易学是王冰的指导思想，易学方法是王冰注释的重要方法。王冰还是第一个把《素问》九卷改编为二十四卷的人。

从王冰的注释上可以看出王冰具有儒道两家的思想，并且由易学统而贯之。这可以从三个方面加以说明。

第一，气与阴阳的自然哲学思想。同前代医学家一样，王冰也很重视气与阴阳的学说，并用易理加以阐述。他在解释《素问·六节藏象论》"夫自古通天者，生之本，本于阴阳，其气九州九窍，皆通乎天气。故其生五，其气三，三而成天，三而成地，三而成人"一段时说："非唯人独以三气以生，天地之道亦如是矣，故易乾坤诸卦皆必三矣。"以乾坤八卦每卦三爻说明天地人均以三气而生成。王冰常常以卦象解说《素问》之医理，如在解释《四气调神大论》时，以否泰二卦解释天地之气的沟通："天气不降，地气不腾，变化之道既亏，生育之源斯泯，故万物之命无禀而生……《易·系辞》曰：'天地氤氲，万物化醇'。然不表交通，则为否也。《易》曰：'天地不交，否'。"在解释《素问·宝命全形论》时，以"天以德流，地以气化，德气相合而乃生焉……则假以温凉寒暑，生长收藏，四时运行而方成立"说明天地之气只有升降交通才能化生万物。《素问·六微旨大论》说"升已而降，降者谓天；降已而升，升者谓地"，王冰注曰："气之初，地气升；气之中，天气降。升已而降以下，彰天气之下流；降已而升以上，表地气之上应。天气下降，地气上腾，天地交合，泰之象也。《易》曰：'天地交泰。'是以天地之气升降，常以三十日半下上，下上不已，故万物生化，无有休息而各得其所也。"多次以泰卦的二气交通得以安泰说明万物的生化不息。天地二气即阴阳二气，王冰在解释《素问·阴阳应象大论》"阴阳者，天地之道也……"一段时说："谓变化生成之道也……《易·系辞》曰：'一阴一阳之谓道。'此之谓也。""滋生之用也，阳与之正气以生，阴为之主持以立，故为万物之纲纪也。""以神明居其中也……神明为之纲纪。故《易·系辞》曰：'阴阳不测之谓神。'亦谓居其中也。"以《周易》之阴阳解说《黄帝内经》之阴阳，说明中医学阴阳概念的重要性，阴阳是中医理论的基础，也是中医学认识生命活动的思维模型和说理工具。因此王冰解说阴阳往往深刻而具体。

第二，象数思维方式。王冰常借用易理之数来解说《黄帝内经》。如解释《素问·上古天真论》女子以七为周期、男子以八为周期时说："老阳之数极于九，少阳之数次于七，女子为少阴之气，故以少阳数偶之，明阴阳气和，乃能生成其形体，故七岁肾气盛，齿更发长……老阴之数极于十，少阴之数次于八，男子为少阳之气，故以少阴数合之。《易·系辞》曰：'天九，地十。'则其数也。"一般认为，王冰所说的"天九，地十"以及老阳之数九、少阳之数七、老阴之数十、少阴之数八依据的是《周易·系辞传》的天地之数，其实《周易》并没有明言老阳、少阳、老阴、少阴之数，只是说一、三、五、七、九，为天数、阳数，二、四、六、八、十，为地数、阴数。且《周易》大衍之数所谓的四数是七、八、九、六，而不是十、九、八、七，因此王冰并不是单纯依据天地之数，而是借鉴了五行生成数（当时还没有被称为河图）。至于王冰以男子为少阳之气故合于少阴之数八，女子为少阴之气故合于少阳之数七的说法，值得商榷。

第三，五运六气的理论框架。运气七篇是王冰补入《素问》的，运气七篇受到了汉代象数学的影响，或者说，运气七篇就是易学象数学的扩展。运气理论以易学天人相应的整体思想为指导，将天道气候、物候的变化与人道病候的变化对应起来，依据《周易》天五地六原则，将天之五行发展为五运，将地六视为地之六气。五运于天，天气下降，六转于地，地气上升，天地相交、运气相合，构成五运六气。五运六气又可视为一种五六相合的历法、音律、物候三位一体的系统，其中天干、地支与五运、六气的推算，实为易学象数学的运用与发展。

第四节 《周易》与金元医学

金元时期，在医学上出现了刘完素、张从正、李东垣、朱震亨四大家，使医学面貌为之一新，医学流派的创立与争鸣，大大促进了学术发展。金元四大家的出现，固然与他们各自的医疗实践、所处的社会生活环境等因素有密切关系，而《周易》《黄帝内经》的学术思想以及他们各自对此的不同理解也起到了相当大的影响。

一、刘完素火热论与寒凉派

刘完素（字守真，人称刘河间）所处的时代战争频繁、烽烟四起、社会动乱，急性热病流行。刘完素在医疗实践中看到六气致病因素中"火热"居多，火热病则需要用寒凉药治疗，因此成为寒凉派代表，其理论渊源则是运气学说。《素问·至真要大论》的病机十九条中有火热居其九之说，刘完素进一步认为风寒湿燥各一，而火有二（君火、相火），六气又能"兼并同化"，因此"六气皆能化火"。

刘完素用既济、未济二卦说明心肾水火的关系，"故火上有水制之，则为既济；水在火下，不能制火，为未济也"（《素问玄机原病式·骂詈》）。从水与火的特性上看，火性炎上，水性润下，火一定要用水制，否则就会为害。火得水制而下降，为既济，表明心火下交，则肾水得温燠，真阳充沛；肾阴上济，则心得滋养，营血和调，才是正常的生理状态。反之，如果火居上而炎上、水居下而趋下，则心肾不交，为未济，为病理状态。刘完素还根据《道德经》的"上善若水"与《周易》的"离为戈兵"，提出"水善火恶"的观点，也为他的火热论与寒凉法作了理论的铺垫。

刘完素十分重视医易儒三者的联系，他说："易教体乎五行八卦，儒教存乎三纲五常，医教要乎五运六气，其门三，其道一，故相须以用而无相失。"他不仅用易理论证了他的火热论，而且用易理阐述了他的生命观。他认为元气是人的生命之源："夫元气者，兑之位也，元始之祖，先天地生，圆而无隙，寂而不动，感而遂通，虚而生神，乾体成焉，乾为天，天一生水，故一水、二火、三木、四金、五土，五行形焉。"（《素问病机气宜保命集·元气五行稽考》）借用兑卦之理来说明元气与肺的关系，借用乾卦之理来说明元气是先于天地的始祖。他还运用《周易·象传》的"大哉乾元，万物资始""至哉坤元，万物资生"，论证阴阳二气是万物发生与生存的重要条件，认为"天为阳，地为阴；水为阴，火为阳"（《素问病机气宜保命集·阴阳论》）。而水火又是阴阳的征兆，阴阳"拟之于象，则水火也；画之于卦，则坎离也。两者相须，弥满六合，物物得之，况于人乎？"（《素问病机气宜保命集·原道论》），以此说明阴阳水火是人的生命的根本。

二、张从正攻邪论与攻下派

张从正（字子和）所处时代略晚于刘完素，亦是急性热病流行之际，故张从正推崇刘完素的火热论，用药亦主寒凉，尤擅长运用汗、吐、下三法，以攻邪为主，是攻下派的代表。

张从正认为，人的疾病变化不外乎阴阳的盛衰、阴阳的失调，阴阳失调具体表现为水火的偏盛偏衰，他在《易传》"燥万物者莫熯乎火""润万物者莫润乎水"的启发下，根据火热病的实际情况，提出急性热病及某些杂病的主要病机是火亢水亏。如消渴病，他分析："八卦之中，离能烜物；五行之中，惟火能焚物；六气之中，惟火能消物……盖五脏，心为君火正化，肾为君火对化，三焦为相火正化，胆为相火对化……故入水之物，无物不长，入火之物，无物不消。夫一身之心火，甚于上为膈膜之消，甚于中则为肠胃之消……"（《儒门事亲·三消当从火断》）可见"火"之为患太大了，消渴病即是由于火热太甚，消耗津液所致，所以要"将离人坎"，即用药物使火气下行，引入肾经，这样火降水升，津液自复。

张从正根据《易经》和《黄帝内经》的阴阳学说，认为"人之生也，负阴而抱阳，人居一气，道在其中矣，外有八邪之相荡，内有喜怒之交侵"（《儒门事亲·风论》）。并认为无论是自内而生还是自外而入的病，都是"邪气"，既然是邪气，根据阴阳制化原理，就要攻邪。邪气与元气是一对阴阳，"先攻其邪，邪去而元气自复""邪气加诸身，速攻之可也，速去之可也"（《儒门事亲·汗吐下三法该尽治病诠》）。可见张从正去邪攻下的目的是恢复元气，这是对阴阳盛衰、阴阳消长理论的活用。

三、李东垣脾胃论与补土派

李东垣（名杲，字明之），师从于易水学派开创者张元素，创立"内伤脾胃，百病由生"之说，主张以脾胃为本，在治法上强调"补脾胃"，为补土派代表。

李东垣根据四象—八卦方位说明脾胃居人体中央的重要作用，"《易》曰：'两仪生四象。'乃天地气交，则八卦是也。在人则清浊之气皆从脾胃出，荣气荣养于身，乃水谷之气味化之也"（《脾胃论·阴阳升降论》）。根据易理，脾胃属于坤卦艮卦，坤为土，艮为山亦属土，而土居中央，不占四方却统领四方；土又为长夏，不占四时却统领四时。

《周易·象传》说："至哉坤元，万物资生，乃顺承天。"说明坤土是万物生长的根本。李东垣认为，阴阳水火以及五脏六腑之气的运动变化都离不开土，"以人身言之，是六腑之气，生发长散于胃土之中也""若天火在上，地水在下，则是天地不交，阴阳不相辅也，是万物之道、大《易》之理绝灭矣"（《内外伤辨惑论》）。可见，土是阴阳水火相交的中介，脾胃是化生元气的根本。

李东垣认为，阴和阳是不断变化的，物极必反，阳极则变阴，阴极则变阳，"既六阳升浮之力在天，其力尽，是阳道终矣""既六阴降沉之力在地，其力既尽，是阴道终矣。是老阴变阳，乃初九无位""上六无位，必归于下，此老阳变阴之象也"（《内外伤辨惑论》）。以阴和阳的变化说明六腑本属阳，具有生发长散的阳性功能，但却依附在属阴的胃土之中，从而进一步说明人的疾病和治疗均可参照阴阳互化的原理。

由于脾胃为元气之本，故不能损伤，否则就会产生诸病，因此李东垣特别强调脾胃和元气的保养，重视脾胃之气的升发。

四、朱震亨相火论与滋阴派

朱震亨（字彦修，人称丹溪翁）从学于刘完素的再传弟子罗知悌，在学术上提出"相火论"与"阳有余阴不足论"，在临证中强调养阴泄火，创立了滋阴学派。

朱震亨根据"太极动而生阳，静而生阴"的原理，认为"凡动皆属火"，又以《易传》的"吉凶悔吝者，生乎动者也"，说明"人之疾病亦生乎动"。人体的"相火"易于妄动。他认为肝肾二脏皆有相火，相火主动，如在正常情况下，"彼五火之动而皆中节"，对人体生理是必要的；如相火妄动，就会破坏阴阳平衡，使阴液受到耗伤，就会导致"煎熬真阴，阴虚则病，阴绝则死"。加上外在六气中"湿热为病，十之八九"，"阴易乏，阳易亢"，于是创立"阳有余而阴不足"学说，在临床上则相应地采用滋阴泻火的方法。

朱震亨还常常用易卦易理说明人体生命活动。如人的胎孕，《黄帝内经》说"阴阳和，故能有子"，过于简单。朱震亨将《黄帝内经》与《周易》之说融为一体："《易》曰：'乾道成男，坤道成女'，夫乾坤，阴阳之性情也；左右，阴阳之道路也；男女，阴阳之仪象也。父精母血因感而会，精之施也，血能摄精成其子，此万物资始于乾元也；血成其胎，此万物资生于坤元也。阴阳交构，胎孕乃凝。"（《格致余论·受胎论》）这就大大深化了《黄帝内经》胎孕学说。

再如以乾卦论天气、人形。朱震亨认为，"天气至清、至刚、至健，属乎金者也"。乾为天，为纯阳，具有至健、至刚的属性，因此天气属金。如果天气不属金，"非至刚不能摄此水；非至健不能运行无息，以举地之重；非至清，其刚健不能长上古而不老"（《格致余论·天气属金说》）。又依据《周易》"三才合一"原理，"天者，必有证于人"，而"人形象天"的就是肺气，肺不仅外应皮毛，如天之包举于外，而且具有司呼吸、主气、主宣发肃降、朝百脉、主治节等内在功能，因此肺象天，亦属金。"合三者而观，非水浮地，天摄水，地悬于中乎？圣人作《易》，取金为气之象，厥旨深哉！"（《格致余论·天气属金说》）。

此外，他还采用汉代象数学卦气说说明"夏月伏阴在内"，用十二消息卦说明温热凉寒四气的变迁以及人体弦洪浮沉四时脉的特征，用《周易》"三才说"说明"人与天地同一橐籥"。

第五节 《周易》与明清以及近代医学

明清时期，医易学进入一个新的阶段，以张介宾为代表，医易学家用易学理论重新整合中医理论，在中医理论的系统化、深入化方面作出了重要贡献。

一、张介宾医易思想

张介宾（1563—1640年），字会卿，号景岳，别号通一子。少时曾学医，壮年从戎幕府，颇有医名。后返回故里，埋头著述，花费数十年精力先后写成《类经》《类经图翼》《类经附翼》《质疑录》《景岳全书》。其中《类经附翼》中有一篇论文《医易义》，全文7000多字，气势磅礴，是系统论述医学与易学相互关系的力作。《周易》是中国哲学的源头和代表，而《黄帝内经》是中国医学的源头和代表，因此这篇文章可以视为一篇医学哲学的代表作。文中首次提出"医易"的名称，与现代医学哲学的名称意义相当。如果说，《黄帝内经》是第一次运用易学哲学建立中医理论体系，那么《医易义》可以说是第二次运用易学哲学整合并发展了中医理论体系。（见图9-5）

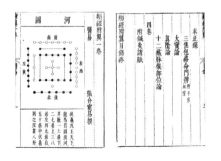

图 9-5 《类经附翼》

张介宾是一名修养深厚的儒医，他不仅对儒家经典尤其是《周易》有透彻的领悟，而且对理学各派各家如周敦颐、二程、邵雍、张载、朱熹、王阳明、王廷相的学术思想有精深的了解。经过长期的学习实践，他的认识有了很大的改变。早先他曾怀疑孙思邈"不知《易》，不足以言太医"的说法，在《医易义》中写道："每窃疑焉，以谓《易》之为书，在开物成务，知来藏往而医之，为道则调元赞化，起死回生。其义似殊，其用似异。且以医有《内经》，何藉于《易》？舍近求远，奚必其然？"张介宾直到四十岁以后才茅塞稍开，渐渐悟道，彻底改变了过去的看法。"乃知天地之道，以阴阳二气而造化万物；人生之理，以阴阳二气而长养百骸。易者，易也，具阴阳动静之妙；医者，意也，合阴阳消长之机。虽阴阳已备于《内经》，而变化莫大乎《周易》。"《周易》重在讲天道，《黄帝内经》重在讲人道，天道涵盖人道，人道体现天道。所以张介宾提出了"医易同原""医易相通"这两大命题。

"医易同原"，源在哪里？

《医易义》明确提出"医易同原""医易相通"两个概念，这两个概念既有联系又有区别。张介宾说"医易同原者，同此变化也""医易相通，理无二致"。可见，"同原"是从客观变化角度说的，"相通"是从理论角度说的。从《医易义》中我们还可以看到，同原是从太极本原层面说的，相通是从阴阳（包括两仪四象五行八卦）道理层面说的。

张介宾认为，医与易都起源于"一"，因为天人万物都起源于"一"。《黄帝内经》有"太虚"概念，《周易》有"太极"概念。张介宾说："所谓一者，《易》有太极也。太极本无极，无极即太极，象数未行理已具，万物所生之化原，故曰：五行不到处，父母未生前。又曰：杳杳冥冥，其中有精，其精甚真，其中有信。是为造物之初，因虚以化气，因气以造形，而为先天一气之祖也。医而明此，乃知生生化化，皆有所原，则凡吾身于未有之初，便可因之以知其肇基于父母，而预占其禀受之象矣。"（《类经图翼》）太虚就是无极，太极和太虚是什么关系呢？张介宾用"太极本无极，无极即太极"来解释，前一句说明无极在太极之前，后一句说明无极就是太极，可见前后并不一致。结合其他篇章的论述，仍然能看出前后不一。如《类经图翼·运气上》说："太极者，天地万物之始也。太始天元册文曰：太虚廖廓，肇基化元。老子曰：无名天地之始，有名天地（万物）之母。邵子曰：若论先天一事无，后天方要著工夫。由是观之，则太虚之初，廓然无象，自无而有，生化肇焉。化生于一，是名太极。太极动静而阴阳分。故天地只此动静，动静便是阴阳，阴阳便是太极，此外更无余事。"这里首先将太极视为天地万物之本原，可后面又将太虚视为先于太极的本原，太极则是由太虚生化的。这种观点无疑受到先贤的影响。将太虚等同于太极，明显受到张载"太虚即气"的影响，而"太极本无极"的观点明显受到朱熹"无极而太极"的影响。

那么太极究竟是什么？张介宾自己的观点也不一致。他既依据朱熹的说法将太极说成理，即精神性的本体，"夫太极者，理而已矣。朱子曰：象数未形理已具"（《类经图翼·运气上》）。又依据张载的说法将太极说成气，是阴阳二气未分的统一体，即物质性的本体，"阴阳便是太极，此外更无余事""先天者太极之一气，后天者两仪之阴阳"（《类经图翼·运气上》）。

其实，将太极和无极合一、将理和气合一，这种说法至少可以上溯到朱熹，朱熹将周敦颐《太极图说》首句"无极而生太极"改为"无极而太极"。对于太极，朱熹一会儿说"总天地万物之理，便是太极"，一会儿又说"太极只是一个气，迤逦分做两个气，里面动底是阳，静底是阴，又分做五气，又散为万物"（《朱子语类》）。不过朱熹最终还是认为理是第一位的，"气之所聚，理即在焉，然理终为主"（《朱子文集》卷四十九《答王子合》）。与朱熹不同，张介宾虽然也主张理气合一，"先儒曰：天下无理外之气，亦无气外之理。故理不可以离气，气不可以外理，理在气亦在，气行理亦行"（《类经图翼·运气上》）。但最终还是归结为气，"夫生化之道，以气为本，天地万物莫不由之。故气在天地之外，则包罗天地，气在天地之内，则运行天地，日月星辰得以明，雷雨风云得以施，四时万物得以生长收藏，何非气之所为？人之有生，全赖此气"（《类经·摄生类三》）。

对于这些不一致，学术界大多认为是自相矛盾，有人说这是"宇宙生成论与宇宙本体论的矛盾"，这一观点值得商榷。笔者认为，这是先贤关于宇宙本原的一个伟大的"悖论"。太极和无极谁为第一的问题实际上反映了儒家和道家的分歧，朱熹、张介宾将两者合一，其实是企图将儒家和道家融为一体；理和气谁为第一的问题反映了理学派和气学派的分歧，朱熹、张介宾将两者合一，其实是企图将理学和气学融为一体。虽然这种企图最终没有成功，而朱熹偏于理，张介宾偏于气，但宇宙的本原、医易的本原可能不是一个单纯的理或气所能说明的，也不是一个单纯的无极或太极所能概括的。我们应该深入的思考朱熹、张介宾的"悖论"，或许解开这个"悖论"之日，就是解开宇宙本原、生命本原——医易本原的谜题之时。

"医易相通"，通在哪里？

张介宾从天道人理层面提出"医易相通"的观点，医易相通就通在阴阳之理上。无论是天道还是人道，都离不开阴阳变化之理。《周易·系辞传》提出"一阴一阳之谓道"，《素问》也提出"阴阳者，天地之道也"。因此张介宾认为《周易》与《黄帝内经》的相同之处就在于都是对阴阳法则的精妙阐述。

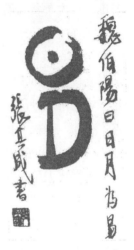

图9-6　日月为易

其实易字就是日和月的合体字（魏伯阳曰："日月为易。"），《周易》的精髓就是阴阳（庄子"易以道阴阳"）。《周易》是中国阴阳哲学的集大成者。张介宾正是在阴阳这个根本问题上看出了医和易的交接点："然神莫神于易，易莫易于医，欲该医易，理只阴阳。故天下之万声，出于一阖一辟；天下之万数，出于一偶一奇；天下之万理，出于一动一静；天下之万象，出于一方一圆。方圆也，动静也；奇偶也，阖辟也。总不出于一与二也。故曰天地形也，其交也以乾坤；乾坤不用，其交也以坎离；坎离之道，曰阴曰阳而尽之。"（《类经附翼》）

张介宾认为：《周易》是论天地万物之理的，人作为天地万物之一，当然也符合易理。"今夫天地之理具乎易，而身心之理独不具乎易乎？刻天地之易，外易也；身心之易，内易也。内外孰亲？天人孰近？故必求诸己而后可以求诸人，先乎内而后可以及乎外；是物理之易犹可缓，而身心之易不容忽。医之为道，身心之易也。医而不易，其何以行之哉？""易之变化出乎天，医之运用由乎我。""《易》具医之理，医得《易》之用。"这里张介宾把医易关系视为内外、体用关系。言天地之理为外易，言身心之理为内易，因此易为体，医为用，体用不二，医易相通。

张介宾曾写了一首诗："一炁先天名太极，太极生生是为易。易中造化分阴阳，分出阴阳运不息……"这首诗名叫《保天吟》，顾名思义是讲保养天道真气的，可实际上，讲天是为了讲人，因此这首诗讲的是从太极本原上养护人的生命，使之生生不息。可见，天和人、易和医是密不可分、相互依存的关系。

张介宾的观点是符合易理与医理的。《周易·系辞传》说："《易》之为书也，广大悉备，有天道焉，有人道焉，有地道焉，兼三才而两之，故六。六者非它也，三材（才）之道也。""六爻之动，三极之道也。""《易》与天地准，故能弥纶天地之道。"《周易·说卦传》说："将以顺性命之理。是以立天之道，曰阴与阳；立地之道，曰柔与刚；立人之道，曰仁与义。兼三才而两之，故《易》六画而成卦。"说明易是论道的，易之道就是天地人（三才、三极）的总体规律，天地人三者是统一的，因而特征和规律也是统一的。《黄帝内经》亦有大量关于天人合一、三才合一的论述，如《素问·至真要大论》说："身半以上，其气三矣，天之分也，天气主之。身半以下，其气三矣，地之分也，地气主之。"《素问·三部九候论》将脉搏的部位与所候之气分为寸关尺、浮中沉三部九候，分别与天地人相配，上部、中部、下部分别分出天地人而与人体内脏一一对应。张介宾称之为"天人一理""伟哉人生，禀二五之精，为万物之灵；得天人之中和，参乾坤之化育；四象应天，四体应地……天之气即人之气，人之体即天之体"。所谓"二五"就是阴阳五行。

阴阳哲学强调阴阳的变化生成："生生之谓易。""《易》有太极，是生两仪，两仪生四象，四象生八卦。"（《周易·系辞传》）张介宾说："然易道无穷，而万生于一，一分为二，二分为四，四分为八，八分为十六，自十六而三十二，三十二而六十四，以至三百八十四爻，万有一千五百二十策，而交感之妙，化生之机，万物之数，皆从此出矣。"人体生命也是如此。人身"因虚以化气，因气以造形，而为先天一气之祖也……一动一静，互为其根，分阴分阳，两仪立焉”，其生化的过程是二二相分的过程，这就是天地万物生化之理。在这个理的层面，易和医是相通的。

《医易义》中详细介绍了阴阳变化规律，一分为二，二分为四，四分为八，以及六十四卦的生成变化过程。在其他篇章中，张介宾也表达了同样的观点，并将这一变化同天地人体结合起来。如“阴可变为阳，阳可化为阴。然而变化虽多，无非阴阳之所生，故为之父母”（《类经·阴阳类》），认为气的变化、万物的变化虽然形式多种多样，但归根结底是由阴阳二气所产生的。“天地者，阴阳之形体也。云雨者，天地之精气也……可见天地之升降者，谓之云雨；人身之升降者，谓之精气。天人一理，此其为最也。”（《类经·阴阳类》）说明天地和人一样，都需要通过阴阳升降、交感互动，方能交泰和谐。“凡万物生成之道，莫不阴阳交而后神明见。故人之生也，必合阴阳之气，构父母之精，两精相搏，形神乃成，所谓天地合气，命之曰人也。”（《类经·藏象类》）认为天地万物与人都是在阴阳二气交合之后产生精与神。

以易理解说医理

张介宾不仅论述了医易在天人之理上的相通，而且以易理来解说医理。《医易义》用了十四个“以……言之”的句式——以爻象言之、以藏象言之、以形体言之、以生育言之、以精神言之、以动静言之、以升降言之、以神机言之、以屈伸言之、以变化言之、以常变言之、以鬼神言之、以死生言之、以疾病言之，这十四个“言之”一气呵成，最后以“合而言之”作为总结。由此说明《周易》作为中医学的哲学基础，影响了中医学的脏腑理论、经络理论、阴阳气血理论、病理病机理论、诊断治疗理论、方剂本草理论等各个方面。现仅从生理、病理两方面简要介绍。

生理藏象学说是中医学基本的生理学说。张介宾以卦象解说形体、藏象：“以形体言之，则乾为首，阳尊居上也；坤为腹，阴广容物也；坎为耳，阳聪于内也；离为目，阳明在外也；兑为口，拆开于上也；巽为股，两垂而下也；艮为手，阳居于前也；震为足，刚动在下也。”从形状和功能两方面分析了人的形体，又从部位上分析人体脏腑，坤卦为脏，乾卦为腑。

坤卦六阴爻，"自初六至上六为阴为脏，初六次命门，六二次肾，六三次肝，六四次脾，六五次心，上六次肺"；乾卦六阳爻，"初九至上九为阳为腑，初九当膀胱，九二当大肠，九三当小肠，九四当胆，九五当胃，上九当三焦"。将六脏六腑分出六个位次，依据乾坤二卦从下至上的位次排列，坤卦六爻六脏依次为命门、肾、肝、脾、心、肺，乾卦六爻六腑依次为膀胱、大肠、小肠、胆、胃、三焦。这种位次主要不是实体位次，而是功能位次。脏腑中三焦、包络、命门最有争议，如三焦有形无形、部位何在，一直是争讼不决的问题。张介宾在《类经附翼·三焦包络命门辨》中以三才论述三焦，认为三焦确实存在，三焦像三才，如同际上极下分三部。

张介宾以伏羲六十四卦圆图解说人体，乾卦居南、坤卦居北，象征上首下腹；离卦居东、坎卦居西，象征左右耳目。"太极独运乎其中，象心为一身之主也"，象征心为一身的主宰，这是主张心为太极说。张介宾还主张"命门居两肾之中，即人身之太极"（《类经附翼·真阴论》）。张介宾以坎卦（☵）解说命门和肾："肾两者，坎外之偶也；命门一者，坎中之奇也。一以统两，两以包一，是命门总主乎两肾，而两肾皆属于命门。"（《类经附翼·真阴论》）形象地说明了肾与命门的性质、功能及其两者的关系，命门主生殖，肾亦主生殖，命门不离乎肾，命门为肾之主，命门的位置当与胞宫、精室有关。强调了命门"太极"的作用，命门是"消长之枢纽，左主升而右主降，前主阴而后主阳，故水象外暗而内明，坎卦内奇而外偶"。命门是无气之根，水火之宅，十二脏之源。张介宾还在《景岳全书·传忠录》中以复卦（☷）解说命门之火为阴中之火，"可见火之标在上，而火之本则在下"。易学认为心为离卦，是阳中含阴；肾为坎卦，是阴中含阳。两者相辅相成，不可分离。

张介宾还用卦象解说人的生命活动规律。《黄帝内经》有"男子二八天癸至""女子二七天癸至"之说，众人解释不一。张介宾《类经·藏象类》认为"天癸"包含有阴阳，为先天之精，"夫癸者，天之水，干名也。干者，支之阳，阳所以言气。癸者，壬之偶，偶所以言阴。故天癸者，言天一之阴气耳，气化为水，因名天癸"。天癸是阳气化为阴水。至于为何男子以八为周期、女子以七为周期，张介宾解释道："七为少阳之数，女本阴体而得阳数者，阴中有阳也。""八为少阴之数，男本阳体而得阴数者，阳中有阴也。"因为人与天地万物一样，都是阴阳二气和合的产物，阴与阳是不可分离的，阳中必有阴，阴中必有阳，阳须阴配，阴须阳配。男子本为阳体须合以阴数，故配以八；女子本为阴体须合以阳数，故配以七。当然《黄帝内经》中的男女周期还是以生命活动的实际周期作为其理论基础的。

在《医易义》中，张介宾以先天六十四卦方位圆图的阴阳消息过程解说人的生长壮老已的生命演变过程。以八为周期，人的八个生命阶段从复卦开始，就内卦而言为震、离、兑、乾、巽、坎、艮、坤，分别为人的一八至八八阶段，而以每两个八卦（即十六卦）为准，则依次为阴中少阳、阳中太阳、阳中少阴、阴中太阴，分别配以二八、四八、六八、八八。

就生育而言，八卦为父母六子，"欲知子强弱，则震巽进而前，艮兑退而止"。八卦蕴涵胎孕交感之道。就精神而言，五脏五神实配五方河图之数。就动静而言，人体阴阳升降、形气消息、昼夜兴寝，均是动静的体现。就升降而言，人体阴阳随时间而升降，"死生之机，升降而已"。就神机而言，寂然不动者，神也；感而遂通者，机也。蕴之一心者，神也；散之万殊者，机也。就屈伸而言，壮往则衰来，正往则邪来；微者甚之基，盛者衰之渐。就变化而言，物生谓之化，物极谓之变。阴可变为阳，阳可变为阴。阳始则温，阳极则热；阴始则凉，阴极则寒。

《黄帝内经》将人的病理变化视为阴阳的消长变化，认为人体阴阳二气的偏盛偏衰均可导致疾病的发生。张介宾在《医易义》中以卦象说明疾病的情况："泰为上下之交通，否是乾坤之隔绝，既济为心肾相谐，未济为阴阳各别；大过、小过，入则阴寒渐深，而出为癥瘕之象；中孚、颐卦，中孚如土藏不足，而颐为臌胀之形；剥、复如隔阳、脱阳，夬、姤如隔阴、脱阴；观是阳衰之渐，遁藏阴长之因。"认为疾病的各种情况均可以阴阳来涵盖。"欲该医易，理只阴阳……总不出于一与二也。故曰天地形也，其交也以乾坤；乾坤不用，其交也以坎离。"以卦象分析了病证的临床表现。疾病的证候，传统中医有八纲之说，即阴阳、表里、寒热、虚实，而以阴阳为总纲，张介宾进一步指出："医道虽繁而可以一言而蔽之，曰阴阳而已。"（《景岳全书·传忠录·阴阳》）

《黄帝内经》以五行的生克乘侮说明疾病的病理变化，张介宾进一步用卦象加以解释，如："离火临乾，非头即藏；若逢兑卦，口肺相连；交坎互相利害，入东木火防炎；坤艮虽然喜暖，太过亦恐枯干；坎为木母，震巽相便，若逢土位，反克最嫌；金水本为同气，失常燥湿相干；坤艮居中，怕逢东旺，若当乾兑，稍见安然。"（《类经附翼·医易义》）说明脏腑之间生克乘侮、亢承制化的原理。

与朱丹溪主张的"阳常有余，阴常不足"不同，张介宾提出"阳非有余，阴亦不足"的论点，认为"易有万象，而欲以一字统之者，曰阳而已矣；生死事大，而欲以一字蔽之者，亦曰阳而已矣"（《类经附翼·医易义》）。而人之阳气常常亏虚、衰弱（阳衰、阳虚），因此需要温补。显然张介宾属于温补学派，然而与朱丹溪一味强调补阴不同，张介宾注意阴阳的兼补，注意阴阳的调谐，刚柔和济。如制左归丸和右归丸，左归丸治真阴之不足，右归丸治真阳之不足。用药时注重"阴中求阳""阳中求阴"，可以说是对《周易》阴阳调和思想的活用。

学医者的要求

张介宾引用孙思邈的说法，"不知《易》，不足以言太医"，明确提出了学习中医必须学习《周易》的要求："可以医而不知《易》乎？"

为阐明这一观点，张介宾进一步论证："易天地之易诚难，未敢曰斡旋造化；易身心之易还易，岂不可变理阴阳？故以易之变化参乎医，则有象莫非医，医尽回天之造化；以医之运用赞乎易，则一身都是易，易真系我之安危。予故曰：易具医之理，医得易之用。"说明人们改变天地自然规律是很困难的，但要改变人身的阴阳变化却是容易的。如果以易学的变化规律为参照研究医学，那么《周易》中的所有爻象、卦象、物象、意象都在讲医学道理，医学也蕴涵着天地自然的变化规律；如果以医学所揭示的生理、病理变化之道审视易学，那么人的一身充分体现了易学的规律，易学也蕴含着医学治病救人的道理。易与医是一种体用不分、互动互补的关系。

"学医不学易，必谓医学无难，如斯而已也，抑孰知目视者有所不见，耳听者有所不闻，终不免一曲之陋；知易不知医，必谓易理深玄，渺茫难用也。又何异畏寒者得裘不衣，畏饥者得羹不食，可惜了错过此生。"无论是学习易学还是学习医学，都应该两者兼通，缺一不可。学医不学易和学易不学医，都是片面的、不足的。学医而不学易的人，必定思路狭窄，不能从天地大道上把握人体生命的本质和规律；而只知易不知医的人，必定满足于玄学空谈，不能解决任何具体问题，由于不能在身体上有所体证，因而对天地大道的把握也必定不够深刻全面。只有将两者统一起来，才能相得益彰，才能弥补各自的不足，否则就会错过一生珍贵的时光。

"然则医不可以无易，易不可以无医。设能兼而有之，则易之变化出乎天，医之运用由乎我……故可以易危为安，易乱为治，易亡为存，易祸为福。致心于玄境，致身于寿域，气数可以挽回，天地可以反复，固无往而非医，亦无往而非易。易之与医，宁有二哉？"易学揭示的是"天地之道"，是世界的一般本质和规律；医学揭示的是"身心之道"，是人体生命特殊的本质和规律。易理普遍规律对医理特殊规律具有指导、统领作用，而医理特殊规律对易理普遍规律具有深化、阐释作用。天道和人道本来就不是截然分开的，心身本来就是合一的，并不是两个东西。因此要把握天人的规律，医易必须兼而有之，必须兼而学之。

张介宾的这一段话，用现代人的话说，是强调学习医学的同时还要学习哲学，哲学与医学，这是一个医生成长的必要条件。要做合格的医生"则惟有穷理尽性，格物致知，以求圣人之心斯可也"（《类经图翼》序）。由于张介宾兼通医易，他的水平不仅远远超过只懂医不懂易的医生，而且超过了只懂易不懂医的儒生。正如他的朋友叶秉敬在《类经》序中所说："世之能注易者，不出于程朱，能注内经者，不出于秦越人、王太仆。景岳一人，却并程朱秦王之四人合为一人，而直接羲黄之脉于千古之上，恐非程朱秦王所能驾也。"

张介宾对医易的论述以及个人成长的历程，对我们今天学习中医、领悟中医、发展中医都有重要的启迪。

二、明代其他医家

孙一奎《医旨绪余》发挥孙思邈"不知《易》，不足以言太医"的思想，论述太极阴阳五行，评议医学原理，尤其对命门之义独具新义，提出

"动气命门"说，认为两肾间的命门动气即人身之太极。

赵献可《医贯》依据太极图原理，创"肾间命门"说，认为两肾与命门的关系如"坎"卦两阴中有一阳。指出命门为"主宰先天之体"，有"流行后天之用"，并进一步阐明先后天水火理论。

李时珍《本草纲目》善于运用《周易》辩证思想和取象比类方法，探讨药物特性，进行药物分类，分析药物君臣佐使的配伍、煎煮火候的把握等。（见图9-7）

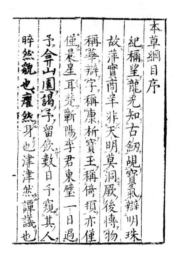

图9-7 《本草纲目》

三、清代前期以及近代医家

在清代，由于西方文化的传入，医易研究出现与西方科学相融合的趋势，以方以智为代表。方以智精于《周易》之先天河洛学与佛教的天台、华严二宗，力主中西医汇通，总结了汉至明末医家可取之处，以《周易》的象数原理建构了新颖别致的医易模型，将阴阳对立理论运用于运气学说、经络学说，丰富和发展了中医理论。

与此同时，传统医易学也得到进一步发展。沈月光、车质中、胡骏宁所传的《秘本伤寒第一书》，从八卦图示中穷源探本，将先后天八卦、河图洛书以及五行、干支等融为一体，以阐述《伤寒论》的旨趣。并且创制脏腑配八卦象数图，以推衍张仲景六经辨证学说。

章楠的《医门棒喝·论易理》批驳张介宾的"扶阳抑阴"说，主张阴阳不可稍偏，认为"阴平阳秘"乃生命常态。

叶桂的《温热论》运用易理，制泻南补北、滋阴潜阳诸法。

吴瑭的《温病条辨》常用易理解释病机，受卦爻象数启发，确定"调济水火""协理阴阳""运坤阴""承乾健""镇震木"等治法，拟制大小定风珠、清宫汤、复亨丹、一至三甲复脉汤等新方。

近代医易学派是指近代以易理阐发医理、以易学会通医学的学术派别。我们以近代医易学派为研究对象，按照历史时期和主流思潮的不同，将其发展史大致分为初期、中期、末期3个阶段，分述各阶段的时代背景、中西观、中西医观、医易学派的学术成就，并深入论述主流思潮对医易学派发展的影响。近代医易学派历经中西医学的初步碰撞、相互对峙、西盛中衰的过程，始终坚持中医理论体系的独立完整，捍卫中医的主体地位。我们论述医易学派由盛而衰的百年历史并反思其兴衰背后的原因，旨在为当代中医的发展思路提供有价值的参考。

医易学派是指以易理阐发医理、以易学会通医学的学术派别。学派是指同一学科中由于观点、学说的不同而形成的派别。

学派的形成，虽然有师承、地域、问题3种途径，但划分标准只有一个，就是学术观点相同。[1]

医易学派属于问题性学派，它研究的核心问题是医易会通。医易会通的交叉点在思维方式层面，二者都采用了象数模型思维方法。[2]

该学派肇始于《黄帝内经》，发展于隋唐，兴盛于明代，衰落于近代（1840—1949年）。[3]

1840年的鸦片战争拉开了中国近代史的帷幕，医易学派也由此走上了新的征程。百年间，受时势、文化的双重影响，中医界形成了中体西用论、

---

[1] 中国社会科学院语言研究所词典编辑室：《现代汉语词典（修订本）》，商务印书馆，1998年，1429页。

[2] 杨华：《传统学术中的学派》，光明日报，2007年9月13日。

[3] 张其成：《易学与中医》，广西科学技术出版社，2007年，238页。

中西折中论、中医改良论、保存国粹论、废除中医论、中医科学化等多股思潮，根据历史阶段的不同可大致概括为 3 大代表性思潮，即：晚清阶段的中西医学参合汇通思潮、清末至北洋政府统治阶段的中医改良思潮、南京国民政府阶段的中医科学化思潮。近代医易学派正是在这些中医思潮的涌动中，走完了其兴衰的历程。

中西医学碰撞与参合汇通思潮——医易学派方兴未艾（1840—1900 年）

晚清时期（1840—1900 年），是中西医学初步接触、开始相互碰撞的时期。这一阶段，西医知识刚刚传播开来，中医主要通过传教士医生翻译的西医书籍了解西医，对其了解程度有限，而西医的势力还尚未形成，不足以撼动中医的主导地位。因此，中医界对西医的态度较为平淡，普遍认可洋务人士和早期维新人士提出的"中体西用""道器兼备"的中西观，中西医学参合汇通、取长补短是这一时期的共识。

这期间的医易学派中的医家可按是否参合西说大致分为两类。

第一类医家，表面上看似乎对刚刚传入的西医态度漠然，心无旁骛地研究医易理论，代表人物为郑钦安、陆懋修。被世人尊称"火神"的巴蜀名医郑钦安先后著成《医理真传》（1869 年）和《医法圆通》（1874 年），书中援易入医，以乾坤坎离大旨立论，以真阳为人身立命之本，探求阴阳盈缩、生化至理、虚实病情、用法用方之妙义。江苏名医陆懋修，著有合集《世补斋医书》（1884 年），书中不仅有《〈内经〉运气病释》专论《黄帝内经》运气学，还创造性地提出了六气大司天的理论。

第二类医家，显然已经不同程度地吸纳了一些西医理论，他们的医易著作中常常参合西说，以西证中。代表人物为罗定昌、邵同珍、唐容川。罗定昌曾本河洛易象、参《灵枢》《素问》而作《脏腑图说》，并与《症治要言》合为《脏腑图说症治要言合璧》。十余年后，参《医林改错》和《全体新论》，补做《中西医士脏腑图说》附于前书，1893 年出版时定名为《中西医粹》。在这部书中，作者对中西医学做了对比分析，并指出"天下之医，当以《内经》为准则，西医论形不论理，终逊中国一筹"。河北医家邵同珍，认为"医之理即《易》之理，《易》之用，即医之用，贯通比附，不爽

纤毫"，将人之全体配合八卦，绘图贴说，于 70 余岁著成《医易一理》一书
（1897 年）。书中许多论述均吸收了西医的知识，其目的是借用西医知识来
印证和发扬中医理论。"中西汇通"的代表人物唐容川，是一位不折不扣的
医易大家，他的医易思想不仅反映在《医易通说》（1901 年）中，亦体现在
其他著作中，如《中西汇通医经精义》（1892 年）中就有用河洛阐明经义、
用卦象解释藏象的论述。唐容川主张"以西证中""西为中用"，在阐发医易
相通的观点时常常参合西说加以发明。

　　综上所述，在中西医学开始碰撞接触的晚清时期，文化界和中医界的
主流思潮均是"以中学为主，参合汇通西学"，西医在民间的势力亦远不及
中医，因而此时的医易学派本质上并没有受到西方医学的冲击。不过，出
于敏锐的危机感，医家们已经开始有意识地强调医易的概念，甚至直接将
之冠至书名。总体上看，这一阶段对西方医学的参照，不但没有对医易学
派造成不良影响，反而无形中增强了医家们研究医易理论的动力，提供了
新依据，使他们的学术成就在医易史上形成了一个不小的高峰。

中西医学对峙与中医改良思潮——医易学派遭遇挑战（清末至北洋政府统治时期　1900—1927 年）

　　1900 年的"庚子国难"之后，亡国灭种的危机感迫使清政府不得不重
新施行曾被废除的"戊戌新政"的大部分内容，新学势力骤然增强。"革命"
的思想也在此时顺势兴起。这一时期，西医院校迅速扩增，教会医院日益
增多，西医的译书数量也相当可观，再加上许多留学生办报纸广泛宣传西
医，西医的队伍和社会影响越来越大。

　　清末，由于西医势力的暴增，中西医学的关系已经从最初的碰撞骤然
变成对峙的局面，社会上盛行的"改革""改良"思潮在医学界产生了强烈
的反响，"医学改良论"逐渐成为这一时期的主流医学思潮。当时最有影响
力的报纸《医学报》（1904 年创办）、《绍兴医药学报》（1908 年创办）均以
此为办报宗旨。

　　到了 1912 年，北洋政府教育部摒中医于教育系统之外，教育部长放言
"余决意今后废去中医"。1915—1919 年的新文化运动，使科学的概念得到

广泛传播，质疑中医的呼声越来越高。中医人士奋起抵抗，各地社团纷纷涌现，中医报刊出版活跃，有识之士开始筹建中医学校和附属医院，正如当时的刊物所言，"我国医学稍有松懈就有退化之虑，若要图存，则必须研究改良"。"改良图存"已成为中医界比较一致的认识。

尽管"医学改良论"是大多数医学人士均提倡的观念，但实际上，具体到如何改良，却分化出多种截然不同的倾向，如彻底西化、中体西用、中西折中、保存国粹等，大体上可分为西化派和国粹派两大派别。西化派讥讽阴阳、五行、六气等学说荒诞不经，主张中医西医化。国粹派信守中医理论，提倡改良只是针对中医界内部的"腐败"而言，其目的是为了更好地抵制西医以保存自身，医易学派毫无疑问属于国粹派的阵营。

这一期间，以阴阳五行为核心理论的医易学派，受到激烈的挑战。西化派以改良的名义率先向阴阳五行理论开战，清朝末年，周雪樵即在《医学报》上发表《论中国医学急宜改良》，提出"欲求医学之改良，必拔其本塞其源"（指《黄帝内经》《难经》）；1916年余云岫出版《灵素商兑》认为阴阳五行之说荒唐怪诞，断言中医非科学，主张全盘西化的医学革命；1923年，梁启超在《东方杂志》上发表《阴阳五行说之来历》，提出阴阳五行学说为迷信的观点；1926年，章太炎在《医届春秋》发表《论五脏附五行无定说》，主张废弃五行。

面对责难，医易学派奋起反驳，捍卫传统中医理论，最具代表性的人物就是恽铁樵，其于1922年著《群经见智录》，提出《易经》与《黄帝内经》有着共同的哲学基础，二者都是在阐发一年四时的运动变化，通过剖析《黄帝内经》的理论实质，对阴阳五行六气等理论有比较圆满的解释，如认为《黄帝内经》之五行为四时五季的代名词等，明白畅晓地揭示了中医理论体系的精神实质，捍卫了中医理论体系的完整性，有力驳斥了种种攻击中医理论的谬误。

医易学派在"改良""改革"的主流思潮中，直面责难，捍卫经典。这期间，不仅有以恽铁樵为代表的医家接受挑战并给予迎头痛击，也有何仲皋、彭子益这样的医家，著书立说、教学授课，以一己之力默默继续着医易会通的传承和发展，以期影响后学。四川医家何仲皋曾于锦江之滨举办国医学院，以《西江月》的调写成《脏腑通》一书，作为学生背诵的课本。

《脏腑通》结合易理阐明中医经典的精髓，是一本易学易记的医易学教材。出身云南的白族医家彭子益，曾在重庆巴县、山西太原、四川成都等中医学校任教，期间编著《实验系统古中医学》（后改名为《圆运动的古中医学》），该书立足于生命宇宙整体观，以《易经》河图升降的圆运动之理阐述人身奥秘。此书自 1921 年起充任教材，前后二十余年，惠及数千人。

　　清末至北洋政府统治时期的这二十余年间，从清政府施行"新政"到辛亥革命，从民国建立到军阀混战，"改良""改革"这类的口号从未间断，新文化运动更是高举"科学"与"民主"的旗号，令国人重新审视、质疑传统文化。在这样的形势下，中医改良思潮无疑成为主流思潮。改良思潮中的西化倾向愈演愈烈，使以阴阳五行为核心理论的医易学派面临前所未有的挑战，他们从《易经》《黄帝内经》等经典中探寻中医理论的存在和发展的依据，以此为武器，成为捍卫传统中医的重要力量。这一阶段，医家们或者迎头参与论战，或者默默编写教材、传授后学，在改良浪潮中逆风前行，继续传承和发展医易会通的学说。

中医存废之争与中医科学化思潮——医易学派逐渐隐没（1927—1949 年）

　　1927 年，南京国民政府成立。由于国民党政府当局或卫生决策机关都由西医人士或倾向西化的人士掌握，西化派的势力更加浩大。与此同时，"科学"这个名词在国内的地位发展到了至高无上，"不科学"已成为中医的硬伤。1929 年，国民政府通过了余云岫提出的"废止旧医（中医）案"。此后，迫于强大的舆论压力，废止中医案虽未实行，但中医的前途已然生死未卜。医药总会经过与废除中医派一年多的激烈交锋，终于迫使政府在 1931 年成立"中央国医馆"，以半官半民的形式管理中医药事务。面对历经艰辛才争取到的中医席位，中医界想要继续保存自身，在政府和民间拥有立足之地，唯有顺应这一时期"科学化"的思潮，将中医科学化。因此，"中医科学化"一时间成了中医界"救亡图存"的出路。

　　1931 年，中医科学化的口号已遍布全国，成为中医界普遍认可的价值取向。1932 年，科技界的著名学者在南京成立中国科学化运动协会，以

"根据科学原理，阐扬中国固有文化"为宗旨，兴起了中国科学化运动，通过创办刊物、广播演讲等方式进行科学普及，对社会产生了广泛影响。历时十年的中医科学化运动不仅让中医科学化这一观念更加深入人心，更促使其成为延续至新中国成立之初中医界最具影响力的思潮。

持中医科学化论点的中医界人士主要有施今墨、陆渊雷、陈无咎、余无言等。施今墨认为，中医科学化当从中医标准化、规范化入手，提倡统一中医病名。陆渊雷主张摒弃阴阳、五行、六气经脉等学说，以近代科学和医学知识充实中医学。陈无咎曲解阴阳五行的概念、并认为六气学说为妄言妄见，主张摒弃。最初以科学化图存的中医即将在科学的改造下名存实亡，对此，有识之士奋起抵制，他们不仅力抵废除中医论，也力抵科学化下的西化之风，坚决维护中医理论体系的独立完整，这些医家主要有秦伯未、恽铁樵、吴汉仙、陈泽东等。双方针对中医理论体系的优劣等问题曾一度激烈交锋，这期间，尽管杨则民的《内经之哲学的探讨》以哲学的角度诠释内经，名噪一时，然而时势所致，中医基础理论仍饱受非议，科学化论终占上风。在这样的形势下，信守中医传统理论的医易学派逐渐淡出人们视野。目前，这一阶段的医易学派医家仅邹趾痕、刘有余尚有迹可循。邹趾痕深悟岐黄之学，著有《素问上古天真论详解》《素问微言详解》《灵枢微言详解》《伤寒论详解》《金匮要略详解》《圣方治验录》等著作，现仅见《圣方治验录》（1936年），其余尚难觅其貌；而刘有余的《阴阳根本图说》《医经精义》等著作仅见任应秋手抄本，未见刊行。

总体上看，这一阶段的中医科学化思潮是中医改良思潮的延续，或者是其改良的途径之一，即用科学方法对中医加以改造，使之成为一种科学。这样，就出现了一个有意思的局面，表面上看，持中医科学化论者是中医的拥护者，与废除中医派势不两立，而实质上，前者否定中医理论的真理性和科学性，主张用科学的西医理论加以改造甚至代替，与后者有很大的一致性。不仅如此，以中医科学化的名义行西化之风，不易遭到各界的强烈反对，也就更有可能彻底摧毁中医理论体系。

因此，对于医易学派来说，这一次的创伤格外惨重。"皮之不存，毛将焉附"的境地使得他们只能留给历史一个落寞的背影。

近代医易学派由盛而衰的原因分析

回首近代医易学派的百年历程，医学界主流思潮的影响无疑是导致其由盛而衰的直接原因。参合汇通思潮促进了学派的发展，中医改良思潮使学派遭遇挑战，而中医科学化思潮则最终淹没了医易学派。但这并不是根本原因。

中医界主流思潮是社会文化思潮和中西医势力对比这两个因素叠加的产物。风起云涌的百年间，社会文化思潮的中西观沿着参西、学西、崇西的方向发展，中西医学的势力对比亦相应经历了中盛西微、中西对峙和西盛中衰的过程，而中西医学参合汇通思潮、中医改良思潮和中医科学化思潮正是在这两者的合力中应运而生的。因此可以说，社会文化思潮和中西医学势力的对比，是影响医易学派发展的深层原因，而这两者背后的控制者——国家的强弱，才是导致医易学派由盛而衰的根本原因。

第六节　现代医易研究

20 世纪 50 至 70 年代，可以说医易研究基本上被打入冷宫。但自 20 世纪 80 年代以来，中国大陆掀起了一场"医易热"。研究涉及医易相关的各方面问题，如医易相关的历史研究，医易相关的医家医籍研究，医易相关的思维方式研究、方法学研究，医易相关的概念、命题的研究，医易学理论体系研究，医易象数学研究，医易学临床研究，象数疗法研究等。应该说已取得了不少科研成果，对易学、哲学与医学都有一定的贡献。

然而也不能不看到，这项研究还存在一些不足之处，如一些论文缺乏基本的科学研究的规范，方法和思路缺乏创新性，浅层次的比附之作不在少数。可喜的是，经过 20 年探索，相当一部分研究者已逐渐认识到比附是没有出路的，应该静下心来认真反思医易研究的意义和方法，应着重研究易学的方法学、思维学，并将之运用于中医。还要将西方分析型的辩证思维与中医学的综合型辩证思维加以发展提高，从而创立一种高层次的综合型辩证思维方式。

从比附到创新，从相似性模拟到模式化综合，是医易会通研究应当明确的发展方向。

今天，中华文明迎来伟大时代，中医学迎来天时、地利、人和的大好时机，作为中医药学重要学术分支的医易学，如何在当下"传承精华""守正创新"？这一问题引发更深的思考：中医药学如何确认自身的现世价值？中医药学如何对待自身以阴阳五行为核心的理论框架？在"走向现代化""走向世界"的语境下，中医药学如何保持自身面貌？为回答这些时代问题，当代易医学派应运而生，继续挺起脊梁！

医源于易是指中医学理论的基本概念、思维方式源于"易"，此处"易"指阐述太极阴阳五行变化的"易理""易道"。《黄帝内经》本身就是"医易相通"的，隋唐至明清，各家各派从不同角度发展了医易融会贯通的思想，形成传统医易学。

当代易医学是以易学为主干，以医学为载体，以儒释道为支撑，以国学五经为基本经典，以阴阳中和为核心理念，以医人济世救苍生为根本目标的一种医学流派。

易医学源于医易学，高于医易学。医易学主要是站在医的立场，援易入医，借易阐医。易医学，则是站在生命哲学的立场，关照生命的终极问题、健康问题，是深层次地用易学来建构医学。

易学是中华文化的总源头，易道是中华文化的主干，是炎黄子孙的精神支柱。中医学是易学思维方式、核心观念在生命之学上的完美呈现，中医学也由此成为打开中华文明宝库的钥匙。医源于易，医易同源，易医同理，千百年来，易学与中医学交融并进，形成了独特的医易流派——易医学派。

如上所述，如果说传统医易学主要是站在医的立场，援易入医，借易阐医。那么，当代易医学派，则是站在生命哲学的立场，关照生命的终极问题、健康问题，是深层次地用易学来建构医学，即当代易医学源于医易学，高于医易学。易医学应是以易学为主干，以医学为载体，以儒释道为支撑，以国学五经为基本经典，以阴阳中和为核心理念，以医人济世救苍生为根本目标的一种医学流派。易医与儒医、道医、佛医和中医的关系，一如"易"与儒、道、佛和中医学的关系，"易（道）"是一个总源头，提供思维模式、文化主干和核心价值观。历史上，儒医偏向从"仁心"（理论方面）上继承发展易医，道医偏向从"仁术"（实践方法方面）上继承拓展易医，而佛医则偏向从"心性""情怀"等方面丰富易医。

当代易医学应当代中医学的危机而生，这种危机是文化自信的危机，是丧失其哲学根基的危机，当代易医学要保留住中医的主体性和中医思维，保留住中医学的原创思维，在医理上讲天人合一、取象运数。当代易医学的思维主张从整体考虑天地人，同时也是阴阳中和的，主张将不平衡调和为平衡，激活人体内在的抗病能力和免疫能力，以使生命体自主朝向平和健康展开其生命历程。

当代易医学坚持阴阳中和的核心价值观，沿着从《黄帝内经》到张介宾，到近代唐宗海、恽铁樵等医易学家，再到当代易医学派的脉络，不偏不倚地沿着阴阳中和的道路传承发展——阴阳中和、仁和精诚。

当代易医学坚持开放包容、知白守黑，主张发展中医学要从理解中医文化入手，树立中医文化自信。开放包容是易学的本质，也是易医学派的基本态度，易学是阴阳思维，不是矛盾思维，阴中有阳，黑中有白。当代易医学派主张是，既要传承中医传统，又要和当今的科学相结合，走中西医结合的路径。中西医结合的核心为四个字，《道德经》里面说得很清楚——知白守黑，守住中医的思维和中医的核心价值，但要了解西医、包容西医，而这些恰恰体现在中医的特色。中医最早的经方出自《伤寒杂病论》，是根据阴阳五行及药物的配伍君、臣、佐、使等互相调节，从《伤寒杂病论》开始，两千年以来都在使用，在老祖宗手里经过了千锤百炼，这种实践也应该叫科学，不仅有理论基础，也有着广泛的实践验证。中医是科学的，我们要有这样的自信！总之，当代易医学派重视文化自信、重视科技创新，始终坚持阴阳中和、仁和精诚。

第十章

对医易研究的反思

回顾 20 世纪中医与易学的遭遇，真有一点沧海桑田之感。

20 世纪初，西医在中国已经稳稳扎根，西医医院、西医学院相继成立，中华医学会成立，中医面临西医严峻挑战。1914 年北洋政府鼓吹废止中医，1929 年国民党政府通过余岩等的"废止旧医以扫除医事之障碍案"。20 世纪上半期，中医在抗战中求生存，步履艰难；下半期，中医受到官方保护，社会上虽有过否定中医的言论，但中医终究在政策庇护下，没有受到太大的冲击。然而在现代科技的高速发展的形势下，中医似乎越来越显得与时代有点格格不入，于是怎样与现代医学、现代科学结合的问题就变得越来越严峻，中医在为新世纪自身的命运忧心忡忡……

再看易学，在 20 世纪前期，易学沿袭了几千年的学风，作为经学之一依然受到学术界的重视，伴随易学的术数也被世人视为正常。在学者眼里，易学是中国儒道的依托，是学术的重镇；在世人眼里，术数也不可怕，信者自信，不信者自不信。可到了后半个世纪，情况大变，几度大起大落。20 世纪六七十年代，易学被打入封建迷信的行列，被封存入"冷宫"，在一片红色海洋里，再也没人敢触动一下。到了 20 世纪 80 年代，易学又突然在一夜间冲出冷宫，并以令人难以相信的速度，一下子成为热门学问，成为显学。研究易学的著作出了几十本。随着这股易学热，又刮起了一股《周易》算命之风，接着政界、学术界出面干预，反对迷信算命。到了 20 世纪 90 年代，易学界似乎出现了学院派与江湖派的对垒……

20 世纪 80 年代以来，对中医与易学这两门学科的交叉研究，成为学术界共同关注的热点之一。

这项研究到底有无意义？或者说究竟应该怎样研究才有意义？它在 21 世纪的前景如何？现在看来，应该到了冷静下来好好反思并回答这些问题的时候了。

第一节　医易研究元问题："医易同源"
与"医易会通"

　　易与医是否同源？是否存在实质性的会通关系？这是"医易"研究首先要解决的元问题。如果两者并不同源或无会通之处，那么该研究则毫无意义；如果有某种会通或同源关系，那么两者的交接点在哪里？这种交接点或关系是否大到需要如此众多的人花费如此多的时间甚至物力、财力去研究、去探讨的地步？围绕此问题，目前有两派不同意见①。

　　一派认为，中医和《周易》并无关系。其中有人认为两者不过是中医和传统哲学关系的一部分，张介宾医易同源论实际上是把医分为理与用两部分，《周易》对中医的影响仅在理（理论）部分，而不在用（临床运用）部分。有人认为医易同源为"凭虚空论""无补于治疗"。②有人则认为医学理论与《周易》无关。③

　　另一派认为，《周易》和中医有密切关系。《周易》以讲论阴阳变化见长，又有符号系统提供建构模型的效用，对于中医足以起到方法论的作用。张介宾早已看到易与医是一般与个别、普遍与特殊的关系，两者的会通是毋庸置疑的。④

　　对医易同源的另一命题——医源于易，也有两派意见。肯定者认为易学融阴阳五行于先，医学法易理于后⑤；反对者认为《易经》《易传》都不

① 李申：《周易与中医关系略论》，张其成主编《易医文化与应用》，华夏出版社，1995年。
② 刘伯骥：《中国医学史》导言。
③ 廖育群：《岐黄医道》，辽宁教育出版社，1991年。
④ 萧汉明：《医易会通之我见》，《周易研究》1994年第4期。
⑤ 顾植山：《中医学的起源与"医源于易"论》，张其成主编《易医文化与应用》，华夏出版社，1995年。

是中医学的直接理论渊源，自《易经》产生之后，直到隋唐以前，在长达1600多年的时间内，它对医学几无影响。①

对医易同源的两派观点实源于对阴阳学说和五行学说的不同认识。有学者认为，《周易》和中医虽都讲阴阳，但中医讲三阴三阳，《周易》只讲二阴二阳；中医讲阴阳平衡，《周易》讲"一阴一阳之谓道"。另一派学者认为，易与医的会通不必以阴阳学说在二者中的存在形态完全一致为标准。阴阳学说不是哪一个学派或哪一个学科的专利，春秋末期和战国初期的道家、阴阳家、医家、兵家都讲阴阳，而《易传》则是阴阳学说的集大成者，这正是《庄子·天下》说"《易》以道阴阳"的原因所在。

就五行学说而言，有学者认为《周易》没有五行，《尚书·洪范》才讲五行，中医讲五行主要是配五脏问题。②另一派学者则认为中医讲五行"实质上是医如何使用五行生成数方位图式，远远不只是五行如何配五脏之类的问题"，并认为《周易·系辞传》天地之数就是五行生成全数（即宋人所谓之河图）。③

笔者认为，医易是否同源应从三个层面上去考察，只有将二者置于同一层面上才有可能进行比较。④

一、从实践层面考察

从实践层面看，医作为一种医疗活动，易作为一种占卜活动，两者是同源的，都来源于原始宗教巫术。汉字"医"古为"毉"或"醫"，许慎《说文解字》说"酉"即"酒"，"酒所以治病也"，"医之性然，得酒而使，从酉"。酒有治病的作用，医与酒的关系，自不待言。医与巫有什么关系呢？按照正统说法，医来源于人类的社会劳动实践，怎能与巫术迷信相

① 薛公忱：《略评"医易同源"及"医源于易"》，《南京中医药大学学报》1995年第2期。

② 萧汉明：《医易会通之我见》，《周易研究》1994年第4期。

③ 李申：《周易与中医关系略论》，张其成主编《易医文化与应用》，华夏出版社，1995年。

④ 张其成：《医易研究元问题及医易研究方法论》，《周易研究》1996年第2期。

提并论？其实医术与巫术都是原始人类的实践活动，古代即有"医巫不分"之说。原始社会生产力极为低下，人类在千变万化的自然现象面前惊恐不安，于是产生了万物皆有灵魂的自然观，形成了祖先崇拜、自然万物崇拜，从而出现了原始宗教。原始人企图找出于己有益的沟通神灵的途径，如果某一患者通过祈祷鬼神而减轻了症状或者痊愈，那么这种祈祷的做法就会被更多的人接受，成为初步的巫术。渐渐地，巫术承担起祭祀、占卜、祈禳、祛鬼等各项任务，其中自然也包括诊断（找出作祟的鬼神）、治疗（用歌舞、占卜、祭祀、祝由、咒禁等方法来驱赶作祟的鬼神），可见原始巫术中包含着医术。据《山海经》《尚书》《史记》《说文》等古籍记载，中国最早的医人皆为巫，如巫彭、巫抵、巫相、巫咸皆为神医。《逸周书·大聚解》说："乡立巫医，具百药以备疾灾。"将半巫半医之人称为"巫医"。《论语·子路》也有巫医一词。医与巫经过了很长一段时间的共存并称状态，大约在春秋时期才开始分离。西周前期还多称医者为巫，春秋时已称治病者为医了，如《左传》记载的医和、医缓。其实这种巫医并存的现象是人类共有的，古埃及、波斯、印度、希腊的医学史均不同程度地经历过这一阶段。

易为卜筮。据《周礼》记载，周代设有"太卜"之官，依据三易职掌占卜。郑玄《周礼·春官太卜》注："易者，揲蓍变易之数可占者也。"《管子·山权》："易者，所以守成败凶吉也。"《贾子·道德说》："易者，察人之情、德之理，与弗循而占其吉凶。"由此《易经》被人们称为"占筮之书"。易作为占卜、占筮活动，本身即是巫术的一种，与医自然是同源的。

人类文化经历了从巫术文化到人类文化的发展过程，人类文化即人文。换句话说，人文来源于巫术文化，因此，在这个意义上，完全可以说医来源于易（占卜活动）。

二、从文字层面考察

从文字载体层面看，医指中医的奠基之作《黄帝内经》，易指《周易》。就成书年代而言，《黄帝内经》大约成书于两汉时代，而《周易》则分为

《易经》与《易传》,《易经》成书于西周前期,《易传》成书于战国时代,至迟也在西汉以前。由此可见,《易经》《易传》对《黄帝内经》产生影响是可能的,即使《易传》与《黄帝内经》成书时间相同,两者互相影响、会通亦并非不可能。《黄帝内经》的章节有不少引用了《易传》的话,由此可以证明,《周易》对《黄帝内经》是有影响的。

三、从思维方式层面考察

从理论思维层面看,医指中医理论体系(以《黄帝内经》的理论体系为代表),易指《周易》展示的象数义理体系,这是判断医易是否同源或会通的关键。中医学理论体系的基础是阴阳、五行学说,核心是藏象经络学说。

在阴阳学说问题上,无论是易还是医,都不是阴阳学说的源头,但《周易》作为"道阴阳"的集大成之作,无论是其卦爻符号还是其文字义理,对中医理论体系的形成都具有重要影响。虽然《易经》没有使用阴阳概念,但它的阴阳两爻、六十四卦符号以及大量相对立的卦名,无疑是"阴阳"思想的早期形式,它诱发了阴阳学说的发展和完善。到《易传》(尤其是《周易·系辞传》),阴阳已被明确称为易道(一阴一阳之谓道),阴阳的相推、相荡、相摩、进退、消长、盈虚、反覆、变化……被视为宇宙运动及其构成的基本动因和规律。阴阳理论是《周易》思想原理的核心。从《易经》到《易传》的过程,可以视为阴阳学说形成、发展与成熟的过程。《黄帝内经》则借助阴阳学说,将零散的经验资料整合为较完善的理论体系,以《周易》为代表的阴阳理论起到了方法论的作用。至于中医的阴阳相入说、阴阳调平说、三阴三阳说,都是对阴阳理论的发展,是对以《易经》为代表的西周乃至春秋时期阴阳学说的发展,从某种意义上说,也可视为《易经》阴阳观念诱导的结果。因此,《黄帝内经》的阴阳理论与《周易·系辞传》的阴阳理论可以互相会通、互相补充。

在五行学说问题上,通行本《周易》中虽未见五行一词,但帛书本《周易》已至少有五次提到五行,出现了以五行解《周易》、阴阳与五行相结合的倾向。司马迁早就说过"《易》著天地阴阳四时五行",看来,轻易地否定《周易》与五行的关系是不正确的。至于有学者提出的《周易》天地之数就是五行生成全数（并且可能就是河图），这毕竟缺乏论据。虽然东汉郑玄将天地之数与五行生成数视为一回事，西汉刘歆也将天地之数与五行生成数合论，但那毕竟是后人的理解，《易传》本身并没有将天地数与五行结合起来。一般认为，较早将阴阳与五行相配合的是战国中期《管子》的《幼官》《阴阳》《五行》《轻重己》四篇以及战国后期的邹衍，而从汉代初年的马王堆帛书《周易》看，《易传》也开始以五行解说阴阳，阴阳与五行得以进一步融合。这为《黄帝内经》采用阴阳五行模式提供了理论先导。

从现存文献看，最早提出五行的虽然不是周易，而是《尚书》。然而，将五行的"发明权"还给《尚书》之后，是不是可以说以五行为主的医与以阴阳为主的易毫无关系、并不同源呢？笔者认为不然。五行和阴阳在思维方式上是一致的，都是对宇宙万物进行分类和类推，实质上五行是两对阴阳加上起调节作用的中"土"，五行说是阴阳说的发展与完善。易和医是否同源，关键在于两者是不是采用了同一个思维模式，是不是具备同样的理论基础，而无论是《周易》（包括《尚书·洪范》）还是《黄帝内经》，无论是阴阳还是五行，都采用了象数思维的模式。笔者认为，象数思维正是中华文化之"源"，从这个意义上说，《周易》、中医及中国文化各学科、各层面当然都是同源的。至于医易会通，也应当主要是指思维方式层面的相通与互补。

再来看看作为中医理论核心的藏象、经络学说，它们正是建立在阴阳五行的思维模式基础之上的。五脏六腑与五行相配应、十二经络的完善与命名，都遵循了这个模式。《黄帝内经》中不少篇章还直接引用象数，如《素问》多处借用五行生成数，《灵枢·九宫八风》载有九宫图（至于五行生成数和九宫图是否就是河图、洛书，请参阅拙著《易图探秘》）。《黄帝内经》之后，尤其是隋唐以后，借易理来说明医理的现象较为普遍，几成风气。这本身就说明两者的会通、同源是无须多辩的。

笔者认为，如果继续纠缠于医易是否同源、是否会通的问题，对中医自身的发展是没有什么意义的。而如果将此项研究导入如下问题并取得相应成果，那么对中西医结合、对中医"现代化"或许会有一些战略上的指导意义，这些问题是，医易会通的交叉点（绝不是泛泛的比附之处）到底是什么？这个交叉点对中医学的形成和发展起到什么样的历史作用？当今的医易研究与中医理论研究、临床研究有哪些深层次的关系？医易思维模式与价值体系在西医的冲击下如何实现转型与提升？

第二节　医易会通的交点：象数符号模型

笔者认为，医易会通的交叉点只能是在深层次的思维方式层面。从理论载体上说，这种思维方式导源于《易经》，定型于《易传》和《黄帝内经》，发展于汉以后，尤其是隋唐以后。易学与中医学的最高代表作是张介宾的《医易义》。

以《黄帝内经》为代表的中医理论和以《周易》为代表的易学理论都采用了一种取象、运数的思维方法，实际上这也正是中华文化有别于西方文化的本质特征。这种思维方法通过《周易》特定的逻辑体系表现出来，它和以亚里士多德为代表的外延型逻辑相反，不是以属性来划定指谓对象的范围界限，而是"取象比类"，从总体、从运动过程来把握指谓对象的特质，因而形成的概念范畴的外延边界是模糊的、有弹性的。在思维过程中以象数为工具（以象为主，数从属于象），只要是功能关系、动态特性、行为方式相同、相近或相互感应的象就归为同类，世界万事万物都被划归到有限的几类象中。

一、医易象数模型的类别

取象比类的思维方法与象数思维的模型、范式紧密联系。归纳医易象数模型主要有以下几种：

阴阳模型

这是中医的最基本模型，人体的组织结构、五脏六腑、经络、生理功能、病理变化、疾病诊断辨证、治疗原则、治疗方法、药物性能等，都离不开这个模型。

五行模型

这主要用以描述人体的生理及病理现象。在五行模型里，五脏是中心，五官、五体、五志、五声、五方、五味、五色、五时、五化等纳入其中。以五行的相生相克说明脏腑之间资生与制约的生理联系，以相乘相侮说明脏腑之间的病理传变。

河洛卦象模型

这可视为五行的数理模型和方位模型。《灵枢·九宫八风》将洛书八卦与脏腑配合，《素问·金匮真言论》中八、七、五、九、六等五脏之数为河图中的五行成数，"左肝右肺"遵循后天八卦方位模型，十二经络与六爻模型有关，运气学说与河洛数理相联系。

二、医易象数模型的特征

医易象数模型体现以下特征：重整体、轻个体，重类比、轻分析，重动态功能、轻实体结构，重直觉体悟、轻实证量化，重程式循环、轻创造求异。

中医遵循这种思维模型，一开始就没有走向机械、分析之路。中医将人视为一个有机的、开放的系统，而不是视为一个可以不断分割的机体。在人体这个系统中，"人身小时空"对应"天地大时空"，对应天时、物候、方位及万事万物，这种对应是由象数模型决定的。因此人体和整个宇宙在中医看来都是很容易把握的，只要用这个模型去推测、比拟就可以了。

这和西医走的路子是不同的。西医遵从"原子论"和"二元对立"的哲学传统，认为认识人体生命必须采用分析、实验还原的方法，从古希腊的四体液学说、十九世纪初的细胞学说直至当代分子生物医学，对生命的认识已进入分子层次。然而传统西医过分注重生命的纵向、微观探讨，忽视生命的横向、宏观、整体的把握，隔离了人体原有的动态联系，削弱了生命系统的整体功能，因而对于生命并没有全面的认识。

而中医遵从中国"元气论"和"天人合一"的哲学传统，在象数模型支配下，采用横向、有机整合的方法认知生命，这无疑是生命科学的大方向。但也不能不看到中医的问题，例如不注重量化、不注重分析，导致对生理、病理现象的细节认识不清，诊断辨证带有较大的艺术性、模糊性，理论框架万能化甚至僵化，这些问题都造成了中医发展的缓慢，造成了中医与现代科学的隔阂。可见，医易思维方式给中医带来的正负面影响都是巨大的。

第三节　医易研究应注意的几个问题

一、医易象数模型能不能替代人体生命模型

当代一些研究者认为，医易研究可以涵盖或替代中医理论甚至临床研究，认为医易象数模型就是人体的生理病理模型，如将人的五脏模式等同于河洛后天八卦模型，认为只要研究后者就可以推知前者，甚至认为对后者研究的重要性超过了前者。近年来还有一些人十分热衷于探讨六十四种遗传密码与六十四卦的对应、四种碱基与四象的比附、DNA 螺旋结构与阴阳鱼太极图的对比等，有人甚至通过"实验"证明太极图就是人在练功状态下出现的脑电图。上述种种研究，因为没有区分象数模型与人体模型、

象数规律与人体生命规律的差异，而只停留在浅层次的比附上，因而其结果除了不断证实象数模型的神秘性和神圣性，并导致医学、生物学研究目的的异化之外，并没有什么科学价值可言。

易学象数模型是古人仰观天文，俯察地理，中通人事逐步摸索出来的，是对天地人（三才）运动规律的一种形象、模糊的图示，它建立在以天道推及人道、天道即是人道（天人合一）的认识基础上，关注的是天道的动态功能。这个模型对于天地包括人的运动大规律是基本适合的，它揭示了在对立面的相互作用下呈现盛衰消长、周而复始的运动变化的根本规律，但如果认为这个模型就是万能的，就可以阐释人体的生理结构、病理变化，象数模型的研究就可以推测甚至取代人体结构功能模型的研究，则会步入一个危险的误区。

易学象数模型是一个先验的、不能变更（"不易"）的模型，它好比一个一开始就设计得过于完美的大框子，后来的东西只能分门别类、按部就班地去填补这个大框子。以这个模型去限定活生生的、变化莫测的人体生命，无异于刻舟求剑。对工具的研究不能代替对对象本身的研究，中医的对象是人体生理病理，框架、模型只不过是工具，既不能以象数模型取代人体生命模型，也不能固守人体生命模型而不思改进，否则都将是舍本求末，不可能认识人体的本质规律。

因此，如果现在对经络的研究像以往那样，继续采用各种现代科技手段去"求证"或"寻找"十二经络的物质基础，势必犯下方法论的错误。十二经络理论是在医易"六爻"动态理论模型基础上形成的，它只是一种功能的描述，也就是说，循经感传的功能现象是存在的，但是不是就一定有相应的、单一的物质结，是不是就一定有十二条经络，则值得反思。循经感传现象是人体多层次的组织结构综合作用的结果，绝不是由某一种物质结构所决定的。十二经络也不是固定不变的，从马王堆出土文献看，在汉代初期还只有十一脉，所缺的手厥阴心包脉在组织结构上与"心"是一体的，为什么《黄帝内经》要确定为十二脉？为什么要以对称而完备的三阴三阳来命名十二脉？这难道不是当时医家在象数思维框架支配下的产物吗？如今反倒将这种框架认定为人体经络现象本身而去按图索骥，其结果很可能是花费大量的人力物力，到头来却一无所获。

二、易学象数能不能直接运用于临床

当今医易研究还出现了一种现象，就是将易学象数直接应用于诊断、治疗。当然这种应用古已有之。如中医运气学说，就是以天干、地支、五行（属于广义的象数范畴）为工具来推测气候变化、生物生化与人体生理病理的相应变化的规律；针灸灵龟八法、飞腾八法以日、时干支（后者只用时天干）配上九宫八卦、八会穴，根据不同的时间取不同的穴；子午流注针法也是按日时的天干或地支选取相应的五腧穴和原穴。对上述方法的评价至今仍褒贬不一，笔者认为，这些方法的精粹在于从时空角度出发（尤其重视"时"）考察人体，是整体动态思维的具体体现，它在中医辨证论治的同时，要人们关注辨时论治、辨空论治，这种思维的大方向无疑是正确的。问题的关键在于，是不是天干、地支就能准确而量化地反映时空？易学象数（主要是数）规定的运算公式，是不是就能推导出时空与人体生命规律之间的关系？

当代的这种应用研究已大大超出这个范围，一些人"发明"了各种"八卦象数诊疗"方法，综合起来无外乎以下几种：按病人的生辰八字、诊病时间（以干支易数表述）起卦，然后依卦象诊断此人的病症；按药物名称的笔画数起卦，然后判断这种药物的性味功用，并给病人开药处方；将人体部位、病症配上卦数，然后进行"象数配方"；让病人意想或默念"象数"，进行治疗。

这实际上是占卦问卜的方法。占卦的方法规定一套人为的模式及运算机制，并将之视为神灵的符示，具有绝对性和先验性。这是一种非理性的思维模式，是神灵论、唯心论的反映。对此应该有一个清醒的认识。当然，我们并不否认其中有的方法（如后一种方法）在治疗上会有一定效果，但原因是复杂的，其中心理暗示、心理诱导起了相当大的作用。

三、医易研究如何为中医发展战略问题提供理论指导

医易会通只是中医理论研究课题之一，它不应该也不可能代替中医理论尤其是临床研究。医易研究者应把主要精力放在中医发展的宏观战略上，

而不要过多地去研究诸如象数的临床应用这样的微观战术问题。而要在战略上提供理论指导，那就必须深入研究中医理论模式的形成、发展与转型、升华的问题。

中医怎样与西医有机结合从而逐步实现"现代化"？这个问题在形而下层面是很好解决的，现在病人得了病往往中西药都吃，医生诊断病人往往中西医方法都用，这不过是形而下层面的中西医结合。而在形而上层面，中医讲整体、综合，西医讲具体、分析；中医讲动态、功能，西医讲静态、结构；中医讲直觉、体悟，西医讲实证、实测。这是两种迥然不同的思维方式，如果两者能有机地结合在一起，那才是一种形而上的结合。

如果仅从理论上说，那就是在继续把握中医宏观、整体、动态认知生命的大方向的前提下，致力于弥补微观、分析、形态方面的缺陷和不足。

分而言之，就是继承整体性，强化分析性；继承动态功能性，强化形态结构性；继承主观性、直观性，强化客观性、逻辑性；继承求同性，强化求异性。当然，达到这种最佳配置与调节绝非易事，需要医学界（包括中西医）以及多学科的学者长期、艰苦的摸索，对人体本身的研究就不是易学研究者所能企及的了。

四、医易研究应采用什么方法

目前一些学者提出了医易研究有没有现实意义的问题，笔者认为，研究成果的意义问题是与所采用的方法密不可分的，方法选择不当，即使有意义的问题也会变得没有意义。在当今的医易研究中，笔者认为主要是采用了以下三种方法：

第一是历史考证法。从历史文献角度，采用考证辨析的方法，研究的主要问题就是医易同源、医源于易、医易会通等。这些问题作为医易研究的元问题，当然必须首先搞清楚。然而也应当看到，这种问题毕竟是初级的、低层次的问题。既然医易同源与会通已为大多数人所认同，那么在没有新文献发现的情况下，就没有必要围绕同源、会通等几个概念继续吵个没完没了。历史文献考证的方法是史学研究的重要方法，有没有现实意义，可能不那么明显，对中医发展而言，充其量不过是一种前提性、基础性的方法。

　　第二是理论思辨法，即哲学的方法。研究的主要问题是：医和易采用什么样的思维方法、采用什么样的理论构架（模型）？这种思维方法和思维模型与西方相比有什么特色？在今天有什么优点和缺点？应当怎样整饬、怎样提升？笔者认为，从思维方法、思维模型入手探讨上述问题，是医易研究应当继续采用的方法，也是医易研究的必由之路。有学者甚至认为医易研究"只不过是为了准确了解和把握传统医学的思维方式，这项研究的结果不可能超出这个范围而给人们带来什么意外的惊喜"，这话虽然过于绝对，但仔细想一想倒也不无道理。

　　第三是临床应用法，就是将易学（主要是象数）直接用于临床实践。这种应用可分两个层面。一是形而上层面，即易学在方法论、理论思维层面上给医学以总体指导。从医疗实践看，中医八纲辨证、六经辨证、诊断方法、治疗原则、用药法则等无不受易学思维方法的影响，这个层面上所面临的问题，其实正是理论思辨方法层面上的问题。二是形而下层面，即临床操作层面，即所谓"用"的部分。随着医易应用研究的深入，人们逐渐关注这个问题。不少人将易学象数直接用来诊病、治病，出现了八卦象数疗法、四柱疾病诊断法等诊疗方法。这些方法有一个特点，即在时间与空间两种因素中更强调时间因素，可以说是一种辨时论治的方法。

　　在上述三种方法以及各自所涉及的三类问题中，第二与第三种无疑是具有现实意义的，在此仅简要论述一下。

　　医易思维方法与思维模型是有别于西方文化、西方医学的特征所在。易学对中医的影响最重要之处，就是为中医提供了思维方法和思维模型，反过来，中医学在发展过程中又充实和补充了易学思维科学和生命哲学，两者会通，形成了医易思维方法、模型。

　　医易的理论思维模型——太极象数模型，由太极、阴阳、八卦、河图、洛书、五行、干支多个子系统组成，各子系统之间存在同质、同构的关系，可以互换、互通，共同组成统一的、简单的太极象数大系统。这个模型是中国传统的宇宙模型、人体模型（天人合一的模型）。

　　中医以易学所提供的这套模型为基础（尤其是阴阳五行子系统模型），建立藏象经络的生理学模式，阴阳失调、邪正盛衰的病理学模式，八纲辨证、六经辨证的诊断学模式，调和阴阳的治疗学模式。中医模式采用取象比类的思维方法，将天文、地理、自然、社会等人体外的因素统统归纳在其中，形成了一个以人体为中心、涵括宇宙万物的太极巨系统。其中人是一个小太极，宇宙是一个大太极，在这个太极巨系统中，宏观与微观统一在一起，宇宙和人统一在一起。从这个意义上说，中医不仅是一门以太极象数模式为基础的整体动态医学，而且也是一门统括天地人的宏观宇宙学。

上述易与医的关系（影响与会通）是形而上层面的，也是人们容易理解和接受的。而易对医形而下层面的影响、医对易形而下层面的应用，则是一个聚讼未决的问题。《周易参同契》直接借助《周易》卦爻象数，将人体真气运行与日月运行、晦明朔望、旦夕昼夜、天文律历等相配合，卦爻象数成为人体真气（内丹）运行火候（程序）的形象表述。如果说《周易参同契》对象数模式的应用还偏向于形而上层面的话，那么当代的象数运用——八卦诊疗、干支诊疗、生辰四柱诊疗以及那种将六十四卦与遗传密码、DNA 螺旋结构与太极结构相对应的研究，则完全是形而下层面的照搬或比附。历史上的子午流注、灵龟八法、五运六气这些诊疗法在直接应用象数（形而下层面）时，对其进行了整合、补充，然而由于至今还没有对此进行过系统、全面、公正、客观的统计、检验，因此对于它们的存废、是非问题尚未有定论。至于当代的这种运用是否可行、可取，也同样需要经过客观、实事求是的临床观察、统计，才能得出公正的结论，不可轻易全盘否定，更不可弄虚作假、自欺欺人。

有学者对医易研究能否促进中医现代化表示怀疑，认为"用《周易》去识中医，只能给本来面目又涂上一层油彩"，另有学者认为，以《周易》去识中医是"必不可少的"，是"题中应有之义"，"21 世纪是医易科学的世纪"。通过上述分析，笔者认为，医易研究在思维模式、理论构架上是有现实意义的。无论是在形而上层面、还是在形而下层面，对象数思维方法和思维模式的研究都是必要的，它至少从本质上真正认识中医的面貌提供了前提和途径。

值得一提的是，医易研究中应高度重视一个问题，即千万不要用对象数模式的研究代替对人体生理病理的研究，换言之，不要用对工具的研究代替对自身内质的研究。对医易研究的意义既不可盲目拔高，也不宜轻易否定，它毕竟是中医求源、求质研究中相当重要的一环，它对于中医的

"现代化"研究、对于中西科技文化的融合发展，将起到重要的启迪、借鉴作用。

当今社会，以西方自然科学为代表的分析科学、实证科学受到了挑战。17世纪以机械自然观为背景的西方近现代科学不能揭示自然与人的统一。牛顿力学体系只是孤立考察了二体系统在虚空的空间中的相互作用和运动轨迹，彭加勒采用约定论的科学模式企图建立多体之间的联系，格劳修乌斯的"熵增热寂说"将物理学与生命科学相割裂。伟大的物理学家爱因斯坦创立"相对论"，揭示了空间和时间、物质和运动的统一性，中年以后他执着地探索"统一场论"，但终未成功；丹麦物理学家玻尔提出"量子论"，将世界看成一个整体，微观实在是量子态，表现为不可分离性。

追求宇宙的简单性、统一性，追求宇宙最精致、终极的"美"，是无数西方科学家倾注心血而终未成功的遗愿。然而，构成现代物理学两大支柱的相对论和量子力学，都没有提供物理学自身的统一并与生命科学相统一的完整体系。

经过长期探索之后，西方有识之士将目光转向了东方——中国，普里高津和哈肯两大学派已指出其科学方法论取向与中国传统的一致性；英国著名科学家李约瑟将毕生精力用于研究中国科学技术，对《周易参同契》尤为钦佩；美国当代物理学家卡普拉认为易卦符号是一套宇宙原型。

代表中国科学文化传统的易学与中医学，从一开始就以追求宇宙——人体至简至易的统一结构运动规律为终极目的，以大宇宙天地和小宇宙人体为研究对象，探讨日、月、地三体的空间分布及周期运动规律，宇宙六维时空与人的统一场，宇宙与人的生命本质结构及变易规律，人体能量的运行与转换规律……

中国传统科学文化的精粹可称为太极科学，易学和中医学正是太极科学的重要组成部分，易学代表太极科学的哲学方法论，中医代表太极科学的具体学科。仅就生命学而言，易学代表中国生命哲学，中医学代表中国生命科学。太极科学——易学和中医，很可能将成为解决未来科学统一性的起点，太极科学综合天地人的系统方法论很可能是探讨宇宙——人体统一性规律的根本方法，很可能"将引发一场新的科学技术革命"（钱学森语）。从这个意义上说，医易研究直接关系到中国传统科学文化现代价值的重新确认，直接关系到中华民族自信心的重新确定。

第十一章

中医遇到"哈姆雷特"

问题

20世纪对中医学来说，真是多事之秋。先是20年代末国民党政府通过的"废止旧医以扫除医事之障碍案"，而后是50年代对中医的排斥、歧视，60年代、70年代关于中医阴阳五行存废的论争，继而是80年代以来对中医是不是科学、中医如何现代化的讨论。近年来，更有人公开提出取消中医。

中医——是生存还是死亡？这成为摆在整个中华民族面前的"哈姆雷特"问题。

无论是业内还是业外，更多的人都希望中医不仅要生存下去，而且要继续发展。然而究竟如何发展？目前占主导的思路是中医"现代化"。可是对于如何现代化，却是见仁见智，争议不决。比较多的研究者认为，中医的现代化就是要现代科学化，就是要与现代科学、现代医学接轨，以客观、规范、定量、精确为基本要求，将中医的概念、理论作客观化、定量化转移，采用实验、实证、分析的方法，开展中医学的实质研究、物质基础研究，以及在器官、组织、细胞、分子水平方面的研究，使中医的气、阴阳、脏腑、经络、证等抽象概念可以用现代科学、现代医学的语言进行阐释和翻译，从而使中医成为一门物质基础明确、实验指标客观、数据精确、标准具体的科学。简言之，中医现代化就是中医科学化。但是对于这种观点，已有学者提出不同意见，并正在引发一场论争。

中医现代化问题已成悖论，中医学要现代化，就要科学化，就要丢弃自己的特色；而不现代化，在现代科学技术面前又难以保持自己的特色。20世纪末以来，中医就处于这种两难的尴尬境地。

第一节　中医到底是不是科学

中医现代化、中医科学化的基本出发点就是认为中医不科学，因为不科学，所以才要科学化。中医到底是不是科学？要回答这个问题，首先要搞清楚什么是"科学"。

关于科学一词，已出现很多种定义，有人认为科学就是对宇宙万事万物规律的探讨，有人认为科学就是分科的学问，有人认为科学就必须满足逻辑推理、数学描述和实验检验这三个要求。应该说，上述第一种观点是宽泛意义上的科学，第三种观点是严格意义上的科学。

就严格意义上的科学而言，在17世纪以前，不仅中国没有，西方也没有。严格意义上的科学在欧洲是经由16～17世纪那场"科学革命"形成的。李约瑟博士在其巨著《中国科学技术史》中，承认中国古代有科学，但认为它不是理论性的科学，而是经验性的准科学或前科学。董光璧则认为，李约瑟并没有发现中国古代科学不同于现代科学的理论特征，他在研究了西方与中国的科学技术史之后指出，中国传统科学在秦汉时期以阴阳五行学说和气论为哲学基础，数学、天学、地学、农学、医学五大学科各自形成科学范式，并且联合开辟了宇宙图像的历法模式、数学模式和物理模式之先河，其后传统科学的积累以三次高峰展示了自己的心路历程和行为轨迹。因此，他的结论是，中国不仅有科学而且有理论科学，只不过它的特征不是公理论而是模型论。东西方传统科学差异的总源头是生成论与构成论的不同，东方以生成论为主流，于是形成中国传统科学功能的、代数的、模型论特征；西方以构成论为主流，于是形成西方传统科学结构的、几何的、公理论的特征。①

中医学是中国传统科学的重要组成部分，是中国传统科学唯一沿用至今的学科，它集中体现了功能的、代数的、模型论科学的特征。我们应该敢于承认，中医并不是严格意义上的科学，即不是现代自然科学意义上的科学，因为它不能用数学描述，不能在实验室检验。这是客观事实，没必要遮遮掩掩。从理论特征上说，中医还不是一种结构的、几何的、公理论的科学，但我们也应当看到，中医是一种宽泛意义上的科学，是一种模型论科学。

模型论科学把理论看作一簇与经验同构的模型，用模型化方法表达理论，用同构概念来说明理论与客观对象之间的数学关系和物理关系。模型的优势在于，除部分包括对实际观察到的现象的描述外，还可以包含许多非实在因素对应的结构。模型是理论的一种逻辑演算形式，是一种理论化

① 董光璧：《科学与中国传统文化：四大难题的思考》，《易学与科学》，1998年。

了的理论形式,其中的命题不一定要看成真的,但在它们的集合中必须是可以逻辑推论的。运用模型可以从原始观察陈述出发,推论出尚未观察到的一些有关的命题,而这些推论的结果又可以成为新的初始命题,由此不断地去寻找越来越多的可观察性质。①

"模型论的科学理论"是科学哲学的一个新观念,用这个新观念来审视中医学,我们可以自然地得出中医学是科学——是传统科学、是模型论科学的结论。②

第二节　中医学建构的核心方法

中医学采用模型的方法建构了自己的理论体系,形成了模型论科学。有学者认为模型的方法也是现代科学的核心方法。③实际上两者采用的"模型"是不同的,中医学、中国传统科学采用的模型是思维模型,而现代科学采用的模型是物质模型。

所谓模型,是指对认识对象所作的一种简化的描述,是对原型进行模拟所形成的特定样态。模型可分为物质模型与思维模型两大类。

物质模型是以某种速度、形式相似,人造或自然的模型实体去再现原型,是模拟实验赖以进行的物质手段;思维模型是人们在头脑中创造出来的,并且运用它在思维中进行逻辑推理、数学演算和"思想实验",可分为形象的(唯象的)模型和符号的(标志性的)模型。前者是以理想的或想象的形态去近似地反映客体,后者是借助于专门的符号、线条,并按一定的形式组合起来去描述客体。

现代西方生命科学主要采用物质形式的模型,如动物模型,以模型

---

① 董光璧:《科学与中国传统文化:四大难题的思考》,《易学与科学》,1998年。

② 孙小礼:《模型——现代科学的核心方法》,《哲学研究》,1993年。

③ 张其成:《生命的"二体三用"模型》,《北京中医药大学学报》1997年第1期。

（动物）和原型（人）之间的生理过程、病理过程、心理过程的某些相似之处为基础进行模拟。

中国传统医学，从《黄帝内经》开始采用思维形式的模型法（而不采用物质模型法），其思维模型主要有阴阳模型、五行模型、干支模型、河洛卦象数理模型，可统称为象数符号模型。而以阴阳五行为最基础的模型，它是中医及整个中国传统科学建构的基础。这个思维模型是定性化的，并不用以表量，虽然也能进行简单的运算，但不是作为严格的量的依据，而是提供定性和推论的依据。①

第三节　中医理论（概念）研究的误区

中医学概念如阴阳、气、脏腑、藏象、经络、证，是中医理论体系的基础，也是中医现代化所面临的第一道难关。按照科学化、现代化的要求，科学概念不应该是抽象的、有歧义的、模糊的，而应该有确切的、固定的、清晰的内涵。中医学概念却不符合这一要求，因此要以实证、实验分析的方法，研究这些概念的"物质基础"。于是近年来，这种以寻找物质基础为目的的中医科研课题全面铺开，并很容易获得各种科研基金的资助，与此同时，那些非实证、实验研究的课题则难以立项。

然而那些对中医概念、中医理论进行现代阐释、科学研究的成果，却不容乐观。它给中医理论思维造成了一种新的混乱，给中医学制造了另一个悖论，那就是以现代科学、现代医学的实证、实验方法既能证实中医概念的科学性，又能证实中医概念的非科学性，从而陷入中医科学研究二律背反的学术怪圈。

让我们来审视一下中医核心概念"脏腑"（藏象）现代研究的思路和结论。

---

① 张其成：《生命的"二体三用"模型》，《北京中医药大学学报》1997 年第 1 期。

脏腑的现代研究主要采用与西医解剖学相对照的思路，将藏象视为藏之于内的实质性脏器。不少研究将中医的心、肝、脾、肺、肾等同于西医的这五种脏器，如心被看成心脏，脾被视为消化系统的器官，心包络被视为心包膜，命门被视为肾脏、肾上腺皮质或内分泌系统，三焦被视为网膜或淋巴系统；将中医五脏关系理解为西医脏器间的关系，如肝与胆相表里就是肝脏与胆囊的解剖位置互为表里、两者功能互相联系；肝肾同源的缘由就是肝病患者具有骨性肾虚证表现，血钙、血磷及相关激素下降……

目前藏象的相关实验研究所取得的成果主要有以下几个方面。

心，对"心气虚"实质的研究，从血液流变学、血浆 cAMP（环核苷酸）含量、心肌图等方面与心气虚进行对比研究，揭示心气虚患者淋巴细胞内 cAMP 含量提高，是细胞免疫功能低下的机理之一。

肝，对肝阳上亢所致肝病的研究，选用神经系统、内分泌系统、血管紧张素、分子生物学、血液流变等 40 项实验指标研究，认为其生理病理基础是外周交感——肾上腺髓质功能偏亢，揭示肝与神经系统（自主神经）、神经—体液调节素有密切关系。

脾，研究表明，微量元素锌、铜是脾的物质基础，在脾虚失运（脾主运化）、脾主肌肉模型中，酶分泌下降，活性降低，揭示脾与自主神经、垂体—肾上腺皮质轴、免疫 / 消化系统及三大物质代谢有关。

肾，肾与神经、内分泌、免疫有密切关系，肾阳虚证具有下丘脑—垂体—肾上腺皮质轴紊乱的特征。

肺，肺气虚患者微循环血液流变量值及微血管传导值有改变，说明肺气是调节微循环的物质之一。

然而在脏腑研究中还存在不少问题，如心主神明、心阳虚、心与小肠相表里、肝藏血、肝主疏泄、脾阴虚、肾主纳气、肾主耳、肾主骨生髓、肺主宣发又主肃降等，均没有很好的解释。

这种研究导致中医界出现了一种怪现象，一些人因为脏腑的某些方面在解剖组织学、生理学上找到了物质结构而喜形于色，赞叹古人的伟大、中医的科学；另一些人因为脏腑的某些方面找不到物质结构，于是妄自菲薄，甚至怒斥中医根本没有科学性。中医界成了理论思维混乱的领域之一。

第四节　如何走出悖论的怪圈

如何尽快走出中医现代化悖论的怪圈，笔者在此提出两点看法，以供专家讨论。

一、认清中医概念不是物质实体，而是关系实在

上述寻找物质基础的中医科研是基于这样一个认识，就是中医的气、阴阳、脏腑、经络、证是一种物质结构。这种观点笔者认为是不正确的，中医概念不是物质实体，而是关系实在。

实体是西方哲学最核心的范畴，以原子论为代表的希腊自然哲学，将某种具体的物质实体作为世界的本原、万物的始基。可以说，重视实体物质的原子论、结构论是西方哲学的主流之一。然而到了近现代，西方哲学、西方科学出现了一股从物质实体论到关系实在论的思潮。爱因斯坦定域性的破坏，玻尔量子力学的再解释，时间与实在关系的论争，标志物质实在观的变革；物质的非物质化，"场"概念的提出，能量和质量、潜存和实存关系的表明，标志实体原则的扬弃；怀特海过程哲学、拉兹洛系统哲学以机体系统和结构不变等概念取代物质实体，胡塞尔、海德格尔现象学从"聚集"义上界说"物"；人本主义诸流派将物质概念心理化等，标志当代西方哲学对物质的两种勾销。[①]

关系实在论是以现代科学、数学（包括几何学）和逻辑学的发展为基础的，但它与东方传统思想背景也有着深刻的联系。与西方式的实体思维和实体逻辑相反，东方特别是中国古代就形成了以关系即事物的相关性和相对性为中心的思想方法。作为中国哲学源头的代表作《易经》就鲜明地

① 罗嘉昌：《从物质实体到关系实在》，中国社会科学出版社，1996年。

显示了这一特点。

《易经》认为，一切现象都可以凭借阴和阳这二元的组合来说明（分别用符号"－－"和"—"表示）。阴是消极性，在逻辑上是否定；阳是积极性，是肯定。一切现象必须具有消极面和积极面，一切判断也必须具有否定和肯定（二值）。不过，应当强调，阴阳都并非实体，也并非事物所固有的本质。它们表示的正是事物之间的某种关系。例如，男是阳，女是阴，这是相对于男和女这组关系而言的。如果对于双亲来说，男就成了阴，而对于子来说，母则成为阳。也就是说，阴和阳都不是一元谓词，而是从开始就作为二元谓词。[①]

中医学的概念是对关系实在的描述，而不是对物质实体的描述。如气是指生命运动的本源，生命运动的各种关系的总和；阴阳五行则是气的表达模型，代表相反相成的运动方式及其物质运动内部的关系；脏腑表示生命活动的五种类型及其相互关系，而绝不仅仅指组织器官；经络是生命运动走向及其调控、转换过程的路径……

按库恩《科学革命的结构》的"不可通约性"原则，中医学和西医学的概念范畴属于不同的范式，对应着不同的世界，没有同样的指称。因而那种寻找物质基础的藏象研究、经络研究很可能会以失败而告终。

二、从中医自身规律出发寻求发展

目前中医科研所借助的科学方法，大多属于线性科学的方法，对近年来正在兴起的非线性科学尚无较多认识。

线性和非线性本来是数学名词。所谓线性，是指量与量之间的正比关系，用直角坐标形象地画出来，是一根直线。在线性系统中，部分之和等于整体，描述线性系统的方程遵从叠加原理，即方程的不同解加起来仍然是解。非线性则指整体不等于部分之和，叠加原理失败，非线性方程的两个解之和不再是方程的解。非线性物理现象表现为从规则运动向不规则运动的转化和跃变，参量的极微小变化在一些关节上可引起系统运动形式的定性改

---

① 罗嘉昌：《从物质实体到关系实在》，中国社会科学出版社，1996 年。

变，可以促使空间规则性结构的形成和维持（如孤子、涡旋、突变面等）。

近 20 年来，非线性科学在探求非线性现象的普遍规律、发展处理它们的普适方法方面取得了明显的成就。相干结构的孤子揭示了非线性作用引起的惊人的有序性；确定性系统的混沌使人们看到了普遍存在于自然界而人们多年来视而不见的一种运动形式；分形和分维的研究把人们从线、面、体的常规几何观念中解放出来，面对更为多样而真实的自然；自组织现象和图形生成反映非线性地耦合到一起的大量单元和子系统中，由于有序和混沌竞争而形成的时空组织或时空过程。①

非线性科学混沌研究对于认知生命现象可能具有根本性的启发作用。非线性科学的系统性、自组织性、自相似性原理与中医的整体全息观念较为一致。当然，这种分析的目的不是比附，比附是没有出路的。笔者只是想说，非线性科学或许会给中医的发展带来某种启发。

中医最终应当也只能按照中医本身的规律发展。中医和西医各有优劣，笔者认为，中医优势主要体现在对生命的精神层面、整体层面、动态层面的总体认识以及功能调整上，而西医的优势则体现在生命的物质层面、个体层面、静态层面的具体分析以及实质治疗上。就目前情况而言，中西医结合还相当困难，中医的当务之急不是去设法求证自己是否科学，不是去用线性科学的方法寻找自己的物质基础，而是要集中精力、认认真真地去考虑一下自己的优势在哪里、劣势在哪里，然后再考虑怎样去发扬这个优势，再也不要（实际上也不可能）处处与西医争短长、全面与西医相抗衡了。

第五节　走出生命认知误区　理清中医发展思路

1982 年召开的衡阳会议明确提出，突出中医特色是发挥中医药优势、发展中医药事业的根本指导方针；大力加强队伍建设和机构建设，是发展

---

① 宋健等：《现代科学技术基础知识》，科学出版社、中共中央党校出版社，1994 年。

中医药事业必备的物质基础。

实践证明，衡阳会议所确定的中医医疗机构、中医高等教育机构的办院方向、办校方向、培养目标，都是符合我国中医药事业发展实际的。然而20多年来，中医在发展过程中，由于遭遇了前所未有的挑战，面临西方科学文化的强烈冲击，中医界、科学界乃至社会各界对中医学的科学性问题产生了怀疑，年轻中医信心不足，老中医忧心忡忡。在中医药的教学、科研、临床、管理的实践中，衡阳会议所确定的中医发展方向正在有意或无意地发生偏离。笔者认为，当今的首要问题就是突破固有思维方式的框框，突破西方科学文化的包围圈，走出生命认知的误区，理清中医发展思路。

误区1：只有搞清楚物质结构才能揭示生命的秘密，中医药学应加强"实质"研究。

发展思路1：突破物质决定论、基因决定论，重视关系实在，重视功能作用，走功能关系与物质结构并重的发展之路。

从某种意义上说，现代科学通过探索事物的物质结构以揭示事物的规律。先不说"科学"的各种定义，仅就16～17世纪欧洲"科学革命"之后的"科学"而言，它必须具有以下基本特征：逻辑推理、数学描述和实验检验，也就是具有客观性、定量化、可重复性。随着分子生物学的长足发展，人们普遍认为，只要搞清楚生命的物质结构——人的遗传基因，就能揭示生命的规律。一个人的健康、疾病、特性和行为，乃至以后的社会地位等等，都是由基因决定的。

受这种思路影响，多年来中医科研课题主要关注寻找中医药学的"物质基础"，如各种"实质"研究：五脏的实质研究、经络的实质研究、证的实质研究，还有中药的有效成分研究等，并获得各种科研基金的资助。然而经过多年的研究，结果却令人失望。中医药学无论是名词术语还是临床方法，都很难找到"物质基础"。中医理论概念如阴阳、气、脏腑、藏象、经络、证，往往是抽象的、多义的、模糊的，很难用实证实验、分析还原的方法找到这些概念的物质结构。于是中医的科研陷入了一个悖论，那就是以现代科学、现代医学的实证实验方法，既能证实中医概念的科学性，又能证实中医概念的非科学性。中医科学研究自此陷入二律背反的怪圈。

让我们关注一下现代前沿哲学和科学进展，也许可以得到启发。目前，哲学界出现了从物质实体到关系实在的学派，科学界也出现了非基因决定论，即在特定的生理过程中存在着基因与环境的非线性相互作用，基因的表达可因环境变化而发生构象变化，基因的同样序列可能在不同条件下合成不同的蛋白质。人类在相当程度上是文化和环境的产物。正如美国塞莱拉公司董事长兼首席科学家艾特尔所说："人比所有的基因都要复杂得多，就像社会比每一个人都要复杂得多。人的生理系统建立于基因与环境之间极为复杂而巨大的相互影响上"。

中医从一开始就不是探讨物质结构的科学，它走的是功能、关系的路子。中医对人体生命的认识可分为三个层面：形、气、神。形就是形体，就是《黄帝内经》中所讲的解剖，这是有物质基础的。"气"的层面就介于有形和无形之间，是一种功能关系。"神"的层面包括心神、神明，是无形的，与人的潜意识有关。这三个层面中，中医最重视气与神，最轻视形，这和西医恰恰相反。在气和神的层面是难以找到物质结构的，但它恰恰是中医的精华，是中医的特色。因此中医要发展，千万不能丢掉这些精华。

误区 2：只有找到共性的、客观的规律才能揭示生命的秘密，中医临床往往具有不可重复性，主观性、随机性太强。

发展思路 2：突破对抗性治疗束缚，重视调节自愈治疗，重视个性化治疗，重视不同学说流派，走调节自愈、个性与共性并重的发展之路。

很多人认为，中医临床主观性、随机性太强。不同的医生会开出不同的处方，具有不可重复性，个性化太强，很难客观化、标准化，因而要用现代科学的要求，寻找其共性规律，要开展客观化、标准化、规范化的研究。有人认为，中医的偏方，甚至是中医的药方，治疗的是个案，是个性，只有偶然性，缺少实验数据，不具备普遍性，是碰运气，瞎猫撞上死老鼠。科学研究的是普遍规律、一般性和共性，因此中医不科学。

这种观点显然是不懂科学哲学的表现。所谓共性与个性是一对矛盾，共性指矛盾的普遍性，是绝对的、无条件的；个性指矛盾的特殊性，是相对的、有条件的。矛盾共性与个性的辩证关系是指，共性寓于个性之中，个性又受共性的制约，共性和个性在一定条件下相互转化。

有人用彩色铅笔比喻共性与个性，共性就好比书写绘画工具，是铅笔，个性就好比不同的颜色。笔者把共性与个性比喻成一棵树，共性好比整棵树，个性好比树叶、树枝，每片树叶、每根树枝都反映整棵树的信息。

共性是重要的，但个性是基础，同样重要。因为人的认识过程总是由个别到一般，又由一般到个别，是个性与共性矛盾的展开，不理解这一原理，就不能正确地认识事物。

与西医的对抗性治疗思维不同，中医主要是调和性治疗思维。西医的治疗目的是杀灭病毒、病菌，中医则是激发、调动人体自我修复、自我治愈、自我调节的能力。杀灭、对抗需要的是力量，是"硬实力"，是物质实体，这种力量和物质实体——药物——当然是相同的、有共性的。而调节、自愈需要的是"软实力"，是功能关系，因此可以用多种方法，比如针灸、砭石、汤药、导引。药物治疗方面，中医采用不同的辨证思路，往往会开出不同的处方，但却能异曲同工、殊途同归，取得相同的疗效。这是因为它们都能达到激发人体自愈能力的目的。

中医认为，疾病的主要原因就是人体功能的失衡，治病也就是将失衡的状态、功能调节到动态平衡的健康状态。动态平衡不是指阴阳的对等或平分，而是指阴阳的和谐，所以要"法于阴阳，和于术数""阴平阳秘""以平为期"。从这个意义上说，中医治疗学可以称为功能调节学。如中医学五脏模型，不仅提供了一套生命功能状态模式，而且提供了一套治疗疾病的功能调节模式。五脏模型采用五行相生相克原理，说明疾病在五脏之间的转移、传变过程以及疾病的调治、康复过程。该模型考虑到时间、空间、层次等因素，采用了多种调节方式，长期实践证明，五脏调节模型在临床上是有效的，因而也是有意义的。

从哲学上讲，中医崇尚个性，但也不放弃对共性的探求。活血化瘀治则的推出，成就了异病同治的辉煌，中医、西医、不同专业的人士各展其能，多种疾病的治疗有突破之举。一大批此类新药的研制，成就了中国很多有竞争力的企业。医药结合，演出了新中国成立以后中医发展历程中最精彩的一幕。另外，中医之所以受青睐，还在于中药的天然性，百草虽不能说全部无毒或低毒，但至少比那些化学合成药品的毒副作用要小得多，这对于那些患有慢性病、需要长期服药的患者尤其重要。药源性疾病不乏其例，人们不得不防。

因此，加强中医的各家学说、不同学术流派的研究，重视个性化治疗，重视个案，就显得尤为必要。

误区3：只有提高中医的医疗技术，才能促进中医的发展，伦理道德与医疗技术相比是次要的，中医人文色彩太重，应当予以摒弃。

发展思路3：加强中医经典学习，加强人文道德教育，限制中医使用西医的诊疗技术，走以德为先、德术并重、人文与科学并重的发展之路。

重视中医的临床实践，无疑是十分重要的。然而不少人认为，中医医疗技术手段简单，疗效慢，效益差，于是大量采用西医诊疗技术，中医本身的诊疗水平则逐步下降。

在中医教育方面，西医课程大量增加，中医经典课以及中医文化课反而越来越被边缘化。在中医科研方面，不少人认为动物实验或用分子生物学方法造模才是正统，而用符合中医思维特征的方法研究中医反倒成了异类。

不少医院、不少医生在重视西医诊疗技术的同时，忽视中医人文精神、忽视伦理道德修养。近年来，医患关系紧张，医患矛盾激化，已经成为全社会普遍关注的热点问题，医生的道德水准有所下降，医务人员面临信任危机，这种状况在中医界也比较突出。中医德术并重、德业双修的优秀传统被轻视乃至遗失。因此，制定中医医德规范，弘扬良好的医德医风，努力构建和谐的医患关系已成为当务之急。

生命是个复杂的系统。事实表明，生活方式、环境、心理、文化等因素对健康和疾病作用巨大。整体综合、天人合一、人文与科技相结合，这是中医的重要特色，中医经典集中反映了这种思想。中医经典吸收了当时人文和科学最新的成果，因此学习这些经典，不仅有助于掌握中医学的知识体系，而且有助于学会中医学的思维方式、中医学认识生命的方法。

有不少人指出，中医学之所以不科学，就是因为中医经典以及中医临床中混杂了人文的东西，要实现中医的科学化、现代化，就必须把这些人文的东西剥离、扬弃。这真是天真的想法，中医的人文和科学内容是有机组合在一起的，怎么剥离得开呢？假使真的剥离得开，把那些符合科学形态学的东西留下来，那是什么？充其量不过是最粗浅的医学——西医学的初级阶段罢了。

　　再来看德与术的关系。中医历来讲究德业双修、德术并重，医德和医术是中医药文化两个相辅相成、不可分割的方面。德以术显，术以德彰，德术并重、以德为先是中医一大特色。纵观历代大医，无不具有利民悯世的情怀与美德，同时也留下内涵极为深远的关于中医医德的论述。医德对于中医的医学知识技能及人格健康成长，对于有效地营造医学实践氛围、良好地解决医患关系并最终消除患者的痛苦，都发挥着不可估量的作用。以德促术，通过提高中医药工作者医德水平，使中医药工作者自发地产生对自己专业的热爱，对患者之病痛犹如己生，这样才能在无形中促使中医药从业人员认真钻研业务，努力提高临床水平，提高医疗服务水平，从而造福人民。

　　大凡医技高超之人，多医德高尚、思想深邃，为人谦和、宁静，与人交往时仁慈友爱，言语诚实可靠，待患者如亲朋善友，深受患者敬重、信赖，其人格魅力也令人感动。而那些医德高尚的医家，基本上也都是医术高超的人，因为他们急患者之所急，痛患者之所痛，总在想方设法提高医疗技术。

　　中医医德是我国传统医学的宝贵财富之一，也是中医学能够健康发展并得以流传至今的重要保障，我们每一个医务工作者都应该将其继承下去，自觉提高修养，努力成为一个德术并重的人。

推进以中医文化为代表的中华优秀
传统文化教育（两会提案报道）

 2020 年两会前夕，全国政协委员、国学专家、北京中医药大学国学院首任院长张其成比往年更加忙碌。今年以来，在席卷全球的新冠肺炎疫情中，以讲究调和致中、天人合一的中医文化、中医哲学为理念支撑的中医诊疗方案，成为全世界关注的焦点，而以"和文化"为核心的中华传统文化、传统美德在整个中国全民战"疫"的进程中所体现出的凝聚力、战斗力，也赢得了全世界人民的尊敬。自疫情发生以来，身为中医文化学家的张其成和其他业内专家一样，第一时间行动起来，通过报刊、微信公众号、电视台以及新兴的网络直播平台，与广大网友、媒体及普通公众不断分享着如何用中医思维有效抗击疫情，如何从国医文化经典中汲取身心健康启示等方面的知识与心得，同时，身为全国政协委员的责任感、使命感也让他在今年的两会期间，对于未来"如何更好地将中医文化纳入国民终身教育体系，如何更好地在全社会、全世界传播以中医文化为代表的中华优秀传统文化"等议题更加关注。

 "在这场造成全球灾难的疫情中，中国能第一时间控制住疫情，除了制度上的优势外，更加体现了以中医文化为代表的中华传统文化的智慧。"张其成以武汉江夏方舱医院的战"疫"实例，向记者比较了中医以"排毒"为主的"调和性治疗"同西医以"杀毒"为主的"对抗性治疗"，在面对包括 SARS、新冠肺炎等在内的没有特效杀毒药的疫情时，所能达到的不同治疗效果。"以中医治疗为主的江夏方舱医院，采用了来源于中医经典方剂组合的'清肺排毒汤'为轻症患者治疗，总效率高达 97% 以上。"该院 500 多名患者"零转重（轻症转重症）、零死亡、零复阳（核酸检测阳性）"的统计结果，有力地证明了中医"整体性治疗"的独特优势，"从对发病机理内外因素的整体考量，到对人与自然、与他人、与心灵的和谐健康关系的追求来看，中医文化都传承了积淀千年的中华文化智慧"。

此次战"疫"中，吸引了世界人民关注的武汉众多的方舱医院也给张其成带来了很多新的启示。比如在"重大突发公共卫生事件"的背景下，方舱医院内部能呈现出一派医患关系融洽，男女老少共跳广场舞、互相加油打气的和谐景象，在张其成看来，这正是中华"和文化"深入民心的真实体现。"医院是践行仁心仁术，体现中华人文精神、道德规范的最佳场所。"张其成说，"恻隐之心、感恩之心、谦卑之心、敬畏之心等也是中华传统文化的重要内容。在医卫系统的日常工作中，医护人员若能修身正己，医者仁心，自然能更好地提升患者认同度，加强医患的良性互动。"张其成介绍说，2019 年，其科研团队就曾在山西省运城市 541 总医院做过调研，发现多年来该院在医护人员中持续开展的中华优秀传统文化的学习，确实带来了医患关系的明显改善，并有效降低了医疗纠纷的发生率。因此，在今年的两会提案中，张其成提议，建立并逐步完善在医卫系统开展中华优秀传统文化教育的机制，建议以国学经典的培训等为基础，以历代医学优秀人物为典范，以心灵触动、道德提升为目的，加强医卫系统工作者对中华优秀传统文化的知行合一与学以致用。

另一方面，"如何加快推进中医经典篇目走进中小学语文课本，深化落实中小学中医文化教育"也是今年两会期间张其成十分关注的话题。在他看来，传统文化的传承与人才培养，对于培育中小学生的文化自信、民族自信，意义十分重大。2017 年，张其成以全国政协委员身份参加两会时，就曾在提案中建议，集中多学科力量，建立健全中华传统文化终身教育体系。同年，他开始陆续在一些音视频网站录制播出其讲授的《易经》《黄帝内经》等国学及中医文化经典的课程。今年疫情发生以来，《黄帝内经》课程的收听量和问询量在喜马拉雅听书平台短期内急剧攀升，至今收听量已达近千万，这让张其成深感，在压力越来越大、生活环境越来越复杂的当下，面对各种危机，传统文化经典的指引和启示仍是十分必要且急需的。因此，他建议在中小学学校教育阶段，尽快改变不少学校至今仍存在的与中医文化"绝缘"的现状，尽快在中小学语文必修课与选修课教材中引入中医经典篇目（比如《本草纲目》《伤寒论自序》《黄帝内经》等），以及在学校的课程设计和校内外各类实践活动中，增加与丰富中医药文化教育内容，以从根本上解决中医文化及传统文化继承正在面临的危机。

张其成介绍说，2019 年 10 月出台的《中共中央　国务院关于促进中医药传承创新发展的意见》中已指出，应把中医药文化贯穿国民教育始终。面对突如其来的全球疫情，张其成认为，推进中医文化的国民教育以及加强中医文化的国内外交流亦迫在眉睫。"做好中医药文化传承教育的前提是要做好保护、挖掘工作。"然而让张其成感到担忧的是，目前大批与中医药文化有关的实物载体，如名医故居、中医药文物古迹、与中医药相关的民俗、老字号药店和医馆等却正在逐渐消失。"自 21 世纪以来，几届全国政协委员已曾多次提案建立国家中医药博物馆，但由于种种原因，虽然 2019 年中央编办已批准了博物馆的人员编制，其建设项目却至今仍未启动。"张其成告诉记者，今年他亦提案建议，尽快对北京最具代表性的清朝太医院遗址进行抢修复建，并以此地作为副馆，同时在北京奥体公园博物馆群设立主馆，以"一馆两址"的方案打造一个"医学与文化相结合、传统与现代相结合、国内与国际相结合、静态与动态相结合"的国家级博物馆，使其成为一个传承传习中华优秀传统文化的教育基地和国家对外文化交流的重要场所，以此来推进中华文化在全社会乃至全世界的传播和认同。"中医药博物馆既有医学价值，又有文化功能。我希望未来我们能用现代的科学技术手段来立体地展现出古老灿烂的文明之路，使它成为中华文化传承传播的重要载体，也成为我们当代中国人文化自信的正面展现。"

（摘自《文艺报》，2020 年 5 月 27 日）

建议将中医经典篇目纳入中小学语文教材（两会提案报道）

"我们调查了现行的从小学四年级到高中的所有部编版语文教材必修课共 367 篇课文，发现唯一一篇与中医有关的是《青蒿素：人类征服疾病的一小步》，占比 0.002%。而中医经典名篇一篇都没有收录。"全国政协委员、北京中医药大学教授张其成说。在今年两会期间，他提交了《关于进一步深化落实中小学中医文化教育的提案》（以下简称"提案"），建议中医经典篇目要走进中小学语文课本，培养有文化自信、民族自信的年轻人。

习近平总书记指出："中医药学是打开中华文明宝库的钥匙。"2019 年 10 月 25 日《中共中央 国务院关于促进中医药传承创新发展的意见》提出："把中医药文化贯穿国民教育始终，中小学进一步丰富中医药文化教育。"

张其成告诉中青报·中青网记者："当今，还有两大学科，系统完整地保留了中国传统文化，那就是中（国）医和国艺。"在这次抗击新冠疫情的过程中，中医药发挥了重要作用，总有效率达 90% 以上。在中小学开展中医药文化教育，是文化传承与人才培养的关键举措，不仅对中小学生的身心健康具有重要作用，而且对于培育学生的文化自信、民族自信意义重大。

2017 年 4 月，浙江省发布了全国首套小学中医药教材《中医药与健康》，并于该年秋季进入全省小学课堂；随后，北京、河北、内蒙古、甘肃等地也在不断落实、进一步丰富中小学的中医药文化教育。然而与此相对的是，调研显示，仍有很多学生并未接触到中医药文化，一些学生对于中医药文化存有负面想法乃至抵触情绪等。

张其成认为，这反映了中小学中医文化教育存在着一些问题：除了现行教材中没有收录中医经典篇目外，各省市、各学校对中医药文化教育的落实也有很大差距。现行措施大多以省为单位，具体落实到各地区、各学校的措施又有所不同。很多学校仍处于与中医文化绝缘的状态。部分学校力求开设中医相关的选修课，但也存在课时严重受挤压、人才配备不完善、中医药课程的教学水平良莠不齐等问题。

小学、中学课本对青少年的影响巨大。"如果我们的中小学课本里的某些篇目中，说'中医是有意或无意的骗子'，尤其又是出自名篇，这颗种子埋下去之后，孩子们会形成一种判断和非常坚定的意识，以后再想改变他们的想法是很困难的。"张其成说。

为此，他在提案中建议：中医经典篇目走进语文课本。如语文必修课本，小学可增加《神奇的小草》、扁鹊诊治虢国太子、李时珍编纂《本草纲目》等内容；初中增加《大医精诚》《伤寒论自序》《后汉书·华佗传》等；高中增加《黄帝内经·上古天真论》等。语文选读课本，小学可增加《用阴阳说明人体的组织结构》《神农尝百草》《饮食有节》等篇目；初中可增加《中医如何看病》《千古中医故事》；高中可增加《黄帝内经》《难经》《伤寒论》的经典篇目。

课程方面，提案建议：各学校可以结合当地中医药文化资源及学校的实际情况，开设校本选修课、综合实践课、研修课，讲授中医基础理论课、中医适宜技术以及中医文化经典等内容。也可以将中医药文化与生物、化学、通用技术等学科结合，开展科学研究和发明创造。各级卫健委、中医药管理局与学校联合，组织编写适合特定年龄段中小学生的中医教材，在学校进一步落实中医相关校本课程、社团课程。

提案还建议，可以成立学生中医社团，组织《黄帝内经》知识大赛，定期开展知识讲座、中医保健操等社团活动。组织开展中草药种植，开设中医药文化主题德育课，设立校园传统文化节或中医药文化节。研学方面可以以年级、班级为单位，遴选中医文化的研学导师，走出校园，来到中医流派发源地、道地药材出产地、老字号中药店、中医博物馆、中医医馆医院等进行研学旅行，在实践中学会和获得有关能力。

张其成认为，中医的核心理念"仁、和、精、诚"都非常值得青少年研读学习。"仁"是中医人立身之本，"医者仁心""医乃仁术"；"和"指自然观的天人合一，社会观的人我和谐，健康观的阴阳平和，治疗观的调和致中；"精"表明中医医术要精益求精，学医时要把精勤治学、精研医道贯穿一生，行医时要掌握精湛的医术，要具有高超的直觉心悟的能力和取象比类的能力；"诚"是一个医者必备的素质，为医者必须心怀至诚、诚实守信，"必取心地诚谨，术业精能者，庶可奏功"，否则不可以学医。

"在中小学阶段，我们就要教孩子这样做人，心要善良，拥有'和'这种思维方式。"张其成说，中医药文化的终身教育，要从娃娃抓起。中医药文化进入中小学，不是要让孩子们未来都学中医，而是让他们立德，培养健康的生活方式。"第一，中医药文化包含了中华民族的传统美德，要让孩子们学习中医药文化、立德，那么孩子们就会在精神上、思想上转变过来，不会只为物质而活；第二，学习中医药文化能培养孩子们健康的生活方式，饮食、起居、运动，尤其是情志的全面培养，就需要通过读经典来实现。"

他倡导青少年读经要读五部经典：《易经》《论语》《道德经》《六祖坛经》《黄帝内经》。"看书，不在一味地求多，而在求精。要看就看经典——原创的、经过长期历史检验的、常读常新的经典。"张其成表示，"读了经典的孩子们，第一不易抑郁自杀，第二语文成绩呱呱叫。"

"《黄帝内经》是生命的百科全书，教你怎么生活，提升生命的状态，这就健康了。我们要做的就是，把中医药文化变成中国人的一种健康的生活方式。"张其成说。

（摘自《中国青年报》，2020 年 5 月 24 日）

找回中医的魂

　　提到中医文化，有人就觉得既缥缈又虚幻，提到中医，有人就会质疑中药的疗效，其实不然，回首中华民族上下五千年，追根溯源，就会发现，中医博大精深，自成一体。

　　中医的魂在中国传统文化中，中医的根则在《黄帝内经》中，"中医"绝不只是"中药"，中医包罗万象。史海钩沉，一路走来，岁月的尘埃斑驳了中医的神采，当下，最重要的是去伪存真，将真正的"中医之魂"找回来。

——张其成

　　此岸，连绵青瓦，斗角飞檐，夜色透过摇曳的风灯洒落在熟睡的安徽歙县定潭河上；彼岸，一声悠长的呼唤穿空而来，稍倾，橹声荡漾，一位布衣书生自对岸摇橹而来，船头上放着诊病的药箱，这是明嘉靖年间的一个深夜，安徽名医张守仁夜半出诊的情形。

　　据考证，安徽名医张守仁是宋代名医张扩、张彦仁、张杲的后裔，而张守仁独创的"十八罗汉末药"以及治疗急性热病和内科疑难杂症的"张一帖"，至今已历经460多年，传承了17代，更被评为国家级非物质文化遗产。日前，记者走进北京中医药大学，探访了出生在这个中医世家的第十五代传人、国家级非物质文化遗产传承人——全国政协委员、北京中医药大学国学院院长张其成。

　　俭朴的办公室内，笔墨生香，眼神清亮、身材健朗的张其成一边为记者泡茶一边说："我现在负责的国家社科基金重大项目，就是要把中医的魂找回来。"

千年中医，核心价值乃"和"而非"杀"

健康周刊：中医已有几千年的历史，您曾说，中医博大精深，包罗万象；千百年来，中华民族的精英也曾发出"不为良相，即为良医"的铮言，在五千年中华文明发展历程中，中医用两千年的时间护佑着民众的健康，但经过岁月更迭，西医东渐的冲击，中医在大众心目中有日渐边缘化的危险。现如今，提起中医，国民如盲人摸象，不知其所以然，怎样才能用最简单明了的语言让普通老百姓认识中医、理解中医、支持中医，进而使用中医呢？

张其成：现在有种现象，一谈到中医，就说中药，说到中药就说中药疗效慢，其实要想真正了解中医，需要知道中医的核心要义，就是要认识中医的魂是什么，要明白中医之所以能存在数千年，最重要的是它的疗效，而中医的治疗方法不只是中药。按照《黄帝内经》的说法，除了中药，还有针、灸、砭石、导引四种治疗方法。但无论哪一种治疗方法，都遵循着"阴阳调和"的治病原理，这是中医的核心价值，即为中医的魂。中医诊病讲究望、闻、问、切，用药讲究君、臣、佐、使，治病讲究阴阳调和，阴阳调和了，病就好了。现在，中医的魂已经散了，已不再是中国传统意义上的中医，中医西化现象非常严重，当务之急是要把"中医的魂"找回来，让真正意义上的中医回归大众。

我负责的一项国家社科基金重大项目《中医文化助推中华优秀传统文化的复兴》，就是要寻找中医之魂。从哪几个方面来找呢？首先，要从中国传统文化中找，中医的魂和根是连在一起的，中医的根主要体现在《黄帝内经》中，这是中医最重要的经典，也是中医的起源性经典；二是从国学经典《易经》《尚书》这些最早的原创性经典中找；三是从中医临床、疗效中找。中医的魂是中医生生不息的精神动力，中医的魂是中华民族精神、文化的具体体现，我现在在喜马拉雅 FM 上有一个频道，专门讲易经，现在的收听率超过 12 万人，你无法想象听众大多是年轻人，这就说明，我们国家的年轻人对传统文化是非常感兴趣的，我也希望通过这种形式，让更多的国人了解中国传统文化。

通过什么样的方式来找中医的魂呢？主要围绕三个层面、两个维度来进行。三个层面就是心、手、脸，两个维度就是传下去、传出去。可以从两个方面来理解，一是中医思维，现在的中医思维已丢失，很多中医完全是用西医的思维方式来看病，二是中医的核心价值，这和中医思维是一体两面的关系，可以视为一回事，这就是中医魂的体现。

中医的核心价值可以用四个字来概括——仁和精诚。中医是"仁"术。"和"是中医思维，是谓调和。中医认为，一个人生了病就是阴阳失调，如何治病，就是调和阴阳，病治好了，就是阴阳调和平衡了。"和"的思维是中医与西医最大的不同之处。"精"为医术精，"诚"是医德诚，这是孙思邈说的"大医精诚"，因此，"仁和精诚"是中医的核心价值。

中医的思维主要表现在"阴阳中和"四个字上，中医思维也表现为取象、运数，用现代话来讲，就是西医比较倾向于"形"思维，中医比较倾向于"象"思维。西医相比之下是更注重形体，比如，身体哪个器官有问题，哪些细胞、哪些基因有问题，是从物质形体出发。而中医的"象"往往是功能的、动态的、整体的，所以总是被诟病为玄虚。但实际上，宇宙和人体之奥秘，有很多未解之谜，现代医学不是也承认，对于疾病的认知不足 10% 嘛，这些未知是不能仅用"形"思维来理解的。"象"是一种发散式的、一种整体的、一种动态的思维方式，比如中医说脏象、脉象、舌象。"象"的分类就是"数"，如阴阳就是两类，五行就是五类。这是把复杂问题简单化的思维，把抽象思维具象化，用这种思维看待任何事物，用两个字来理解就是"中和"，用一个字来理解就是"和"。中医的治病理念是将人体调理成中和状态，使阴阳平衡，让病毒失去生存的环境，不同于西医"杀灭"病毒的理论。比如癌症，癌细胞像是毒草，西医用化疗放疗等手段把草割了，但土壤没改变，依然会有毒草长出来。中医则重在改变土壤，让毒草不发生作用。中医治病的理念从来都不是一味去杀灭病症，而是通过调理阴阳，使正气生发，增强人体的自愈和免疫能力，改变土壤也就是人体的内部环境，使癌细胞失去生存的土壤，来提高癌症患者的生活质量，甚至延长生存周期，以及减少疼痛。因此，对于癌症，中西医各有长处，两者结合的方法是最好的。

知白守黑，科学发展，中西医融合

健康周刊：您曾说，目前，中医界出现了两种极端的现象，一是盲目自大，和现代科学绝缘；二是盲目自卑，认为中医已是昨夜西风凋碧树，难以再焕发光彩，您怎样评价这两种现象，如何发展中医？

张其成：这两种现象都是不正确的，当下之要务，是既要传承中医传统，又要和当今的自然科学结合，走中西医结合的路径。中西医结合核心为四个字，《道德经》里面说得很清楚——知白守黑，守住中医的思维和中医的核心价值，但要了解西医、包容西医，而这些恰恰是中医特色的体现。

中医最早的经方出自《伤寒论》，是根据阴阳五行及药物的配伍，君、臣、佐、使等互相调节，从《伤寒论》开始，近两千年以来，都在老祖宗手里经过了千锤百炼的实践，不仅有理论基础，也有着广泛的实践结果，也应该称之为科学研究，国际上，日本人拿着这些经方直接生产，不需要再研究，事实也证明，这些经方生产出来的产品效果良好，且广受民众欢迎，就连我们自己的国民都大量地通过海淘或是代购购买这些产品。作为中医的发源地，我们中国人不应该感到羞愧吗？我们是不是该郑重地扪心自问，我们对得起祖宗吗？我们自己捆绑了自己，很多经方不能申请药字号，束之高阁，弃如敝屣，被他人所窃用，这种现象需要有关部门重新认识并解决，再这样下去，祖宗留给我们的东西真的要毁在我们自己手里了。

如何有效发展中医呢？还是要从理解中医文化入手，树立中医文化自信！中医文化的三个层面是心、手、脸。心，也是魂，是中医精神层面的价值；手，是行为，是行为层面的价值；脸，是外在表现，相当于品牌形象。就是"干什么吆喝什么"，外在形象是核心精神的体现。因此，中医院校应有自己的文化特点，无论是建筑还是教学理念，都应有独特性，而非"第二人民医院"，中医也应有独特的中医思维，而非西化的中医，在治病时不只是用西医的行为来看病，应注重用中医思维指导临床，重视临床，然后走向科学，在科学发展中医的思想指导下，取西医之所长，与西医相融，共同为全民健康服务。

（摘自人民政协网，2018 年 6 月 6 日）

梁漱溟中西医"根本观念"的启示

在当今学术界，有一个几乎公认的提法："中国当代三大圣人——马一浮、熊十力、梁漱溟。"梁先生是三人中活的时间最长也是社会知名度最高的一位。他不仅在全国政协会议上敢于公开与毛泽东同志争执，而且是第一个否定"文化大革命"的人，人称"最后的大儒"。对此我并不赞成，因为他三教融通、中西贯通，不能只归属于某一家，他是真正的国学大师。遗憾的是我没能拜见他，不过我的导师朱伯崑先生经常提起他，北京大学的学兄们也常常说，朱先生很像梁漱溟。

梁漱溟的眼力是惊人的，也是超人的！别的不说，就说对中医的看法，在民国时期，那些国学大师对中医基本上都持否定的、批判的态度，而梁先生对中医却情有独钟。这与他的孩子6岁时因腹水被西医治死多少有一点关系，但并不是最重要的。我想主要原因就是梁先生自己说的："我思想中的根本观念是'生命''自然'，看宇宙是活的，一切以自然为宗。""根本观念"的不同正是中西医学的区别所在。起初他颇感困惑的是：中西医都是治病的，为什么二者却无法沟通？通过研究与思考，他终于发现，原因就在于中西医看待人体生命的"根本观念"不同。西医是身体观，中医是生命观。所谓"身体观"就是把人体视为一个静态的、可分的物质实体，所谓"生命观"就是把人体看成一个动态的、不可分的"整个一体"。由此导致了两者根本方法的不同，西医是静的、科学的、数学化的、可分的方法；中医是动的、玄学的、正在运行中的不可分的方法。但西医无论如何解剖，其所看到的仍仅是生命活动剩下的痕迹，而非生命活动的本身；而中医沿袭道家的方法，从生命正在活动时就参加体验，故其所得者乃为生命之活体。

梁先生将这种不同概括为科学与玄学的不同。西医是走科学的路，中医是走玄学的路。"科学之所以为科学，即在其站在静的地方去客观地观察，他没有宇宙实体，只能立于外面来观察现象，故一切皆化为静；最后将一切现象，都化为数学方式表示出来，科学即是一切数学化。"科学但不一定真实，因为真实是动的、不可分的，是整个一体的。在科学中恰没有此"动"，没有此"不可分"；所谓"动""整个一体不可分""通宇宙生命为一体"等，全是不能用眼向外看，用手向外摸，用耳向外听，乃至用心向外想所能得到的。玄学恰是内求的，是"反"的，是收视返听，是向内用力的。中国玄学是要人的智慧不向外用，而返用于自己的生命，使生命成为智慧的，而非智慧为役于生命。道家与儒家都是用这种方法，其分别在于"儒家是用全幅力量要求了解自己的心理，如所谓反省等；道家则是要求了解自己的生理，其主要的工夫是静坐，静坐就是收视返听，不用眼看耳听外面"。

中西医学的"根本观念"来源于中西方不同的哲学本体论。在西方，唯物论、唯心论两大阵营是对立的，在中国则是统一的，可称为"唯生论"。生命本来就是一个统一的整体，不仅物心统一、身心统一，而且天人统一、物人统一。在我看来，统一生命的本体就是"气"，中医的"气本论"最接近宇宙的本质本体。唯物论、原子论已受到当代"弦理论"的挑战。弦论认为自然界的基本单元不是电子、光子、中微子和夸克之类的点状粒子，而是很小很小的线状的"弦"。"弦"的不同振动和运动就产生出各种不同的基本粒子。我一直困扰于"气"的本质问题，或许"弦理论"正是解开"气"的秘密的法宝。

——2013 年 10 月 11 日写于梁漱溟 120 周年诞辰之际

（摘自《中医药文化》，2013 年 12 月 15 日）

《易学与中医》是我二十多年来学习《周易》与《黄帝内经》的心得体会。早在 20 世纪 80 年代在北京中医药大学攻读硕士时，我就对这两部经典之间的关系产生了强烈兴趣。当时我做的硕士论文选题是《黄帝内经》的训诂研究，发现历代注家有不少是以"易"解医的。

　　1994 年，我在南京中医药大学主持召开了第一届国际医易学大会。同年，我考上了北京大学的哲学博士研究生，师从朱伯崑先生，专攻易学。当时想写一篇有关《周易》与《黄帝内经》的博士论文，后来虽然没能如愿，改作《象数易学研究》，但这一问题一直是我关注的重点。博士研究生毕业后，我就到北京中医药大学进行博士后研究，有幸成为第一个研究《黄帝内经》的博士后，从阴阳五行入手，探索易医关系。攻读博士和博士后期间，我陆续完成了这本《易学与中医》的写作，并于 1999 年由中国书店出版社出版，当时这个书名是副标题，正题是"东方生命花园"。2001 年出版第二版时，正式采用现在这个书名，并增加了一些中医现代化的内容。

　　第三版由广西科学技术出版社于 2010 年出版，内容增加了"气"一章，重写原第三章"象数"，改名为"阴阳五行"，同时增加了"经络""运气"的内容，另外还附录了三篇有关的访谈文章。在《张其成讲读〈周易〉》这套丛书的修订版中，本书增加的内容最多。

　　此次是第四版，由华夏出版社出版，在第九章中的"《周易》与明清医学"部分，增加了"近代医易"的内容；同时在"现代医易研究"部分，提出了当今"易医学派"的说法。此外，本着准确和清晰的原则，对原来的一些图示进行了修改和替换。最后，附录替换为四篇新的文章。

张其成

2023 年 4 月